# XV Congrès International de Médecine

Lisbonne — 19-26 Avril 1906

## Section XV

# Médecine Militaire

1.er FASCICULE

LISBONNE
IMPRIMERIE ADOLPHE DE MENDONÇA
1906

XV Congrès International de Médecine

LISBONNE, 19-26 AVRIL 1906

# XV

# Section XV

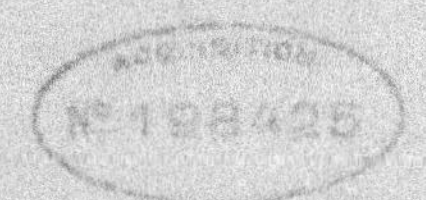

# Médecine Militaire

LISBONNE

IMPRIMERIE ADOLPHO DE MENDONÇA

1906

# Organisation de la Section

## Présidents d'honneur

MM.

Kern, général médecin de l'armée allemande, Berlin.

Tilmann, professeur, conseiller intime, Berlin.

Rudoloff, colonel médecin de l'armée allemande, Munster.

Schickert, médecin-major de l'armée allemande, Strasbourg.

Sir B. Franklin, chirurgien chef de l'armée anglaise, Londres.

Branfoot, chirurgien chef de l'armée anglaise, Londres.

Nicholas Senn, colonel médecin de l'armée américaine, Chicago.

Charles Richard, médecin major de l'armée américaine, New York.

Moritz Ritter Nagy v. Rothkrepz, général médecin de l'armée autrichienne, Vienne.

Oskar Storaeus, médecin major de l'armée bavaroise, Bayreuth.

José Brio y Gascó, lieutenant médecin de l'armée espagnole, Valence.

José Gamero Gomez, médecin major de l'armée espagnole, Madrid.

D. Vaillard, général médecin de l'armée française, Paris.

Lacronique, lieutenant colonel médecin de l'armée française, St. Mandé.

S. Oishi, médecin major de la marine japonaise, Tokyo.

A. Van de Moer, lieutenant colonel médecin de l'armée hollandaise, la Haye.

Zeilendorf, médecin major de l'armée hongroise.

Felice Santini, colonel, député au Parlement, Rome.

Pietro Imbriaco, colonel médecin de l'armée italienne, Rome.

Carl Asp, médecin major de l'armée suédoise, Malmoe.

## Comité d'organisation de la Section

| | |
|---|---|
| *Président* | M. Carlos Moniz Tavares. |
| *Vice-Président* | M. Barros da Fonseca. |
| *Secrétaire responsable* | M. Manuel Gião. |
| *Secrétaires adjoints* | MM. Manuel de Lucena et Paiva Curado. |
| *Membres* | MM. Nicolau Antonio Camolino, Barbosa Leão, Salvador de Brito, Garcia de Moraes, Justino de Carvalho, Lucio Nunes, José Augusto Villas Boas, Joaquim Luiz Martha, Castro Caldas, Carlos de Champalimaud, Gomes Ribeiro et Eugenio Perdigão. |

# Rapports officiels

1. — Organisation du service de santé de l'avant.

   *Rapporteurs* : MM. Pedro Gómez González, Barcelone ; Manoel Gião, Lisbonne ; Pietro Imbriaco, Rome ; Kern, Berlin.

2. — Chirurgie de guerre au poste de secours.

   *Rapporteurs* : MM. Nimier, Paris ; Nicholas Senn, Chicago ; José Barbosa Leño, Lisbonne.

3. — Éducation militaire du médecin de l'armée.

   *Rapporteurs* : MM. Lucio Nunes, Lisbonne ; Lemoine, Paris ; Angel de Larra y Cerezo, Madrid.

4. — Ration portative du soldat en campagne.

   *Rapporteurs* : MM. Carlos A. Lopes d'Almeida, Lisbonne ; Lewis L. Seaman, New York.

# Sujets recommandés

1. — Arsenal médico-chirurgical des formations sanitaires de l'avant.
2. — Purification de l'eau en campagne.
3. — Stérilisation du matériel chirurgical dans les formations sanitaires.
4. — Hospitalisation d'urgence sur le champ de bataille.
5. — Assainissement du champ de bataille.
6. — La radiographie et la bactériologie en campagne.

# XV CONGRÈS INTERNATIONAL DE MÉDECINE

(LISBONNE — AVRIL 1906)

# MÉDECINE MILITAIRE

## Rapports officiels

THÈME 4. — LA CHIRURGIE DE GUERRE AU POSTE DE SECOURS

### Par M. le prof. NIMIER (Paris)

Médecin Principal de 1re classe — Professeur au Val de Grâce

En me confiant le soin de vous présenter un *Rapport sur la Chirurgie au poste de secours*, le Comité d'organisation de la XV° Section du XV° Congrès international de Médecine m'a fait un honneur auquel je suis fort sensible. Il me faut toutefois ajouter qu'il m'en est résulté tout d'abord un réel embarras. En effet, que faut-il entendre par *poste de secours*? Une définition s'impose, ou tout au moins il convient avant tout de nous mettre d'accord sur la valeur de ce terme. La pratique chirurgicale n'est-elle pas influencée par les conditions du milieu qui lui est offert? Et cela, au point qu'il est tout particulièrement pour nous de la plus haute importance de chercher à nous rendre compte de ce que sont ces conditions au poste de secours. Si nous en faisions abstraction, nous serions amenés à discourir théoriquement, à tracer un chapitre de thérapeutique chirurgicale sur les soins maxima que réclament les lésions anatomiques, conséquences de l'action vulnérante des projectiles actuels; tandis que nous avons le devoir de faire de la clinique, de rechercher quels soins minima nous pouvons nous laisser imposer par les circonstances de milieu, tout en visant toujours à la sécurité de nos actions chirurgicales, à l'égard de nos blessés.

Pour bon nombre de médecins, fidèles observateurs de la lettre des règlements médico-militaires, le poste de secours constitue une formation sanitaire d'organisation bien précise que le service de santé des corps de troupe doit installer au cours même de l'action. Si l'on s'en rapporte au matériel réglementairement affecté à cette intention, cette conception est exacte; le poste de secours doit présenter une installation qui permet non seulement les pansements, mais même l'intervention opératoire. Cela, hâtons-nous de le reconnaître, n'est exact que si l'on fait abstraction des conditions si particulières du milieu ambiant. Là gît l'erreur, car, ce qui caractérise la chirurgie de guerre, ce sont précisément les conditions de milieu qui lui sont imposées, les conditions de désordre moral et matériel qu'engendre la bataille. La chirurgie d'urgence du temps de paix ne saurait en fournir même une image approchée. Les soins d'urgence, donnés avec toutes les facilités normales dans un service de chirurgie, ou avec un confort non hospitalier, mais réel parce que improvisé à loisir, ces soins sont forcément autres que ceux prodigués en rase campagne, sous un abri quelconque, sinon en plein air. Bien plus, peut-on comme nombre comparer l'unique ou les quelques blessés des accidents civils à ces centaines de soldats qui, le jour de la bataille, en quelques heures sont couchés par terre?

À nos collègues, acteurs dans le grand drame qui s'est joué en Extrême Orient, il appartient de nous renseigner; ils se sont trouvés aux prises avec les conditions variées du combat moderne aux divers moments de son évolution; ils doivent, par suite, être fixés sur la conduite à préconiser dans chaque cas particulier. Ils peuvent nous dire comment doit être compris le poste de secours.

À mon sens, pour traiter comme il le convient ce thème: *la chirurgie au poste de secours*, votre rapporteur doit envisager quel est sur le champ de bataille le rôle du service médical régimentaire. Pour être plus précis encore, il importe de dire: quel est le rôle du médecin de bataillon. Dans les conditions actuelles de la lutte, en effet, le service de premier secours doit se trouver aussi à proximité que possible des combattants; cela, non seulement dans un but de sécurité chirurgicale, c'est-à-dire en vue de commencer le plus rapidement possible la réparation des lésions, mais tout autant dans un but de sécurité militaire: pour les blessés comme pour le personnel de santé; les déplacements sur le champ de bataille sous prétexte d'aller chercher du secours ou d'aller en porter ne doivent-ils pas être évités dans la mesure du possible? Par suite, au lieu de viser l'ensemble de la zone de terrain parfois étendue sur laquelle se bat le régiment, le service médical doit se faire par bataillon, sauf conditions particulières de groupement ou de succession d'efforts concentrés sur une même zone restreinte.

Cela admis, le rôle du médecin de bataillon qui suit les trou-

pes au combat, me semble pouvoir être résumé de la façon
suivante:

1.º Il établira un *poste mobile de surveillance*, plus encore que
*de secours*, à l'égard des blessés qui, pouvant marcher, doivent
être dirigés sur un poste de rassemblement et de pansement organisé au loin à leur intention.

2.º Il établira un *poste mobile de secours qui se déplace avec
la troupe*, en vue de donner des soins au cours même de l'action
aux blessés qui tombent successivement, et qui, disséminés sur
le terrain, ne peuvent être relevés par suite de l'intensité du feu.

3.º Il établira enfin un *poste stable de secours*, une fois l'affaire
finie ou suspendue, lequel restera sur le terrain, en vue de concentrer le groupement des blessés et d'assurer leur premier pansement.

Tandis que dans l'esprit de la plupart des médecins de bataillon cette troisième prescription prime les deux autres, dans la
réalité sans doute il en sera tout autrement. Presque de règle,
elle échappera à leur zèle, et son exécution incombera au service
des ambulances; après la bataille, en effet, rarement le bataillon
restera sur la zône même où se trouvent ses blessés. Il avancera ou
reculera, et son personnel médical doit le suivre, sinon il court
le risque d'en rester longtemps séparé, voire même de ne plus
pouvoir le rejoindre. Aussi convient-il de prévoir l'arrivée hâtive
sur le terrain même de la lutte d'un personnel médical ambulancier
destiné à renforcer le personnel médical régimentaire, ou même à
se substituer à lui, cela afin d'assurer le service du *poste stable de
secours*.

En résumé, à la conception simpliste du *poste de secours unique*, tel que le prévoient les règlements, je substitue une conception plus complexe, mais, me semble-t-il, plus exacte, parce
qu'elle répond à des situations militaires bien définies. D'une part,
elle tient compte des deux grandes catégories de blessés: les *blessés pouvant marcher* et les *blessés cloués sur place*. De l'autre,
elle vise dans le combat les deux moments capitaux pour les
blessés: *son évolution et sa cessation*. Sans doute, l'on objectera
que cette conception des secours médicaux régimentaires suppose
la victoire; or, cette objection porte à faux. En cas de retraite
trop précipitée pour permettre l'enlèvement de tous les blessés,
le personnel médical ambulancier, s'il a su arriver à temps sur
le terrain, pourra y rester dans la mesure nécessaire. Le vaincu
n'abandonnera donc pas sans médecins les blessés qu'il laisse

aux mains de l'ennemi. Or, avec l'organisation actuelle, il ne lui est pas possible d'immobiliser, sans de gros inconvénients, sur le champ de bataille, un service de santé réellement utile, fourni par les médecins des corps de troupe. Le faire, ce serait en effet supprimer un rouage indispensable qu'il faudrait en toute hâte remplacer. Mieux vaut, certes, prévoir un personnel sacrifié d'avance, si besoin, et pour moi, le service des ambulances peut le fournir [1].

Voyons, maintenant, quelle doit être *l'action chirurgicale dans chacun des postes* que nous avons admis. Mais tout d'abord nous devons faire appel à l'expérience de tous, en particulier de ceux d'entre nous qui ont été à même de remplir les devoirs de médecin de bataillon. Dans les comptes-rendus des guerres, l'on aimerait à trouver décrits dans un chapitre spécial l'aspect clinique des blessés, tels que les ont vus les médecins appelés à leur donner les premiers soins. Sur le champ de bataille, l'on fait surtout de la thérapeutique de symptômes; en effet, si le chirurgien expérimenté, dans nombre de cas, peut du complexus clinique déduire la lésion anatomique, chez beaucoup de blessés primitivement celle-ci échappe, faute d'indices suffisants. Perturbations nerveuses, désordres vasculaires, troubles respiratoires, ruptures osseuses: telles sont en gros, avec les pertuis cutanés et les dilacérations cutanéo-musculaires, les principales indications qui sollicitent tout d'abord l'action chirurgicale. Leur fréquence absolue et relative, leur importance propre, constituent des données encore en discussion depuis l'adoption des armes à feu actuellement en usage; or, nous aimerions à être plus complètement renseignés sur elles, tout comme sur les résultats des efforts chirurgicaux faits en vue de donner les premiers secours.

Au *poste mobile de surveillance des blessés pouvant marcher*, le rôle du médecin de bataillon sera plutôt *militaire* que *médical*. Nul, en effet, ne doit s'éloigner de la ligne de feu sans l'assentiment de ses chefs, et ceux-ci certainement s'en rapporteront à leur médecin, lui laissant le soin de juger si telle lésion légitime l'abandon de la lutte, si telle autre est trop légère pour le justifier. De son côté, le médecin, en vue d'un rapport à fournir, s'ingéniera à prendre note des hommes qu'il dirige vers l'arrière; il les munira d'un passeport, simple étiquette signée. Il leur indiquera où se rendre, au lieu désigné comme

---

[1] Voir le Caducée — Numéros de Septembre 1905.

*poste de rassemblement et de pansement des blessés pouvant marcher*. Il aura soin de les prévenir que leur blessure présente ne les met pas à l'abri d'une nouvelle balle, et que, même en s'éloignant, il leur faut songer à profiter des couverts, les projectiles actuels pouvant, après une course de plusieurs kilomètres, causer des blessures graves, voire même mortelles.

Tout cela est plutôt d'ordre militaire; éloigner le plus rapidement et le plus loin possible, dès le jour du combat, les blessés capables de marcher, c'est sans doute pour eux une mesure de sécurité, mais c'est aussi pour l'armée un débarras. Or, au point de vue chirurgical se pose une question: *les blessés marcheurs seront-ils pansés par les médecins de bataillon avant d'être autorisés à se reporter en arrière?* — Nous devons nous garder d'une réponse absolue; c'est affaire de situation militaire plus que d'indications chirurgicales. Cherchons donc à nous rendre compte de la première avant d'envisager les secondes.

Il importe de préciser quelle est la situation militaire, ou mieux quelles sont les conditions du milieu dans lequel le médecin de bataillon établit son *poste mobile de surveillance à l'égard des blessés pouvant marcher*, et cela d'autant plus que simultanément fonctionne son *poste mobile de secours à l'égard des blessés qui tombent et restent cloués sur place*. En effet si pour bien établir le mécanisme du rôle du médecin de bataillon, nous avons dû dissocier théoriquement ces deux postes mobiles, nous ne devons pas hésiter à prétendre que pratiquement ils se fusionnent, et que leur dédoublement théorique n'existe que du fait de la double catégorie de blessés auxquels s'adresse simultanément l'action chirurgicale au cours même de la lutte.

La situation militaire, les conditions du milieu chirurgical se déduiront aisément des considérations suivantes: le bataillon ayant pris la formation de combat, son médecin marche avec la fraction tenue en réserve, tant que celle-ci subsiste. Lorsque toutes les compagnies se sont successivement déployées, il continue le mouvement et s'ingénie à rester en liaison avec la ligne de feu, afin de pouvoir jouer le double rôle qui lui incombe à l'égard des blessés. C'est dire que le groupe médical partage les dangers du bataillon qui se bat; il se masque comme lui, progressant et s'arrêtant tour à tour, cela sous le feu ennemi. Tel est le *milieu militaire*.

Sauf conditions exceptionnellement favorables, la voiture médicale du bataillon ne pourra suivre, aussi le matériel indispensable devra-t-il souvent être transporté à bras. Il devra être confié aux infirmiers, aux brancardiers qui restent dans leurs compagnies pour être tout à proximité des camarades blessés. Comme le médecin de bataillon, au cours de l'action, ne peut donner que des soins d'urgence, le matériel qu'il a sous la main peut être fort simple. En sus des paquets de pansement individuel portés par les hommes, il lui suffit de paquets de pansements plus amples, de bandes, du matériel relativement simple nécessaire pour l'improvisation de compresseurs en vue des hémorrhagies, d'appareils d'immobilisation pour les fractures, enfin de quelques médicaments dans une sacoche portative. Tels sont les éléments d'installation du *milieu chirurgical*.

Dangers de blessures d'un côté, minimum de moyens thérapeutiques de l'autre, telles sont les caractéristiques que doivent aussi bien connaître les médecins de bataillon que ceux qui, le cas échéant, s'arrogeraient le soin de critiquer leur conduite.

Examinons maintenant quels sont les *blessés* en vue de qui doivent fonctionner ces deux postes chirurgicaux: blessés pouvant marcher, blessés cloués sur place, telle est, avons-nous déjà dit, une première catégorisation.

Les blessés qui peuvent marcher, c'est à dire parcourir quelques kilomètres, sont relativement nombreux; grande en effet est l'énergie de l'homme qui, touché par un projectile, éprouve le désir d'un abri et le besoin d'un secours chirurgical. Nos collègues d'Extrême-Orient nous renseigneront sans doute sur la proportion de cette catégorie de blessés qui d'après mon expérience doit bien s'élever à la moitié du total des patients.

De fait, si nous laissons de côté les vastes mutilations et les désordres vasculaires et nerveux assez graves pour perturber sur le coup l'équilibre fonctionnel de l'organisme, nous pouvons considérer comme permettant la marche toute blessure qui respecte le squelette des membres inférieurs et l'appareil d'innervation de leurs organes moteurs. Il est vrai que, aussitôt, naît dans l'esprit un scrupule chirurgical: N'y a-t-il pas lieu de redouter l'influence aggravante de *l'irritation traumatique* provoquée dans la blessure par la *marche*? Autant qu'on en peut juger d'après les faits publiés, d'une façon générale les inconvénients de la marche ne sont pas tels que l'on doive renoncer aux avantages qu'elle procure, en éloignant de nombreux blessés du champ de bataille. Une fois de plus, nous demandons à nos collègues de nous exposer sur ce point les données de leur expérience récente. Les inconvénients de la marche, en effet, ne sauraient être tenus pour nuls chez les blessés; pour en juger, il convient de tenir compte de la nature des désordres si variés primitivement causés par les projectiles, comme aussi de la région où siège la blessure. Au point de vue des effets de la marche, les blessures des membres inférieurs ne sauraient être comparées aux lésions similaires des membres supérieurs.

Sous l'influence des contractions que lui impose la marche, le muscle blessé subit une série de micro-traumatismes. A peine appréciables lorsque dans la région blessée se produisent seulement les contractions nécessaires pour la stabilisation de l'individu qui progresse, ils acquièrent une réelle gravité lorsque le projectile a lésé un muscle d'action prépondérante dans la marche. En outre, ces effets purement mécaniques peuvent avoir une influence indirectement très fâcheuse, si à l'égard des infiltrats sanguins la contraction musculaire exerce une action aspirante et foulante à laquelle peut encore venir s'ajouter l'effet de la pesanteur. Le sang infiltré alors se diffuse; mais en même temps peut se produire une diffusion microbienne, cela lorsque le projectile en passant a ensemencé le foyer traumatique.

Certes, mise à part la douleur qui tend à immobiliser le patient, moins que par le passé nous redoutons l'irritation purement mécanique causée par la marche sur *l'appareil nerveux*; mais son action nuisible, en cas de *lésion osseuse*, mérite l'attention. Sans doute, on peut la tenir encore pour de médiocre importance s'il s'agit du membre supérieur; par contre la question devient tout particulièrement sérieuse au cas de fissure de l'un des leviers du membre inférieur. Dépister cette fissure est parfois chose difficile, et cependant la marche permise complétera la fracture ou provoquera, ainsi qu'il vient d'être dit, l'envahissement microbien de la lésion osseuse. A nos collègues de nous dire s'ils ont laissé leurs blessés courir de pareils risques, quelles précautions ils ont prises et de nous faire connaître quelles en ont été les conséquences.

Plus générale encore peut être l'influence néfaste de la marche en cas de *lésion vasculaire*. D'une part, l'effort qu'elle nécessite retentit sur la tension sanguine du courant circulatoire considéré dans son entier, et de l'autre, les actions musculaires spéciales qu'elle réclame agissent sur la tension sanguine du réseau vasculaire des membres inférieurs. Ainsi l'on peut comprendre que siégeant dans le segment supérieur du corps, en particulier dans les viscères et surtout dans le poumon, les blessures seront aggravées par la marche qui y favorisera l'écoulement sanguin hors des vaisseaux lésés par le projectile. Ainsi s'explique aisément que, dans le cas de blessure d'un vaisseau des membres inférieurs, le risque d'hémorrhagie se présente plus grand encore. A nos collègues de nous renseigner sur les hémorrhagies qu'ils ont observées attribuables à la marche.

Que dire de l'influence de la marche sur les *lésions cutanées*, traces de l'action des projectiles? Sans grande exagération on la peut négliger, lorsqu'il s'agit de ces minimes pertuis cutanés que laissent les balles modernes; mais, plus dangereux sans doute est, comme source d'infection prolongée, le contact des vêtements sur les plaies étendues que causent les projectiles déformés, les éclats d'obus… Et alors se pose pour nous la question du *pansement protecteur*. Cette question, comme du reste celles de *l'immobilisation des lésions osseuses*, de *l'oblitération des déchirures vasculaires*… intéresse non seulement les blessés marcheurs, mais aussi ceux qui rentrent dans notre seconde catégorie, les *blessés cloués sur place*, pour lesquels doit fonctionner le *poste mobile de secours*.

De fait, quelque soit le blessé qui réclame nos soins, qu'il puisse marcher ou non, le médecin du bataillon qui se bat se trouve en présence *d'indications chirurgicales*, les unes *impérieuses*, les autres *susceptibles d'une satisfaction retardée*. Les premières traduisent une lésion qui immédiatement menace les deux grandes fonctions vitales de la circulation ou de la respiration; c'est ou une hémorrhagie, ou un obstacle respiratoire, lesquels à brève échéance mettent en jeu la vie du sujet. Moins impérieuses les autres indications découlent de lésions de gravité moins immédiate: c'est une fracture diaphysaire, une plaie articulaire, une contusion ou une section nerveuse, voire encore une abrasion des parties molles ou même une lésion viscérale. Sans doute à propos de ces derniers désordres il convient d'avouer notre impuissance chirurgicale quand la mutilation est étendue en surface ou en profondeur; nous ne saurions du reste avoir la prétention de réparer tous les trauma qui s'offrent à nous sur les champs de bataille. Enfin, puisque nous en sommes à reconnaître notre insuffisance, n'hésitons pas à regretter de ne pas savoir déceler l'infection primitive de nos blessures, ignorance qui pourrait nous être presque indifférente, si nous étions en possession de sérums efficaces, dussions nous même les utiliser à titre préventif, au lieu de laisser à la nature le souci des premiers efforts de la lutte contre les germes infectieux.

Mais, revenons à notre médecin de bataillon, il est là sur le champ de bataille, en pleine lutte, garanti par un abri plus ou moins précaire, en position instable puisqu'il doit suivre la troupe, par suite il dispose d'un minimum de moyens de secours. Or, demandons-nous quelle peut être dans un pareil milieu l'action chirurgicale de ce médecin et de ses aides. A propos de ces derniers en effet — infirmiers et brancardiers — il importe d'insister sur la nécessité de leur donner dès le temps de paix une instruction chirurgicale, modeste sans doute, mais qui le cas échéant peut être fort utile. Appliquer un pansement simple, placer un appareil improvisé d'hémostase ou d'immobilisation, cela doit pouvoir être fait par nos aides sous la réserve d'une vérification de la part du médecin.

Enfin, dans le milieu plus haut esquissé, voici un blessé: le premier soin du médecin doit être de *reconnaître la blessure*. Siège-t-elle en une région normalement recouverte par les vêtements, une première difficulté résulte de l'obligation de les enlever ou de les écarter, un premier inconvénient peut provenir de l'exposition au froid ou à la pluie. Dans la pratique hospitalière pareilles appréhensions n'ont pas leur raison d'être, dans la pratique de guerre elles ne sauraient arrêter, et cependant elles méritent tout au moins d'être signalées.

Signes et symptômes de la blessure ont fourni, à défaut d'un diagnostic précis, une notion sur les lésions profondes. Le blessé peut marcher, il ne présente aucune indication impérieuse d'action chirurgicale; de règle, au plus fort de la lutte il sera mis en route vers le poste de rassemblement sans aucun pansement, sauf si de lui-même ou avec l'aide d'un brancardier, d'un infirmier, il a disposé sur les plaies cutanées la protection de son pansement individuel. Le personnel médical à cette période de son activité doit réserver ses ressources pour les cas urgents; il peut le faire avec d'autant plus de raison que chez bon nombre de blessés la lésion superficielle, limitée à un étroit pertuis cutané, peut sans grand dommage rester quelques heures non pansée. Or, à leur égard l'économie des forces sanitaires exige que le premier pansement soit un pansement définitif; par suite, le médecin de bataillon ne le posera, ou ne le fera poser par ses aides, que si des soucis plus graves ne l'en détournent pas.

Ces soucis proviennent de la présence de blessés atteints d'hémorrhagies, de fractures, de lésions viscérales, blessés dont l'état réclame des actions chirurgicales particulières qu'il va nous falloir rappeler ; mais, auparavant nous pouvons traiter dans son ensemble la question de la pose du *premier pansement*, lequel, suivant les cas, constitue le complément indispensable de soins spéciaux ou résume à lui seul les premiers secours.

Dans la pratique courante du temps de paix le *pansement* comporte deux actes préliminaires : le *lavage des mains du chirurgien*, et sur le patient le *lavage des téguments de la région blessée*. Opération délicate malgré ses allures de simple manœuvre de propreté vulgaire. Ce lavage en campagne sera, de règle, si réduit que les qualificatifs de désinfection, d'asepsie cutanée ne sauraient en exprimer les effets réels. Le médecin du bataillon, sur le champ de bataille, manquera d'eau, ou bien il aura de l'eau nullement stérile, bien au contraire, de l'eau souillée. De plus, dans quel état seraient ses mains après la série des aseptisations, pratiquées suivant les règles admises, que réclameraient ses nombreux blessés. Par suite, quoiqu'il soit bien loin de ma pensée de détourner d'une pratique qui contribue à la sécurité de nos actions chirurgicales, je n'hésite pas à demander à nos collègues s'ils n'admettent pas, d'après l'expérience du champ de bataille, que : *avec des mains sales il est possible de faire un pansement propre ; sur une peau sale un pansement peut rester pratiquement aseptique.*

La guerre d'Extrême-Orient nous prouvera-t-elle que des mains chirurgicalement sales peuvent sur des peaux sales placer des pansements qui rendent les services de pansements propres ? Nous sommes autorisés à le croire, en nous basant sur l'expérience des guerres passées, en particulier de la guerre Sud-Africaine : cette dernière, semble-t-il, a bien établi les résultats heureux de l'application des pansements individuels par les brancardiers et les blessés eux-mêmes. L'on comprend qu'une main sale puisse appliquer, sans le souiller, un pansement, si ce dernier, préparé à l'avance sous forme de paquet de pansement, est ouvert par déchirure de son enveloppe sous traction d'une mince ficelle, s'il est saisi entre deux doigts, s'il se déroule de lui-même et s'applique sans manipulation sur la région à recouvrir.

D'autre part, que, chez nos blessés, le lavage cutané de la région atteinte ne soit pas indispensable, des faits nombreux l'établissent, et il n'est pas difficile de comprendre qu'il en soit ainsi. Nous utilisons des pansements secs ; ils absorbent la sérosité sanglante qui s'écoule des minimes trous cutanés que laissent les balles actuelles ; ils favorisent la dessication de ce liquide qui transforme en un simili-carton les couches profondes du pansement, celles qui sont au contact de la peau. Or, en pareil milieu sec, les germes ne sauraient prospérer, et nous pouvons admettre que le pansement aseptique utilisé sec, en l'absence de tout antiseptique chimique possède cependant la propriété antiseptique; c'est une antisepsie d'ordre physique: la dessiccation.

D'autre part, dans la pratique chirurgicale courante n'est-ce pas par action physique surtout qu'agit le lavage des *plaies souil-lées?* Les solutions employées peuvent être antiseptiques, de moins en moins on les utilise, mais antiseptiques ou aseptiques, elles agissent surtout par leur température, par la force de projection avec laquelle le jet liquide fouille la surface souillée, par l'exactitude avec laquelle les tampons humides ou secs essuient les souillures. Or, sur le champ de bataille, le liquide antiseptique ou aseptique fera défaut, et en tous cas, le chauffer y est impossible; les tampons eux mêmes peuvent manquer; aussi, le lavage des plaies par le médecin de bataillon n'est pas à tenter.

Du reste, pour les trous d'entrée et de sortie des balles, l'infection est de minime conséquence; ce que nous devons redouter, c'est l'infection de la profondeur du trajet, infection devenue plus rare, heureusement, avec les projectiles actuels; mais avouons-le, infection dont les germes échappent à l'action de nos agents thérapeutiques.

Cette constatation de notre insuffisance à l'égard de la désinfection primitive des setons par balles doit nous inspirer des craintes sérieuses quand nous nous trouvons au vis-à-vis de plaies larges, superficielles ou profondes. Par les procédés chirurgicaux habituels de nettoyage mécanique, l'on diminue le nombre des germes déposés à leur surface. Mais de ces germes, il en est bon nombre qui ont pénétré, qui font corps avec les tissus vivants, et contre eux les antiseptiques physiques ou chimiques ne sont efficaces que s'ils tuent les cellules ou s'ils en réduisent la vitalité au point de les rendre inaptes à la lutte de défense. L'expérience des dernières guerres a bien mis en relief le contraste de l'évolution de règle aseptique des plaies par balles, et de l'évolution habituellement septique des lésions par projectiles d'artillerie. Or, rien ne nous autorise à croire que dans l'état actuel de la pratique chirurgicale, nous puissions faire qu'il en soit autrement. En particulier, nous ne voyons pas quelle mesure de désinfection pourrait prendre à cet égard sur le champ de bataille le médecin de bataillon qui soigne les blessés au cours même de la lutte.

Le premier pansement posé au poste mobile de surveillance ou de secours, en sus de son rôle de protecteur des plaies cutanées et d'absorbant des liquides qui s'en écoulent, ce premier pansement doit avoir encore pour effet *d'immobiliser* et de *comprimer* dans une certaine mesure la région traumatisée. Cette double action est de haute importance à l'égard de certaines lésions, en particulier des lésions osseuses et vasculaires. À l'appui de ce dire nous pourrions rappeler ce qui plus haut déjà a été écrit au sujet de l'influence fâcheuse de la marche sur les blessures. Mais il n'est pas besoin sans doute de *revenir* ici sur l'irritation mécanique et la diffusion microbienne dans le foyer traumatique.

Nul chirurgien ne contestera l'utilité de l'immobilisation immédiate d'un membre dont le *squelette* aura été atteint par un projectile. Au point de vue thérapeutique une pareille blessure, vue au poste de secours, présente au médecin de bataillon des indications différentes, suivant qu'elle siège au membre supérieur ou au membre inférieur, suivant qu'elle a causé ou non la rupture complète du levier osseux. Pour qui sait utiliser le vêtement du soldat, l'immobilisation est chose aisée pour le membre supérieur autour duquel la manche constitue une gaine facile à fixer au tronc comme sur une attelle. Même en cas de rupture complète, cette immobilisation, associée au pansement du segment atteint et à la fixation de la main, sans autre appareil est tout à fait suffisante. Au membre inférieur, s'il s'agit d'une fracture du fémur, l'immobilisation réclame l'utilisation du congénère comme attelle; et, sans discuter ici les moyens variés conseillés pour solidariser les deux membres, disons que le meilleur, pour nous, consiste dans leur emmaillottement, c'est à dire dans l'enroulement autour d'eux, sous forme d'une gaine commune, de la toile de tente ou de la couverture portée par l'homme. À la jambe également un appareil d'immobilisation préparé à l'avance n'est pas indispensable. En cas de fracture d'un seul os, le congénère fournit une attelle qu'il s'agit de consolider; si les deux os sont rompus, l'on improvisera encore avec la toile de tente ou la couverture une gouttière à la manière de l'ancien Scultet, et surtout l'on veillera à prévenir la rotation latérale du pied en vue d'empêcher la torsion du foyer traumatique.

De ces données il nous importe au point de vue pratique de retenir que sur le champ de bataille la mobilité du médecin de bataillon ne saurait être entravée par le transport d'appareils de fractures, puisqu'il peut s'en passer.

Ce qui vient d'être dit de l'immobilisation des membres à propos des lésions osseuses est également de mise à l'égard des *lésions vasculaires.* Immobiliser un membre, quand on y soupçonne l'atteinte d'un vaisseau, est précaution utile, mais insuffisante, si la lésion vasculaire est rendue évidente par la venue d'une hémorrhagie externe ou la formation d'un hématome. Alors se dresse une indication chirurgicale impérieuse; il faut arrêter l'issue du sang hors de l'appareil circulatoire. A l'immobilisation du membre traumatisé, à la compression par le pansement du segment blessé — cela, lorsque les plaies cutanées correspondent à l'ouverture vasculaire — il convient de règle d'ajouter une compression localisée sur le trajet du vaisseau ouvert. Nos collègues devront nous dire d'après leur expérience quelle a été l'efficacité du garrot, du compresseur à baguettes, placé soit à la racine du membre, lorsque le diagnostic permet d'affirmer l'existence d'une lésion artérielle, placé plutôt en regard même du siège soupçonné de l'ouverture vasculaire lorsque le diagnostic hésite entre une lésion artérielle ou une lésion veineuse. Hâtons-nous d'ajouter combien est précaire l'hémostase primitive, lorsque le projectile a blessé un vaisseau du cou, de la profondeur de la face, de la région fessière; et avouons que nos procédés d'hémostase à l'égard des hémorrhagies dans les cavités du tronc ne sont pas à tenter au poste mobile de secours. Le médecin de bataillon ne saurait avoir la prétention de pratiquer la ligature d'un vaisseau qui saigne, et cela, ajoutons-le, même s'il s'agit d'un vaisseau des membres. Inutile de discuter; l'intervention opératoire réclame un milieu chirurgical autre que le champ de bataille et des aides autres que des infirmiers et des brancardiers impressionnés par le feu. Il serait à désirer que l'examen des cadavres lors des inhumations établisse le pourcentage des morts par hémorrhagie, afin de mettre en évidence dans quelle mesure est insuffisante notre action chirurgicale à l'égard des lésions vasculaires.

L'hémorrhagie sollicite, avons-nous vu, l'attention du médecin de bataillon parce que l'anémie qu'elle provoque peut par elle-même entraîner la mort du patient; mais de plus l'hémorrhagie peut être indirectement une menace de mort par suite de l'obstacle que l'épanchement sanguin apporte au fonctionnement de *l'encéphale,* du *cœur,* ou plus souvent encore au jeu de *l'appareil pulmonaire.* En pareil cas le pronostic dépend de la gravité de la lésion anatomique elle-même, le médecin ne pouvant intervenir utilement dans les conditions de milieu où se trouve le blessé. Lui défendre tout effort, lui éviter toute secousse, telles sont les seules précautions à préconiser pour empêcher qu'une exagération accidentelle de la tension sanguine n'accélère l'écoulement du sang et ne hâte la mort.

Si le médecin de bataillon assiste impuissant à l'agonie du blessé dont l'hémothorax ou le pneumo-hémothorax provoque l'asphyxie progressive, ne devrait-il pas intervenir au cas où le désordre respiratoire serait la conséquence d'un coup de feu des *voies aériennes supérieures?* Théoriquement tout au moins la laryngotomie ou la trachéotomie est alors opération à tenter. Comme difficulté elle ne saurait arrêter la grande majorité des médecins militaires; comme dangers immédiats ou ultérieurs elle ne saurait être contrindiquée vu le bénéfice immédiat qu'elle procure. Apprendrons-nous que en Extrême-Orient cette intervention a sauvé au poste de secours quelques-uns de ces blessés relativement rares si l'on s'en rapporte aux statistiques des guerres passées?

Il faut s'être trouvé sur un champ de bataille auprès de ces patients qu'une balle vient de frapper à la tête ou dans la profondeur des cavités du tronc pour connaître l'angoisse du médecin qui suppute les dangers d'une mort presque fatale pour bon nombre de ces blessés, et cela, sans qu'il puisse rien tenter comme intervention chirurgicale dans le but de réparer le *crâne* et le *cerveau* lésés, les *viscères thoraciques* ou *abdominaux*, voire même pour prévenir les *chances d'infection*. Sauf pour quelques cas le cathétérisme vésical, le milieu s'oppose à toute opération.

Après avoir exposé dans les lignes précédentes comment au cours même de la bataille nous comprenions la chirurgie au poste mobile, à la fois qualifié de poste mobile de surveillance des blessés pouvant marcher et de poste mobile de secours des blessés immobilisés sur le terrain, nous devons une fois de plus demander à ceux de nos collègues qui se sont trouvés dans de pareilles conditions de pratique chirurgicale militaire de nous renseigner. Ils devront non seulement nous dire quel fut l'état d'âme de leurs blessés, de leurs aides, et d'eux-mêmes, afin de nous peindre les conditions morales du milieu; mais de plus ils nous exposeront les constatations cliniques faites aux toutes premières heures des blessures; et enfin, de la conduite chirurgicale qu'ils ont adoptée, ils déduiront les conseils qu'ils jugeront opportun de préconiser.

Admettons maintenant que *la bataille a pris fin* ou tout au moins pour le bataillon engagé la lutte est terminée. De ses blessés, les uns, capables de parcourir un ou plusieurs kilomètres, ont gagné le poste de rassemblement, inutile de nous en occuper; les autres sont couchés à terre isolés ou groupés dans des nids constitués par des abris naturels. De ces derniers, parmi les premiers tombés certains ont déjà pu être pansés ou secourus dans la mesure actuellement possible, ainsi que nous l'avons vu, par le personnel médical qui s'est glissé auprès d'eux au cours même du combat. Ils n'ont donc plus besoin que d'être relevés. Les autres par contre, comme les victimes de l'effort ultime qui a déterminé la retraite de l'ennemi, n'ont encore reçu aucun secours; aussi est-ce à leur égard surtout que l'activité chirurgicale doit se traduire par l'installation du *poste stable de secours*, en attendant l'installation, à proximité, d'une formation plus hospitalière, d'une ambulance.

Rapidement le médecin du bataillon doit préciser le point favorable pour le groupement de ses blessés; ce sera un nid de blessés particulièrement nombreux et voisin d'un abri; ce sera une maison près de laquelle sont déjà groupés les patients. Là, il doit faire venir sa voiture médicale et, avec les moyens qu'elle lui fournit, improviser un véritable poste de pansement sinon d'opération. Ce poste sera *stable*, première condition de sécurité chirurgicale; il sera *installé*, c'est à dire que le médecin et ses aides trouveront sous la main dans un local aménagé pour le but à remplir les objets dont ils ont besoin. Mais de plus les patients eux-mêmes, pansés ou à panser, seront restaurés dans la mesure du possible et tenus couchés en vue d'un repos qui pour eux est un bienfait et pour le poste une condition d'ordre et de bon fonctionnement.

N'oublions pas cependant que ce poste stable de secours établi, une fois la lutte finie, sur le terrain même où gisent les blessés à secourir, ce poste de secours dans nombre de cas ne pourra être installé par le médecin de bataillon. La troupe a reçu l'ordre de s'éloigner et son personnel médical doit la suivre. Alors, ainsi que nous l'avons dit, au service des ambulances revient le devoir de se substituer au personnel régimentaire pour assurer l'installation et le fonctionnement du poste stable de secours. Sans doute il en résultera que la dissémination des secours sur le champ de bataille de ce fait sera moindre; aux postes stables de secours particuliers de chacun des bataillons qui auront lutté on cherchera à substituer des formations sanitaires plus importantes, mais moins nombreuses. Cette tendance à la concentration des efforts chirurgicaux découle des nécessités de l'adaptation des moyens, dont dispose le service des ambulances, aux besoins qu'ils doivent satisfaire; mais encore ne faut-il pas prétendre à une concentration excessive, telle celle qui résulte par exemple de l'installation d'une seule grosse formation sanitaire en vue de secourir les blessés semés sur le terrain par toute une division déployée. N'oublions pas que le secours doit aller aux blessés qui ne peuvent venir le chercher, que moins loin les blessés seront transportés avant d'être secourus, mieux cela leur vaudra et plus rapide, plus facile sera le service médical. Aussitôt que la lutte s'est éteinte sur un point, il s'y installera une petite formation sanitaire: *poste stable de secours* ou *ambulance légère*, et elle s'y mettra au travail sans attendre la fin de la bataille qui sévit encore à quelques kilomètres de là, qui se prolongera quelques jours peut-être, qui pourra même venir troubler à nouveau la zône dont elle s'était éloignée en laissant pour un temps le champ libre à l'activité des médecins.

De tout cela résulte que la formation désignée comme poste stable de secours ou ambulance légère présente en tant que milieu chirurgical un aspect particulier. Le personnel médical n'a plus à se porter d'un blessé à l'autre; ceux-ci lui sont apportés ou conduits par les brancardiers. Tous se trouvent en sécurité contre de nouvelles blessures, sécurité il est vrai que menace parfois la possibilité d'un retour offensif de l'ennemi, d'où la nécessité de prévoir en pareil cas l'éloignement rapide des blessés vers l'arrière. Mais tout d'abord dans la mesure du possible ces blessés doivent trouver du repos, de la nourriture et des soins. De ces derniers nous allons nous occuper.

Pour compléter ce que nous avons déjà dit du poste stable en tant que *milieu chirurgical*, il convient d'évoquer l'aspect du champ de bataille sur lequel la lutte vient de s'éteindre. Certes les conditions morales et matérielles d'un pareil milieu sont difficiles à mettre au point par qui ne l'a pas vu, et cependant leur influence sur l'action chirurgicale est telle qu'elles en limitent les moyens et lui impriment son cachet caractéristique bien différent encore de celui que présente la chirurgie d'urgence du temps de paix. Dans ce milieu chirurgical militaire, variable suivant les circonstances et aussi l'ingéniosité et l'activité du personnel sanitaire, pouvons-nous nous promettre de rester fidèles à notre *règle de conduite*, à savoir: «d'être des chirurgiens de préférence primitivement abstentionistes à l'égard des traumatismes des membres «et hâtivement interventionnistes à l'égard des lésions viscérales»? Plus précise encore sera cette règle de conduite si nous disons: «nous devons nous hâter de porter remède aux lésions qui menacent de causer une mort rapide et, grâce aux dangers moindres «d'infection, réserver pour plus tard la réparation chirurgicale des «autres blessures». Sans doute, au poste stable de secours, grâce à la possibilité de pansements appliqués suivant les règles, moins que par le passé nous amputerons primitivement; mais la sécurité chirurgicale y est-elle suffisante pour légitimer les explorations opératoires des foyers fracturaires, les ligatures vasculaires et surtout les interventions dans les cavités viscérales? A nos collègues de nous dire si en pareil milieu ils n'ont pas eu les mains liées et si, malgré les avantages, voire même parfois la nécessité d'une action chirurgicale hâtive pour être utile, ils n'ont pas dû remettre à plus tard — s'il en était encore temps — ces interventions que la pratique du temps de paix nous impose sans délai.

De fait, le poste stable de secours doit être considéré lui aussi comme une installation provisoire, intermédiaire pour ainsi dire entre la précaire instabilité du poste mobile et l'organisation hospitalière de l'ambulance. De là la caractéristique de la chirurgie qu'il est possible d'y faire. Plus posée, plus régulière que la veille au poste mobile de secours, elle ne saurait avoir les audaces que le milieu ambulancier permettra quelques jours plus tard. Les pansements simples seront appliqués avec la rigueur normale; les immobilisations de fractures seront correctes; l'hémostase pourra, en cas d'échec de la compression, se réclamer de la ligature; les vastes mutilations des membres pourront être si besoin justiciables de l'amputation; les lésions crâniennes pourront être simplifiées; à l'obstruction des conduits naturels l'on opposera la canule à trachéotomie, la sonde œsophagienne, la sonde uréthrale, et cette dernière même à titre préventif combattra le danger de l'ouverture vésicale; enfin les désordres respiratoires et circulatoires des plaies de poitrine avec épanchement parfois seront amendés par le trocart sans trop de menaces d'infection surajoutée. *Mais ce programme est sujet à coupures, c'est un idéal à viser, bien des raisons souvent empêcheront sa réalisation.* Nous croyons les avoir suffisamment indiquées.

*Les résultats de la chirurgie du poste de secours* méritent mieux qu'une brève mention, car de leur valeur doit être déduit l'utilité de la présence des chirurgiens sur le champ de bataille ou la légitimité de leur abstention. Pour moi le doute n'est pas possible.

Tous ceux qui connaissent l'importance du facteur moral sur l'issue de la lutte réclameront la présence du médecin auprès des combattants. Elle répond en effet au sentiment de conservation vitale dont le soldat fera d'autant mieux abstraction qu'il conservera au fond de la conscience la conviction qu'au moment opportun les soins ne lui feront pas défaut. Médecins de bataillon, il est de notre devoir d'acquérir la confiance de nos hommes, et, si pour y arriver il nous faut leur prouver chaque jour notre sollicitude, mieux encore la communauté des dangers courus entraînera leur conviction.

Une chirurgie active sur le champ de bataille au cours même de la lutte n'a pas seulement une *influence morale*, elle possède en sus une *efficacité d'ordre physique*. Le soldat comprend l'utilité des soins hâtifs donnés au blessé tombé en syncope, au blessé atteint d'hémorrhagie ou de fracture; mieux encore, le chirurgien connaît les avantages des soins donnés aussitôt la lésion reçue. Inutile d'en discuter; à ce sujet la lecture des comptes-rendus des guerres est fort instructive. Sans doute le public insiste avec complaisance sur la bonne fortune de certains blessés qui, ayant échappé à tout secours chirurgical ou ayant refusé toute intervention, ont conservé leur membre blessé; mais, en regard de ces quelques faits dont l'évolution clinique de règle n'a pas été exempte de dangers, il convient de placer les statistiques si remarquables établies à la suite des dernières guerres. Des éléments multiples, il est vrai, interviennent pour rendre compte de la simplicité et de la rapidité des guérisons si fréquemment observées chez leurs blessés. En particulier avec les projectiles actuels les chances d'infection sont devenues moindres, mais en particulier aussi l'action chirurgicale est devenue plus utile grâce à une sage appréciation de ses dangers et de son efficacité.

Enfin à nos collègues en Extrême-Orient nous devons demander quelle fut leur conduite, et quels en furent les résultats, afin que, mettant une fois de plus à profit les leçons de l'expérience, nous soyons à même de remplir pour le mieux notre rôle, si jamais l'occasion nous en était fournie.

## THÈME X LA CHIRURGIE DE GUERRE AU PREMIER POSTE DE SECOURS

### Par JOSÉ BARBOSA LEÃO (Lisbonne)

*Lieutenant-colonel de l'armée portugaise*

Sur le champ de bataille, le médecin a été, est et sera toujours *un vaincu*. C'est que la mort est plus forte que la vie. La science et l'art de tuer ont avancé, de tout temps, à pas plus larges que la science et l'art de guérir. Ainsi, dans ces 35 dernières années, la médecine a fait d'admirables progrès, en enseignant à éviter beaucoup de maladies, en domestiquant plusieurs autres et, grâce à l'antisepsie et à l'asepsie, la chirurgie a pu, par la hardiesse de ses merveilleuses opérations, étonner l'humanité. Mais, en même temps, l'art de tuer et la science de la guerre ont pris sur l'art de guérir une redoutable avance, sans cesse alimentée par la découverte de nouveaux engins de destruction.

Il incombe au médecin militaire le devoir ardu d'étudier et de découvrir les moyens les plus propres pour atténuer, autant que possible, cette énorme différence. Voilà une charge bien lourde, parce que dans l'armée le médecin est regardé par le haut commandement comme un embarras et partant on est en droit d'espérer qu'on lui marchandera tout. Et cependant ses services en campagne sont des plus valables, des plus indispensables. Mettant même de côté tous les sentiments de philanthropie et d'humanité, lesquels n'ont pas d'entrée dans les campements, l'économie la plus égoïste ordonne d'épargner la vie du soldat qui est une valeur influente dans la décision de la guerre. L'homme, ne l'oublions pas, est un capital vivant, qui changé en argent vaut de 3600 à 4500 francs; c'est ce qu'il a dépensé ou consommé en matériaux pour arriver à vingt ans; de sorte qu'en mourant il défalque la société de cette somme. L'organisation du service de santé en campagne est un des moyens pour la conservation de ce capital. Malheureusement, sur le champ de bataille tous les moyens pour la bonne exécution de ce service manquent : médecins, infirmiers, brancardiers, moyens de transport, articles de pansement et d'hospitalisation, et parfois médicaments et aliments. Toutefois il n'est pas contestable que le service de santé devrait être proportionné aux nécessités, parce que, comme au deuxième assaut de Plevna, un tiers de l'effectif peut être mis hors de combat. Le service de secours doit être assuré par des moyens très puissants et très rapides, parce que l'augmentation des effectifs, la vapeur, le télégraphe et le perfectionnement des armes, s'ils abrègent la guerre, augmentent aussi, dans un temps donné, le nombre des pertes. Il est certain que les pertes des belligérants n'atteignent pas aujourd'hui, comme autrefois, l'énorme proportion de 50 %, ni celle de 25 à 30 % comme dans la première moitié du siècle dernier, nonobstant elles se maintiennent encore entre 15 et 18 %. Ainsi on peut dire que, en moyenne, sur 100 cas le soldat a 18 probabilités d'être blessé, et sur ces 18, trois chances d'être tué, trois d'être blessé grièvement, et douze d'être blessé légèrement.

L'abaissement relatif de la mortalité des guerres de la fin du XIX<sup>e</sup> siècle est dû incontestablement à des causes variables, mais principalement à trois facteurs: à l'adoption de fusils de petit calibre; à l'emploi de balles dures et partant peu déformables; et à l'introduction de l'antisepsie et de l'asepsie dans les formations sanitaires de l'avant-garde. Vers la fin du siècle dernier, d'importantes modifications de l'armement, dues probablement aux trois mobiles suivants, se sont produites; 1.º la valeur de l'homme était bien mieux connue; 2.º le préjudice causé à la société par la tuerie sur le champ de bataille; 3.º la circonstance pour un blessé d'être peut-être un lourd fardeau pour l'ennemi, tandis que le tué ne le trouble guère. Toutes ces raisons ont amené des philanthropes à chercher un projectile *humanitaire* qui soit capable d'inutiliser le soldat temporairement, plutôt que de le tuer. Le seul progrès réalisé a été l'adoption de la balle à petit calibre suffisament dure pour ne pas se déformer. Mais, d'autre part, cette balle n'a rien d'humanitaire que pour de grandes distances; elle est, au contraire, bien malfaisante pour des distances courtes au dessous de 600 mètres et lorsque sa vitesse initiale dépasse 300 mètres par seconde. On a vu que pour de courtes distances elle peut produire des effets explosifs affreux. Toutefois, l'année dernière, les journaux rapportèrent qu'en Mandchourie, d'après certains documents provenant de l'armée du général Oku, les balles japonaises méritaient en partie le nom, qui leur a été donné, de balles humanitaires. La balle japonaise est revêtue d'une chemise en maillechort, très résistante, ce qui fait qu'elle ne se désagrège que difficilement. Elle ne détermine guère d'effets explosifs dans les régions cavitaires du corps humain, même à une faible distance. Elle ne se laisse guère dévier de sa trajectoire en ligne droite. Quant aux orifices d'entrée et de sortie, ils sont très difficiles à déceler. Elle traverse les vêtements à la façon d'une pointe de couteau; aussi n'entraîne-t-elle jamais des débris d'étoffes dans l'intérieur des tissus. C'est à ce fait qu'il faut attribuer sans doute la rareté de la suppuration. D'après un chirurgien russe, le Dr. von Manteufel, des officiers ayant reçu des coups de feu à travers la jambe, la poitrine, ou le cou ont pu continuer à commander; des soldats ayant reçu des blessures perforantes du thorax ont pu faire 20 à 30 kilomètres à pied après avoir été touchés. Or, les blessures de fusil sont les plus fréquentes, puisque, d'après les mêmes documents du Général Oku, les proportions de blessures par rapport aux diverses armes seraient les suivantes : 8 % pour les projectiles d'artillerie; 7 % pour les armes blanches; tandis que le fusil fait 85 % de victimes. Les blessures faites par les balles de fusil moderne sont en général moins graves que celles produites par de plus grosses balles, plus tendres et, partant, plus déformables. D'ailleurs, bien que ces blessures soient considérées bactériologiquement comme infectées, elles sont souvent cicatrisées sans suppuration et sans le secours d'aucun procédé de désinfection.

Mais le Dr. Wreden, médecin principal de l'armée mandchourienne, est en désaccord avec cet optimisme et, dans une lettre envoyée à un journal médico-militaire allemand, il ridiculise l'hypocrisie des gens qui remplissent leur bouche avec les *progrès modernes, les admirables résultats de la civilisation, et l'humanité des armes à présent employées dans la guerre*, puisque les balles japonaises tuent un tiers des blessés; cette proportion est encore faible lorsqu'on considère les effets de la moderne et *humanitaire* artillerie à feu rapide. À l'action du 17 août 1904, l'artillerie russe tira plus de 100,000 projectiles, et l'artillerie japonaise encore un plus grand nombre. Le carnage a été affreux, horrible; la marche des blessures terrible, toutes, sans exception, se sont infectées et ont donné une mortalité très élevée.

L'asepsie est incontestablement la condition primordiale du pansement, condition qui ne peut être ajournée ni substituée. L'antisepsie s'impose, donc, au chirurgien en campagne. Elle doit être toujours pratiquée méthodiquement, religieusement, pour ainsi dire, sans perdre de vue un instant que la vie des blessés en dépend. La chirurgie antiseptique est unique et simple, mais elle doit être appliquée avec une rigueur absolue. Von Bergmann fut le premier qui dans la guerre russo-turque a inauguré l'antisepsie des blessures en campagne. La chirurgie militaire a posé la première pierre de nouvel édifice. Une antisepsie rudimentaire, d'abord très simple, fut appliquée pour la première fois, pendant la campagne

russo-turque. Ainsi, dans les fractures du genou, von Bergmann fut
le premier à appliquer le pansement suivant: laver le membre
blessé avec une solution phéniquée; ensuite l'envelopper avec de
la ouate salycilée à 10 %, sur laquelle on plaçait une toile de
gutta-percha; puis l'immobiliser dans un appareil plâtré ou sili-
caté. Lorsqu'on devait renouveler le pansement, il est arrivé souvent de trouver la blessure guérie.

A la même époque, dans l'armée roumaine, Reiher parvint
à abaisser la mortalité de 85 % à 16,6 %, en appliquant le procédé
Bergmann.

La guerre serbo-bulgare est venue prouver que pour le succès
point n'était besoin de lavage préalable, même pour les blessures
infectées, pourvu qu'on eut fait usage du pansement iodoformé.
En 1885 l'iodoforme et le sublimé vinrent substituer en partie
l'acide phénique. Entre 1878 et 1885 on avait vanté, puis abandonné, l'acide borique, l'acide salycilique et le chlorure de zinc; le
premier parce qu'il était trop faible, le second parce qu'il était
peu soluble, et le troisième parce qu'il était difficile à conserver.
Le pansement iodoformé a fait baisser la mortalité à 2 %.

Dans la campagne grecque, 1897, Chomatianos, grâce à l'antisepsie immédiate dans les formations de l'avant-garde, l'a abaissé
à 1,94 %. Dans cette guerre, le pansement, soit au poste de secours,
soit à l'ambulance, a consisté à laver les blessures avec un antiseptique et à faire un pansement sec avec de la ouate hydrophile,
ou de la gaze au sublimé, à l'acide phénique, ou à l'iodoforme.

L'adoption de l'antisepsie a marqué un progrès énorme dans
la pratique chirurgicale. Malheureusement, dans la chirurgie des
formations sanitaires de l'avant-garde, l'asepsie est irréalisable et
l'antisepsie bien imparfaite. Il est vrai qu'en campagne on ne peut
pas exiger pour le pansement des blessures toutes les cérémonieu-
ses formalités qui sont obligatoires dans les conditions normales
de la paix, mais on ne doit pas porter aussi la simplification des
procédés au point de renoncer au principe fondamental de l'antisepsie, bien que des procédés très simples aient aussi donné
des résultats merveilleux. Ainsi, beaucoup de médecins ne peuvent pas encore comprendre l'étonnant succès obtenu par von
Bergmann à la campagne bulgare par son traitement appliqué aux
blessures du genou produites par les armes à feu. Ce procédé était
si simple qu'en le comparant au pansement humide, alors employé
dans les cliniques, on ne pouvait s'empêcher de le trouver incor-
rect. En effet, saisir de la ouate, seulement sèche, avec des mains

malpropres, et la placer sur une plaie sans lavage préalable, c'est contrarier de point à point toutes les acquisitions qui sont des dogmes dans la science chirurgicale. Le résultat éblouissant du pansement siccatif que von Bergmann employa le premier dans des cas qui, d'après la doctrine de l'École, exigeaient l'amputation ou, au moins, de larges incisions et d'abondants lavages, a montré que ce pansement, malgré son incroyable simplicité, égalait pour l'antisepsie le pansement humide, avec toutes ses formalités excessives. Il semble que le traitement sec des blessures empêche le développement des microbes, lesquels, dans le sang devenu plus épais, meurent, ou deviennent inoffensifs, même pour ceux qui sont contenus incidemment dans le pansement. La méthode siccative, grâce à son extrême simplicité, paraît être la plus propre au service en campagne.

Suivant le procédé de von Bergmann, on doit couvrir, le plus tôt possible, les plaies récentes qui n'ont pas besoin d'opération saignante, mais seulement de pansement ou couverture, avec une couche d'ouate aseptique assez épaisse pour obvier pendant le transport au déplacement du pansement et à la dénudation des plaies. Il faut aussi éviter l'arrosement de la région blessée.

Mais mettant de côté la crainte de l'infection des blessures par les armes à feu, où pourra-t-on se procurer les énormes quantités d'ouate et les bandes exigées par le pansement sec des blessures de guerre? Les provisions des objets obligatoires pour les pansements emportées par les formations sanitaires sont insignifiantes par rapport à la quantité nécessaire; et il est impossible de les augmenter pour satisfaire toutes les nécessités. D'ailleurs plusieurs médecins craignent toujours l'infection produite par les morceaux de vêtement entraînés par le projectile; mais cette crainte ne peut pas subsister après les expériences concluantes de von Bergmann et de Pfühl.

En admettant donc que le pansement sec résolve théoriquement tous les problèmes de chirurgie de guerre, les médecins militaires continueront toujours à avoir à surmonter une grosse difficulté pratique.

C'est pourquoi Langenbuch, croyant que les blessures par les armes à feu pouvaient, en général, être considérées comme aseptiques, a proposé qu'elles fussent suturées, ou simplement couvertes avec un emplâtre adhésif. Cet avis a rencontré beaucoup de détracteurs en Allemagne; cependant le médecin général allemand, le Dr. Port déclare l'adopter et particulièrement le traitement avec l'emplâtre adhésif. Mais cet emplâtre, quel qu'il soit, se détériorant très rapidement, ne pourra jamais être emmagasiné en quantité suffisante, quand une guerre éclatera. Le distingué médecin allemand enseigne ses confrères à faire eux mêmes sur le champ l'adhésif nécessaire en dissolvant la gutta-percha dans du chloroforme, ou du sulfure de carbone. Cette solution servira à badigeonner la face gommée d'une toile imperméable. On obtiendra ainsi, sans difficulté, un emplâtre adhésif et occlusif pour les blessures. Le débit de la ouate étant de cette façon plus restreint, il est probable, dit le même médecin, que les provisions de cet article transportées dans les fourgons de pharmacie, par les détachements sanitaires, ou dans les hôpitaux provisoires, suffiront, puisque la ouate ne sera dépensée que pour des blessures larges, irrégulières, ou situées dans des lieux où le traitement par l'emplâtre n'est pas faisable.

Il est évident que les défenseurs du pansement adhésif supposent qu'il se fonde sur des principes antiseptiques, et que les microbes fermement agglutinés par l'emplâtre adhésif sont mis dans l'impossibilité d'être malfaisants. Mais l'expérience, semble-t-il, n'a pas confirmé l'hypothèse et a montré, au contraire, le danger du pansement occlusif des blessures infectées.

Bactériologiquement, les blessures par des armes à feu sont toujours infectées, quoique les projectiles de petit calibre n'entraînent que rarement après eux des morceaux de vêtement. D'ailleurs, bien que leur asepsie ne soit qu'un désir irréalisable, plusieurs plaies guérissent sans suppuration, par première intention. C'est que le microbe n'est pas tout; il y a encore quelque chose qui coopère avec lui dans l'infection : souvent les facteurs qui s'opposent à l'entrée des germes dans l'organisme manquent, et la résistance des tissus est toujours amoindrie par le traumatisme. En face du microbe se dresse l'organisme humain qui n'est pas inerte, ou encore la cellule normale vive qui est l'agent essentiel de la guérison. Cette notion de la défense organique est récente et est venue révolutionner la thérapeutique chirurgicale et montrer que l'avenir d'une plaie n'est pas seulement à la merci de la physique du pansement. Pour faire cette révolution il a fallu s'appuyer sur deux ordres de faits : d'abord, l'action nocive des solutions antiseptiques sur les plaies, ensuite l'impulsion donnée à l'évolution septique des traumatismes par des moyens microbicides énergiques.

Il a été établi que le pansement ne doit jamais contrarier la défense spontanée de l'organisme, et que ce n'est pas un remède rationnel que de tuer le microbe quand pour cela il faut d'abord sacrifier la vie de la cellule normale. La vérité de ces deux ordres de faits a été bien démontrée par les expériences de von Eicken, en ce qui concerne le premier, et par celles de Müller, Koler et Tavel, en ce qui concerne le second. Tavel même ne craint pas d'affirmer que « le meilleur traitement d'une plaie contaminée consiste à ne faire rien ; moins on fait mieux on fait ». Le laboratoire et la clinique sont d'accord sur la condamnation des antiseptiques comme agents de guérison des blessures ; parce qu'il est impossible de tuer le microbe pathogénique sans tuer d'abord la cellule normale. Or le moindre mal que puissent faire les antiseptiques, c'est de troubler les aptitudes de défense des tissus traumatisés.

L'observation clinique et l'expérience sont venues prouver que le pansement ne doit pas viser à exercer une action bactéricide ou chimique, mais simplement à protéger la plaie, à l'isoler et à favoriser l'exosmose. Le pansement doit posséder le triple caractère : absorption, drainage et évaporation.

En chirurgie de guerre, le pansement ne doit pas être *occlusif* et *imperméable*, comme on le croyait naguère ; sa perfection est dans l'asepsie. C'est pourquoi dans les deux premiers échelons sanitaires de l'avant-garde, il n'est pas possible de faire un pansement *parfait* ; il faut nous en tenir au pansement le moins imparfait possible. Là, il devra être sec, antiseptique et laisser l'évaporation libre. L'antisepsie est beaucoup plus modeste dans ses exigences que l'asepsie.

En chirurgie de guerre on ne peut compter faire l'application intégrale de la méthode antiseptique, telle qu'elle est pratiquée dans nos grandes cliniques ; on estime, par conséquent, que sur ce point les règles classiques ne conviennent ni ne suffisent. D'une part, le calme, la réflexion, un matériel surabondant et insoupçonnable ; d'autre part, l'énervement, la nécessité de faire vite, le trouble ambiant, l'encombrement, la pénurie du matériel et la difficulté de le garder strictement aseptique, la préoccupation de la lutte, tel est le contraste.

En tout cas, l'antisepsie est possible en campagne, parce que les pansements sont plus rares et la conservation plus souvent tentée ; donc, elle ne nécessite ni plus de matériel, ni plus de personnel.

Sur le champ de bataille, au-dessus de ces notions d'asepsie et d'antisepsie, souvent sans réalisation pratique possible, il faut placer celle d'une propreté stricte et méticuleuse, parce que cette dernière est le commencement de l'asepsie. Il vaut mieux faire de la chirurgie en *abstentioniste* que de travailler sans propreté.

*

*   *

Le service sanitaire de l'avant-garde se charge de relever les blessés, de les trier, de les panser, et d'hospitaliser les intransportables. Il se divise en trois échelons : régimentaire, ambulances et hôpitaux mobiles de campagne. Les services régimentaires ou postes de secours, comprennent les postes de secours, un pour chaque bataillon ou régiment, à la même distance que les réserves de bataillon ou régiment, 1000 à 1200 mètres en arrière de la ligne de feu. Les ambulances, une pour chaque division, à côté des réserves de division, 2500 mètres en arrière de la ligne de feu. Les hôpitaux mobiles de campagne, en nombre variable, marchant avec le train régimentaire du corps d'armée, et entrant en action après le combat.

Cette organisation, la même à peu près pour les principaux pays de l'Europe, et modelée sur celle de l'Allemagne, a été très critiquée. On a dit que, à cause de l'énorme portée, de la précision et de la tension de la trajectoire des projectiles actuels, il est très probable qu'on ne puisse déployer tous les postes de secours à 1000 ou 1200 mètres (pas même un seul pour chaque régiment) et les quatre ambulances à 2500 mètres de la ligne de feu, lesquelles appartiennent à un seul corps d'armée. On sait bien que pendant le combat la protection du brassard de neutralité est illusoire et que les projectiles ont une plus grande portée que la visibilité des drapeaux.

Quelle sûreté le poste de secours, dans ces conditions, offre-t-il aux blessés? Quelles opérations peut-on faire au milieu du tumulte, de l'excitation et de la précipitation du combat? Et les brancardiers qui ne sont pas enivrés par la lutte, auront-ils la force morale, la discipline et l'indifférence pour la vie nécessaires pour aller sous le feu relever les blessés et les transporter au poste de secours? Et, s'ils l'ont, à quoi servira ce grand attachement si leurs fonctions, devenues trop dangereuses, ont pour conséquence l'augmentation inutile du nombre des victimes?

Il convient d'observer que la peur n'est honteuse pour personne, parce qu'elle est la conséquence inévitable d'une loi organique, la loi de la conservation. C'est une émotion, la première qui apparaît dans la vie de l'individu, d'après l'unanimité des auteurs, qui résulte de l'instinct de conservation sous sa forme défensive. Les héros sont des êtres anormaux. Ce sont des aliénés d'occasion avec perversion de la sensibilité organique; ce sont des enivrés avec anesthésie du sentiment de la conservation personnelle. C'est la férocité innée avivée par la lutte, qui les pousse à d'intrépides entreprises, lesquelles nous étonnent et dont la société se glorifie. Mais le brancardier est, et il faut qu'il soit, de sang-froid; n'étant pas enivré par la lutte, il est possible que le cœur lui manque, qu'il n'ait pas l'héroïsme suffisant pour faire le sacrifice de sa vie. Ces critiques adressées au premier échelon du service de l'avant-garde sont si bien fondées, que beaucoup de médecins militaires, parmi lesquels M. M. Habart, Schächter, von Mosetig, Moorhof, et plusieurs autres déclarent que, en cas de blessures, il ne faut pas compter sur le poste de secours. Demosthen, après ses expériences sur les projectiles nouveaux, est plus explicite encore. Ainsi dit-il: «Avec la portée des armes nouvelles, avec la précision et la rapidité du tir, il est *presque* impossible d'installer les postes de secours en rase campagne, sur le lieu même de la lutte; les médecins militaires se feraient inutilement tuer ou blesser en remplissant leur devoir. Dans de telles conditions, toute action chirurgicale est impraticable, et le moins qu'on puisse faire pour un soldat frappé dans le combat, c'est de le mettre, autant que possible à l'abri de nouveaux coups. Von Mosetig a si peu de confiance même dans le second échelon, l'ambulance, qu'il veut réserver les opérations pour les hôpitaux de campagne ou permanents. En vérité, avec les canons de 80, 90 et 95 employés aujourd'hui, qui ont des portées de 7000 mètres, avec le placement des batteries à 1800 mètres au delà de la ligne de feu, la ligne des ambulances se trouve en plein dans la zone du tir efficace de l'artillerie ennemie. Et ceci n'est pas une spéculation; ce qui est arrivé pendant la guerre franco-allemande, en 1870, le prouve suffisamment, et alors les armes n'avaient pas le perfectionnement moderne, il s'en faut de beaucoup. M. Quesnoi, médecin inspecteur, a dit alors dans son rapport que les ambulances étaient, pour l'ordinaire, placées trop près du champ de bataille pour secourir les blessés plus promptement et pour montrer aux soldats l'endroit où ils seraient assistés (ce qu'ils aiment à savoir); mais avec l'artillerie de longue portée, il était difficile de les placer en sûreté.

D'après ce qui précède, on est en droit de se demander si, en cas de guerre, le service de la première ligne sera efficacement assuré sur le champ de bataille. En général il y a une grande pénurie de médecins et insuffisance de secours. A Gravelotte, dit M. Langenbuch, il n'y avait que 7 médecins pour soigner 6000 blessés. À Woerth, dit Sédillot, les blessés français ont été six jours sur le champ de bataille sans secours. L'année dernière, les journaux rapportèrent qu'en Mandchourie les Russes n'avaient que 30 médecins pour soigner 40000 blessés.

Beaucoup de médecins militaires, en voyant ces grosses difficultés, se demandent avec inquiétude, s'il ne conviendrait pas de revenir au vieux système de Schmüker, c'est-à-dire, aux formations sanitaires de l'arrière-garde, en les perfectionnant, en les multipliant, en les rendant plus légères et assez mobiles pour pouvoir être installées sur le champ de bataille, le jour même du combat.

De la reconnaissance de ces difficultés et du désir de les vaincre sont nés le paquet de pansement individuel et la bande hémostatique individuelle, moyens palliatifs qui prouvent bien que le blessé, tout d'abord, ne doit compter que sur lui-même. D'ailleurs, dans un service où tout est minutieusement méthodique, prévu et réglé, l'extension prêtée à la technique de l'improvisation prouve aussi que le matériel sanitaire manquera souvent sur le champ de bataille.

*

* *

Après une blessure l'indication primordiale qu'il faut satisfaire promptement consiste à garder la plaie aseptique, ou l'empêcher de s'infecter davantage, tandis que le blessé n'est pas pansé réglementairement. Jusqu'à ce qu'il arrive sous l'œil du médecin, pas de lavages, pas d'attouchements, pas de manipulations. On ne doit pas oublier un moment que la terre et l'eau sont en campagne les deux causes d'infection les plus redoutables.

Pour remplir cette primordiale indication il est indispensable que les secours chirurgicaux soient donnés immédiatement après le traumatisme. Mais le blessé ne pouvant ordinairement être assisté avec la prestesse nécessaire, on a décidé que chaque soldat porterait sur lui un *pansement préparé* pour être immédiatement appliqué sur sa blessure.

Sur le champ de bataille, le soldat est menacé par trois grands dangers : lésion d'un organe essentiel à la vie, hémorrhagie et infection des blessures. L'infection est le danger le plus grand, parce qu'il fait monter à 90 % la mortalité des blessures hors du champ de bataille et n'épargne aucune blessure.

A la première ligne, il faut donc toucher le moins possible les plaies, et les laisser en repos. Conservation et repos, c'est la nouvelle forme de la chirurgie militaire. Les blessures qui même endommagent des os et des articulations, et celles même qui renferment des corps étrangers, sont souvent guéries par première intention, aussitôt qu'elles ont été mises en repos. Le premier attouchement d'une plaie doit être complet, définitif, fait avec le temps et la sûreté nécessaires, avec un personnel suffisant, et avec des ressources de médecine opératoire et d'antisepsie suffisantes. Alors il ne peut être bien fait qu'au second échelon, et selon quelques auteurs, qu'au troisième, ou à la seconde ligne. On a donc besoin d'un pansement provisoire qui, étant appliqué tout de suite après la blessure, préserve la plaie de la saleté extérieure. Le paquet de pansement individuel a été inventé pour remplir ce but ; mais jusqu'à présent il n'a pas tout-à-fait réussi.

Et qui appliquera sur le champ de bataille le paquet de pansement? On a dit qu'il appartient au personnel sanitaire, aux brancardiers, de s'acquitter de ce noble et dangereux service; et ainsi on a voulu leur donner le stérile enseignement de la petite chirurgie de pansements, de la cessation des hémorrhagies, de l'immobilisation des fractures. Cependant, le malheur le plus grand qui puisse arriver à un soldat, c'est d'être pansé par des mains grossières et sales, dans lequel cas l'infection de la plaie est certaine. Le pansement provisoire ne doit être appliqué que par le médecin, ou par l'infirmier sous ses yeux. Le règlement allemand défend aux brancardiers l'attouchement des blessures. Le Dr. Port leur demande seulement d'être *débrouillards* et ne veut pas qu'ils deviennent chirurgiens, parce qu'il est d'avis que le médecin avec ses aides suffisent pour le travail chirurgical. Il serait à désirer que le brancardier ne fasse autre chose que de transporter et conduire les blessés de la ligne de feu au poste de secours ou à l'ambulance, et qu'il n'ait qu'une adresse manuelle, ou quelque connaissance du métier de charpentier, excepté pour lier une jambe fracturée à l'autre saine, pour fixer au thorax un bras fracturé, pour comprimer un tronc artériel à la racine d'un membre pour arrêter une hémorrhagie grave. Il ne doit pas perdre de temps, toujours insuffisant et précieux, dans l'application des pansements et dans la confection d'appareils provisoires pour fractures, d'où il ne peut résulter que du mal pour le blessé. Adresse et prestesse, c'est ce qu'on doit exiger d'un brancardier. Il faut qu'il ne soit qu'un porteur rapide vers le poste de secours.

Le soldat atteint d'un projectile sent sur-le-champ son enthousiasme se refroidir; il prend peur et a une horreur invincible. S'il ne peut pas se traîner loin de l'endroit où il a été frappé, il ne désire que se sauver en toute hâte de la pluie des balles sans s'inquiéter des douleurs occasionnées par les mains des brancardiers.

En outre, où les brancardiers devront-ils faire des pansements et immobiliser des fractures? Sera-ce dans la ligne de feu et durant le feu? Mais cela est une inhumanité excusable! Et même après le feu conviendra-t-il que les brancardiers s'arrêtent dans un service qu'ils ne peuvent jamais faire bien? Non, pas du tout. Ils n'auront jamais trop de temps, ni même pas assez pour le seul transport des blessés. Une équipe de brancardiers ayant à assurer le service sanitaire de 250 hommes environ, doit compter au moins sur 8 blessés grièvement, et sur 30 blessés plus légèrement, dont il faudra probablement transporter le tiers sur des brancards au poste de secours, parce qu'ils auront été atteints de blessures aux membres inférieurs. En cette hypothèse, chaque équipe de brancardiers aura à parcourir dix-huit fois le chemin de la ligne de feu au poste et partant à faire 36 kilomètres. Or le brancardier ne pouvant faire plus de 10 kilomètres sans se reposer et mettant, en moyenne, une heure pour chaque voyage (aller et retour), il est évident qu'il n'aura jamais le temps suffisant pour faire l'application des pansements, et beaucoup moins encore pour la confection d'appareils à fracture, en escomptant même sur le zèle, la sollicitude, la prestesse des brancardiers, ce qui n'arrivera pas toujours.

Le paquet de pansement individuel est incontestablement très utile. Ainsi l'Allemagne l'a jugé, en l'adoptant après la guerre turco-russe, et la France en 1891; le congrès international de Londres l'a approuvé en 1881; ainsi que l'ont affirmé nos confrères militaires les plus autorisés sur cette matière. Mais ce que nous ne pouvons pas encore percevoir, c'est l'utilité, l'avantage pour le soldat de le porter sur soi; bien au contraire nous n'y voyons que

de gros inconvénients. D'abord, pour que le pansement ne devienne
pas sale, ni perde sa vertu antiseptique, il a besoin d'être bien
enveloppé dans une toile imperméable, et d'être aussi cousu dans
une pièce de l'uniforme, à fin que le soldat par son imprévoyance
innée ne l'inutilise pas, ou ne le jette pas en route. Le soldat ne
parvient pas à se convaincre de l'utilité du paquet de pansement
et n'espère pas s'en servir, ce qui est un bonheur, parce que s'il
pouvait supposer qu'il en aura besoin, il est possible que son courage de s'exposer aux balles l'abandonne. Or, pour découdre le
pansement et l'enlever de l'uniforme, pour le dépaqueter et l'ôter
de la toile protectrice, on dépense un temps précieux, duquel
on peut et doit mieux profiter.

En outre, qui appliquera ce pansement dans la ligne de feu?
Sera-ce le blessé lui-même ou un autre blessé, son voisin? Sera-ce
le brancardier? Dans la ligne de feu pas un d'eux ne s'en sou-
viendra, et heureusement, parce qu'il ne peut y avoir rien de
plus malpropre que les mains du brancardier et du blessé. Le
soldat atteint d'un coup de feu est tout-à-coup envahi d'une telle
terreur que ses mouvements sont tous paralysés, même si ses
blessures sont légères, tout au plus pourra-t-il trouver la force
de se traîner loin de la ligne de feu. Le soldat frappé grièvement
ne peut pas évidemment appliquer lui-même son paquet de pansement; celui qui est touché plus légèrement ne l'appliquera pas
non plus, parce que tout d'abord il s'efforcera de se tirer du péril
plutôt que d'être encore une fois atteint par un autre coup. Sa
première idée sera de fuir, et quand il arrivera dans un lieu abrité
du feu de l'ennemi, nous croyons aussi qu'il ne se donnera pas
la peine d'appliquer lui-même un pansement dont il méconnaît
l'utilité; même parce qu'il y a bien peu de parties de son corps
où il puisse se l'appliquer lui-même.

Le brancardier avec ses mains toujours malpropres ne doit
sous aucun prétexte toucher les plaies, ni les pansements, à fin
de ne pas commettre le crime d'être un agent infectant, et pour
ne pas annuler les bénéfices du prompt traitement des blessures.
Son travail chirurgical n'aurait pour conséquence que de convertir
en certitude la probabilité d'infection des plaies découvertes.
Mais, en admettant par hypothèse que le brancardier trouve toujours le pansement aseptisé, et le puisse appliquer aseptiquement,
où fera-t-il cette application? Dans la ligne de feu? Non, parce
qu'il y a un aussi grand danger pour lui que pour le blessé. Sur
le chemin du poste? Mais alors quel profit le blessé en retirera

d'être pansé une demie-heure plus tôt, quel profit peut contre-balancer l'inconvénient du délai dans la ligne de feu, ou sur la zone dangereuse, des autres blessés qui restent là en attendant leur tour de transport?

Le paquet de pansement, selon notre opinion, ne devrait être appliqué qu'au poste de secours et par un personnel capable (par le médecin ou par l'infirmier sous ses yeux). Or, étant donné que ce pansement ne doit être appliqué qu'au poste de secours, c'est là et pas ailleurs qu'il doit être placé, car il est susceptible d'une si grande simplification jusqu'à ne venir occuper qu'un très petit espace.

Le paquet de pansement réglementaire, le même à peu près pour tous les pays de l'Europe, occupe un espace qu'il n'occuperait pas, s'il ne fallait pas l'avoir enveloppé dans une couverture protectrice contre la saleté extérieure et y ajouter une bande pour le fixer. Nonobstant, il ne remplit pas son but avec satisfaction parce que n'étant pas possible de le fixer suffisamment, le risque de son déplacement est grand, et le déplacement a comme conséquence la dénudation des plaies. En vérité, avec une petite compresse et une courte bande il n'est pas possible de bien fixer un pansement protecteur, sauf sur certaines parties du corps. C'est là une des circonstances pour laquelle on s'est opposé le plus souvent à l'emploi plus fréquent du paquet de pansement. Mais nous croyons que ce défaut est facile à corriger sans altérer ses bonnes qualités et les conditions essentielles des pansements en général, qui sont: l'absorption, le drainage et l'évaporation. En sorte que le pansement sur lequel nous attirons l'attention de nos confrères, semblable à celui qui a été naguère prôné par le médecin général Dr. Port, remplit ces trois conditions et paraît pouvoir remplacer avec avantage le paquet de pansement individuel réglementaire. Il n'est pas coûteux, il occupe peu d'espace, il est de rapide et facile confection et d'application plus encore rapide et facile. Il peut être préparé la veille d'une bataille en quantité probablement nécessaire, sous la forme suivante: Dans une toile de coton (flanelle par exemple) on coupe des disques de 8 centimètres et avec de l'étoupe préparée ou de la ouate hydrophile on fait une pelote de $0^m,02$ sur $0^m,01$. Chacune de ces pelotes, poudrée avec de l'acide salycilique ou de l'iodoforme, est fixée au centre d'un des disques au moyen d'un autre disque, dont la face tournée vers le premier est badigeonnée avec un agglutinatif quelconque, comme le collodion, ou mieux une préparation de gélatine et de glycérine, composé qui a été essayé, il y a peu de temps, dans les hôpitaux de Lisbonne, pour soutenir les pansements sans l'aide des bandes. Cette préparation, connue chez nous sous le nom de *camarčina*, fixe parfaitement les pansements sans bandes et se laisse facilement percer par les exsudats des plaies. Elle se présente dans un état presque solide, et pour l'amener à l'état pâteux, comme l'exige son application, il faut la chauffer au bain-marie, à 60° ou 70° degrés. Elle adhère bien à la peau et aux *pièces* du pansement; elle est très rétractile et peut ainsi faire une compression, souvent très profitable. On peut même y ajouter quelque antiseptique. Il va sans dire que tout ce qui compose ce pansement (toile et ouate) doit être aseptique. Les disques seront gardés dans une boîte de fer-blanc aseptisée jusqu'au moment de son application, parce que l'autoclave ne peut pas aller au poste de secours pour désinfecter des articles de pansement. On a dit que le service du poste de secours consiste simplement en un emballage de blessés; or ce pansement doit encore abréger beaucoup ce service. Effectivement l'application de ce pansement est tout ce qu'il peut y avoir de plus prompt. Ainsi, la plaie étant découverte on badigeonne avec l'agglutinatif une des faces du disque, dont on adapte le centre sur le trou ouvert par la balle.

Le port du pansement et son application par le soldat lui-même sont radicalement condamnés par des sommités médicales. «Le pansement antiseptique, dit M. Nimier, ne devrait être appliqué ni par le blessé, ni par le brancardier, mais par le médecin». Stark et Crawford ont appelé ce pansement le malheur du soldat. Whitelshöfer le considère comme l'expression d'une sentimentalité laïque. M. Delorme, qui n'a qu'une complète indifférence pour le paquet du soldat, dit qu'il n'est pour lui qu'un embarras, et que son adoption par l'État n'est qu'une pure perte. M. Audet et beaucoup d'autres médecins militaires ne le traitent pas plus favorablement, quoiqu'ils lui reconnaissent une valeur réelle et aiment à le trouver, au moment opportun, dans la poche du soldat pour l'appliquer eux-mêmes, certains que le blessé, dans le plus grand nombre des cas, pour l'appliquer sur lui-même, a besoin de temps, de facilité, d'habilité, de sang-froid, de propreté et d'aides. «L'application du pansement individuel, dit M. Benech, par le blessé sur lui-même est une utopie rarement réalisable».

*

*   *

Quelquefois le premier échelon du service sanitaire de l'avant-garde ou poste de secours régimentaire ne pourra pas être établi, parce qu'il n'y aura pas de place convenable, ou aucune suspension de la fusillade ne permettra aux brancardiers d'aller dans la ligne de feu ramasser les blessés. La plupart des directeurs techniques ainsi que plusieurs Officiers Généraux ont estimé qu'il sera impossible de relever les blessés dans la zône de feu des premières lignes. Pour quelques-uns le personnel de santé ne doit relever les blessés qu'après l'action, ou pendant la marche en avant, sous peine de se vouer à la mort. M. Beaunis dit à ce sujet: Les blessés ne devront être enlevés du champ de bataille qu'une fois l'action terminée; vouloir les ramasser sous le feu de l'ennemi serait une pratique dangereuse, inutile et je dirai plus, impossible.

Quand le poste de secours régimentaire n'est pas installé, les blessés devront se rendre directement de la ligne de bataille à l'ambulance divisionnaire. Dans les guerres de l'avenir, il en sera ainsi fréquemment, parce que les secours, ne pouvant pas être, en général, prêtés avant la fin du combat, pendant ce temps les ambulances auront pu s'approcher du champ de bataille, de sorte qu'on n'aura pas besoin d'installer des postes.

Aujourd'hui, avec des soldats jeunes et peu aguerris, l'action décisive d'une bataille durera très peu de temps, à cause de la dépression morale produite par l'artillerie à tir rapide, par les armes à répétition, par les salves de l'infanterie. Quand la bataille se prolongera pendant des heures, ou même durant quelques journées, elle sera alors livrée par des groupes divers.

Plusieurs médecins militaires, avec M.M. Fraenkel et Robert, estiment que le poste de secours et l'ambulance devront être réunis. Le poste de secours n'aura, en règle, qu'un effet moral. Le régiment est, en général, si mobile que le poste qui devra l'accompagner ne pourra faire quasi-rien pour les soldats. Un principe doit être mis hors de débat, c'est que, pour faire œuvre correcte, non de chirurgie, mais simplement de pansement, le poste de secours, bien qu'étant très mobilisable par essence et par organisation, aura besoin d'une certaine fixité.

Le poste de secours, ne pouvant pas être installé en un lieu qui offre de la sûreté aux blessés, les services médicaux qu'il pourra prêter seront bien insuffisants, et la chirurgie que l'on pourra tenter sera bien restreinte.

Le poste de secours ayant besoin d'être près de la ligne de feu, et la zône battue par le tir des fusils s'étendant jusqu'à 2000 mètres, et celle de l'artillerie jusqu'à 4000 mètres, il ne sera pas possible de l'installer dans un endroit, où les blessés ne courent aucun péril. Donc, là il n'y aura pas loisir pour faire de l'antisepsie, pas même la plus simplifiée. Et sans antisepsie suffisante on ne doit pas toucher les blessures. Langenbusch veut qu'on s'abstienne absolument de toucher les plaies dans le poste, sauf sous deux conditions expresses, qui sont: une opération *quoad vitam* urgente, ou la nécessité de rendre un blessé immédiatement transportable.

L'ambulance divisionnaire même, étant donné l'énorme portée des armes modernes, ne pourra offrir aux blessés, pendant le combat, que peu de sûreté, si elle n'est pas installée loin de la ligne de feu, à une limite minimum de 3500 mètres. Il nous semble donc que dans plusieurs batailles les premiers secours ne pourront être prêtés qu'après la cessation ou l'interruption du feu; mais lorsque le combat de préparation sera de longue durée, il y aura une relative immobilité des troupes, et alors il sera possible d'installer le poste de secours et de faire régulièrement le service de santé, en assistant les soldats blessés dans un endroit éloigné de la ligne de feu, et en les relevant hors du lieu du combat.

En tout cas, suivant la meilleure des hypothèses, au poste de secours on ne pourra seulement faire que trier les blessés en renvoyant aux files ceux qui n'ont pas besoin de traitement, ou ceux qui sont atteints de blessures légères qui ne les empêchent pas de continuer à combattre. A ceux qui seront légèrement blessés on appliquera le paquet de pansement individuel, et ceux qui seront blessés plus grièvement seront portés à l'ambulance. L'asepsie étant la condition essentielle du pansement des blessures, et étant incompatible avec le service du poste, toujours pressé et fait à air libre, il est évident qu'on n'y pourra pas panser les blessures larges. Volkmann a fait bien remarquer la véracité du précepte suivant: «Le premier pansement tranche le sort du blessé et décide de la marche de la plaie. Le Dr. Constan dit que: ne pouvant faire au poste que de la chirurgie *en l'air*, il vaudrait mieux que les blessés fussent transportés d'une traite à l'ambulance par les brancardiers du régiment et de l'ambulance. Aussi au poste ne doit-on pas faire des opérations saignantes; pas

même au cas d'hémorrhagie grave, il faut faire la ligature des
artères.

Il est vrai que l'hémorrhagie est une des causes principales
de la mortalité immédiate sur le champ de bataille. Lorsque l'hémorrhagie provient de la rupture d'un gros tronc artériel, l'intervention médicale est inutile, parce que le médecin ne réussira jamais à voir le blessé vivant. Mais l'hémorrhagie provenant de
vaisseaux moins importants, mais ayant une certaine abondance
dangereuse pour la vie du blessé, il faut l'arrêter, ou au moins
l'abaisser jusqu'à un degré exempt de danger. En n'ayant donc,
au poste de secours ni le temps, ni les conditions pour faire la
ligature des vaisseaux aseptiquement, il vaut mieux que le médecin s'astreigne à comprimer la racine du membre, siège de l'hémorrhagie, par un ruban, un cordon, ou une bande élastique, ou
à faire une compression directe sur la plaie avec un tampon de
coton aseptique, trempé dans de l'eau très chaude, puis en en-
voyant le blessé à la hâte à l'ambulance.

La constitution même du poste paraît être inconciliable avec
les opérations saignantes, à cause de son irrémissible exigence
d'être continuellement en contact avec le régiment qu'il sert et
dont il a à suivre les mouvements. Les opérations saignantes exigent un lieu fixe, au moins pendant un certain temps, tandis que
le poste est par son fonctionnement éminemment mobile. M. For-
gue, quoiqu'il se soit efforcé de modérer les exigences antiseptiques du service médical de la première ligne, a été obligé d'observer beaucoup de minuties préparatoires, en sorte que, en les ac-
complissant, le poste restera complètement entravé dans ses
mouvements.

Les seules opérations, nous semble-t-il, que l'on pourrait et
devrait faire au poste de secours, sont: le poinçonnement de la
trachée en cas d'asphyxie imminente, et des injections hypodermiques de morphine pour modérer d'atroces douleurs, ou d'éther
ou d'huile camphrée en cas d'adynamie profonde et dangereuse.
On n'y devrait pas aussi dépenser beaucoup de temps dans l'immobilisation des fractures. Des gouttières et des lacets sont les
articles nécessaires et suffisants pour une prompte et facile immobilisation provisoire.

En définitive, la chirurgie du poste de secours ne doit viser
que la mise en état des blessés pour un transport rapide vers l'ambulance. Hémorrhagies et asphyxie menaçante, telles sont pour
M. Habart les seules indications opératoires aux postes de secours

et à l'ambulance. Là seulement triage des blessés, pansements provisoires, immobilisation des fractures, soins donnés aux blessés grièvement. M. Fraenkel aussi condamne, à peu près, toute intervention opératoire.

On pansera vite et simplement en première ligne.

Quelques auteurs disent que le vernissage des surfaces que l'on veut rendre aseptiques, constitue un moyen antiseptique aussi simple qu'efficace. Qu'un microbe, même des plus résistants, de ceux qui ne meurent pas dans l'eau bouillante pendant des heures, en étant englobé dans une substance agglutinative insoluble dans l'eau, meurt aussi sûrement que le moins résistant. Si cela est vrai, le collodion, qui est un bon agglutinatif, rendrait au poste de secours d'incalculables services, de même que les méthodes de propreté usuelles, très délicates et très pénibles. Ainsi par de simples badigeonnages avec cet agglutinatif on pourrait nettoyer efficacement les instruments, faire la difficile désinfection des mains, spécialement des espaces sous-unguéaux et des plis unguéaux, et désinfecter la peau — 1.º aux points où l'on veut faire une injection hypodermique, ou bien une incision, 2.º autour des petites blessures produites par des balles de fusil de petit calibre, blessures en général très petites et parfois même peu visibles.

*

*   *

Au poste de secours on a besoin de gouttières, lacets, bandes, tubes élastiques, gaze, étoupe et ouate aseptique, un porte-feuille à fers communs, des instruments pour faire la trachéotomie instantanée, des canules laryngéennes, des seringues de Pravaz, des ampoules de solution de morphine, de l'éther, de l'huile camphrée, du collodion et un autre agglutinatif perméable aux exsudations des blessures, et de l'eau potable.

En outre, il faut avoir des pansements *préparés*, en nombre suffisant pour couvrir les nécessités probables, et un appareil pour faire bouillir de l'eau à l'aide de la combustion de l'alcool. Cet appareil peut être modelé sur ceux employés pour la pulvérisation des liquides médicamenteux à l'aide de la vapeur aqueuse, lequel se compose d'un cylindre en fer-blanc, à la partie supérieure duquel on met une chaudière, et dans la partie inférieure une lampe à alcool; on peut y faire bouillir de l'eau pour nettoyer les mains, pour fondre, au besoin, l'agglutinatif, et pour tremper les tampons qui seront employés comme moyen hémostatique, quand on ne peut pas arrêter des hémorrhagies par la compression du tronc artériel à la racine du membre.

Le médecin a besoin de ne jamais oublier que le poste de secours, tout au plus, est un lieu de passage des blessés vers l'ambulance, et qu'il ne doit viser qu'à les préparer pour faire ce trajet le plus commodément possible. Il ne doit aussi pas oublier un moment, qu'il faut évacuer, le plus tôt possible, du poste tous les blessés et malades, en n'y laissant que les morts et les agonisants.

Les blessés ont besoin, en plus des secours chirurgicaux, que les médecins veillent à leur sauvegarde. Il faut que les médecins des postes de secours prennent, tout d'abord, des dispositions convenables pour le transport des blessés (toujours trop tardif) aux stations de l'arrière-garde. Il faut profiter de tous les moyens de transport et envoyer des soldats de la compagnie de santé, les plus habiles, chercher et adapter pour le transport les charrettes et les voitures qu'ils trouveront.

Le secours chirurgical n'est qu'un demi-secours, le complément se fera dans le transport au loin. Tout délai sur le champ de bataille est si dangereux que l'éloignement du lieu du péril est encore pour les blessés un bénéfice plus grand que le pansement des blessures, ou la coaptation, ou l'immobilisation des os fracturés.

On peut cacher et abriter très bien les blessés derrière un monticule de terre, ou dans une fosse; on peut les défendre du danger d'être foulés, mais on ne peut pas empêcher une bombe de tomber sur eux et d'anéantir en un moment tout le laborieux travail. Donc, il faut éloigner les blessés, à tout prix!

Dans une retraite, le thème le plus urgent est l'éloignement des blessés, parce que à tous les autres périls doit s'ajouter celui du massacre général. Sous l'ardeur du combat, on n'épargne personne, pas même les blessés. C'est une sotte illusion de croire que sur le champ de bataille les blessés sont traités par l'ennemi avec humanité. A cause de la fatigue physique, des privations, des terribles impressions morales qui précèdent la décision du combat, la plupart des hommes perdent tout leur équilibre psychique, tombent dans une disposition d'esprit voisine de la fureur et de la rage, et peuvent enfin être considérés comme une horde de fous furieux.. La manie transitoire est l'état normal de l'homme au moment de l'assaut ; aveugle, enragé, insensé, il entre dans le camp ennemi en renversant, en anéantissant tout ce qui se trouve devant lui. Jusqu'à ce que le calme vienne de nouveau à son esprit, il se produit des choses affreuses. Nous en avons pour preuves l'histoire du siècle dernier.

*<br>*   *

En résumé, d'après les considérations énumérées ci-dessus, on voit que le médecin au poste de secours ne peut et n'a à faire que les choses suivantes :

1.º Renvoyer aux files, après un convenable traitement, les hommes qui ayant des lésions sans importance, peuvent continuer le combat.

2.º Appliquer un pansement déjà préparé sur les blessures simples, causées par des balles de fusil à petit calibre.

3.º Arrêter, ou abaisser considérablement les hémorrhagies abondantes à l'aide de la compression du tronc artériel, loin de la blessure, quand cela est possible et convenable, ou à l'aide de la compression directe sur la plaie, faite par une pelote d'ouate aseptique, trempée dans de l'eau très chaude.

4.º Immobiliser les membres fracturés avec des gouttières, ou des lacets.

5.º Poinçonner la trachée des blessés dans le cou, menacés d'imminente asphyxie.

6.º Faire des injections hypodermiques de morphine pour apaiser d'atroces douleurs, et des injections d'éther, ou d'huile camphrée aux blessés qui ont un besoin pressant d'une stimulation énergique.

7.º Faire bouillir de l'eau pour le nettoyage des mains et pour d'autres usages.

8.º Désinfecter au moyen du badigeonnage au collodion les endroits de la peau, où l'on veut faire une injection hypodermique ou une incision, et aussi autour des blessures qu'on a à panser.

9.º Évacuer sur l'ambulance tous les blessés ; en premier lieu ceux qui ont des hémorrhagies arrêtées par la compression ; en second lieu ceux qui ont un besoin urgent d'une opération saignante ; en troisième lieu les blessés graves, qui ont des blessures dont on ne peut ni doit faire le pansement au poste de secours.

## THÈME : ORGANISATION DU SERVICE DE SANTE DE L'AVANT

### Par M. MANOEL GIÃO (Lisbonne)

*Lieutenant médecin du regt. n.° 4 de cavalerie de l'Empereur d'Allemagne Guillaume II*

«Le succès du service sanitaire dépend de son organisation».

Les événements sont venus confirmer en nombre toujours grandissant la vérité de cette maxime de Pirogoff, qu'on trouve répétée dans une récente conférence de Schjerning [1].

La section de médecine militaire du présent congrès a trouvé ce sujet digne d'être traité dans une assemblée internationale, dans l'espoir que la discussion des différentes manières de voir, ne pourra qu'améliorer le sort des blessés de guerre.

Le rapporteur portugais regrette de ne pouvoir apporter à la solution de cette question que sa bonne volonté.

---

Une armée bien organisée doit former un ensemble absolument homogène malgré les éléments si divers dont elle est composée.

Pour y arriver on se conforme dans toutes les organisations militaires à un certain nombre de principes fondamentaux. L'organisation du service de santé doit, elle aussi, obéir à ces *règles* pour ne pas troubler l'harmonie du conjoint.

Ces principes, auxquels je viens de faire allusion, sont loin d'être égaux dans toutes les armées. Ainsi dans l'armée portugaise c'est la *division* qui est l'unité fondamentale de l'ordre de bataille. On peut former des *groupes de divisions*, mais il n'existe pas de corps d'armée, comme on en trouve dans la plupart des organisations étrangères [2].

En tenant compte de ce fait, je ne présenterai dans mon rapport que des idées générales, qui pouvant être admises partout, pourront mériter l'intérêt de tous les congressistes.

Si la clarté d'exposition m'oblige à détailler un point quelconque, je me référerai toujours à l'organisation de l'armée portugaise.

Je me propose de développer dans ce travail l'opinion que j'ai exposée dans des articles du journal portugais *A Medicina Militar* et postérieurement dans une communication présentée à

la section de médecine et d'hygiène militaires et navales du XIV
congrès international de médecine (²) (³).

Voici le programme que je me suis tracé: exposer le plan
adopté dans presque toutes les armées pour l'organisation du service de santé de première ligne et la critique dont il a été objet;
indiquer les changements que je propose de lui faire subir; finalement faire un court examen du fonctionnement du service ainsi
réorganisé.

---

Le service de santé de première ligne est composé dans la
plupart des armées de trois échelons, qu'on peut schématique-
ment représenter de la façon suivante:

1.ᵉʳ échelon — service régimentaire.
2.ᵐᵉ échelon — ambulances
3.ᵐᵉ échelon — hôpitaux

La nécessité du premier échelon est indiscutable. Son placement auprès des troupes garantit les premiers secours aux malades et blessés, soit en marche et en station, soit au combat par
l'installation des postes de secours.

Si la nécessité de ce premier échelon ne se discute pas, on
ne peut pas en dire autant de son fonctionnement. On trouve
deux théories principales: l'une fait rétrograder le service régimentaire sur les ambulances, l'autre, au contraire, réclame une transformation du deuxième échelon pour lui permettre d'aider et
même de remplacer le premier.

La concentration du personnel et du matériel sanitaires dans
l'ambulance (Hauptverbandplatz) est réglementaire en Allemagne
(⁴); on voit ce principe appliqué dans les exercices sur la carte
de Löffler (⁵).

Les partisans de l'autre manière de voir ont proposé des
modifications fondamentales du deuxième échelon, lesquelles le
rendent apte non seulement à venir en aide d'une manière efficace au service régimentaire, mais encore font disparaître quelques inconvénients de l'organisation sanitaire en trois échelons,
dont je vais maintenant m'occuper.

Étant donné que les services régimentaires et les ambulances sont placés dans les colonnes de combat, ils doivent consé-
quemment faire face à tout le travail pendant et après la bataille.
Ces services sanitaires sont à eux seuls si manifestement insuffi-

sants, que les règlements prescrivent que quelques hôpitaux passent des convois au train régimentaire toutes les fois qu'un combat est prévu. Ainsi le disposait le règlement portugais (7).

Les défauts de cette situation des hôpitaux ont été clairement indiqués par Benech (8). D'après cet auteur, un hôpital n'est que par exception un organe de réapprovisionnement et pour cela même il ne correspond pas au troisième échelon des autres services; il est «un organe agissant pendant le combat et devant entrer en action le plus tôt possible».

La lourdeur des voitures d'ambulance et l'impossibilité de diviser celles-ci en groupes nombreux sont des obstacles sérieux pour porter rapidement les secours partout où ils seront nécessaires. Car il importe d'éviter des transports aux blessés, notamment avant un pansement soigneux.

On trouve encore un autre inconvénient très grave dans l'organisation que je discute.

Les deux premiers échelons doivent être toujours prêts à suivre les mouvements des troupes et pour cela il leur faut se débarrasser le plus vite possible de leurs malades et blessés.

À ce sujet on dit que les postes de secours font leurs évacuations sur les ambulances, les ambulances sont relevées par les hôpitaux le soir ou le lendemain du combat. C'est là le rôle classique des hôpitaux.

Quand une ambulance a reçu un grand nombre de blessés, quand elle a divisé son personnel et son matériel techniques dans les groupes nécessaires pour exécuter les pansements et les opérations urgentes, quand pour être court elle est installée, il faut que subitement elle se prépare pour suivre la marche en remettant ses blessés au troisième échelon, dans le cas que celui-ci arrive à temps.

Ce relèvement des ambulances, quelquefois impraticable, sera toujours tumultueux et on arrive à donner aux troupes une formation sanitaire, dont le personnel est épuisé par la lourde tâche qu'il vient d'accomplir et dont le matériel est devenu incomplet. Il est encore plein d'inconvénients pour les blessés. Les médecins qui partent n'ont pas le temps de renseigner ceux qui arrivent. Ces derniers entraînés par leur zèle et par la nécessité de se faire une idée des lésions qu'ils sont appelés à traiter, cédant quelquefois encore aux sollicitations des blessés, qui voient dans la multiplicité des pansements une garantie de guérison, déferont ces pansements souvent inutilement, gaspillant ainsi temps et matériel, choses infiniment précieuses dans ces circonstances.

La mémoire du médecin tiendra souvent en campagne la place du bulletin de maladie du temps de paix.

On ne peut garder les mêmes médecins auprès des malades jusqu'à leur guérison, mais on pourra les retenir jusqu'au moment où leur état permettra une évacuation sûre ou leur remise tranquille, faite en place, au service de deuxième ligne.

On vient de voir qu'on peut reprocher à l'organisation en trois échelons, de fournir d'abord des secours insuffisants et difficilement utilisables sur le champ de bataille et de rendre nécessaire le relèvement subit d'une formation en pleine activité.

Pour éviter ces difficultés, Gavoy [3], pour qui l'ambulance doit fonctionner comme un poste de secours divisionnaire, proposa la création d'un hôpital disposant de voitures pour le transport des blessés et pouvant être incorporé dans la colonne de combat. Cet hôpital relèverait l'ambulance et lui permettrait de venir en aide aux postes de secours.

Nimier et Laval [9,10] ont présenté une autre solution du problème, que le premier a développée dans une conférence publiée postérieurement. D'après lui il faudrait doter les corps d'armée d'un certain nombre de formations sanitaires, égales, interchangeables, légères, divisibles en petit groupes, et former à côté une unité indépendante destinée au transport des blessés, à laquelle il donne le nom de colonne de transport.

Après le combat on immobilise presque toujours un certain nombre de formations sanitaires pour le traitement des blessés non évacuables. Ces formations immobilisées ont un but médico-chirurgical plus large que les ambulances actuelles. Il leur faut un matériel dont on peut se passer pendant et immédiatement après le combat.

Guidé par ces considérations et suivant la voie ouverte par les auteurs cités plus haut, j'ai présenté les bases suivantes d'une nouvelle organisation:

1.ª Conservation du service régimentaire.

2.ª Substitution des ambulances et hôpitaux par des formations sanitaires d'un seul type.

3.ª Réunion du matériel pour le transport des malades et blessés dans un groupe indépendant.

4.ª Création d'une unité nouvelle à laquelle on donne un matériel d'hospitalisation qui soit en état de suffire aux besoins de ces formations quand elles seront immobilisées.

J'ai appelé la nouvelle formation *hôpital de sang*, désignation traditionnelle dans l'armée portugaise ; au groupe du matériel de transport j'ai conservé la dénomination donnée par Nimier, *colonne de transport* ; le groupe du matériel d'hospitalisation a reçu par analogie le nom de *colonne d'hospitalisation*.

La création de cette colonne permettra d'organiser des formations très mobiles, composées d'un petit nombre de voitures légères.

Envisagé de cette façon le service de santé de première ligne se compose seulement de deux échelons :

1<sup>er</sup> échelon — service régimentaire
2<sup>er</sup> échelon — hôpitaux de sang.

On groupe dans les hôpitaux de sang tout le personnel sanitaire à l'exception du personnel régimentaire, et le matériel technique nécessaire de prime abord, ce qui nous garantit les premiers secours aux malades et blessés ; la colonne de transport se charge de les relever du champ de bataille sur les hôpitaux, la colonne d'hospitalisation permettra à ceux-ci de s'immobiliser pour le traitement des hommes grièvement blessés.

Organisé ainsi, le service de première ligne peut remplir tous ses devoirs.

Ces bases que j'ai proposées ont été suivies dans la récente réorganisation du service de santé de première ligne de l'armée portugaise. J'ai indiqué six hôpitaux de sang, deux colonnes de transport et quatre colonnes d'hospitalisation comme étant nécessaires à chaque division (²).

Je vais maintenant passer en rapide revue le fonctionnement du service modifié. Pour ne pas trop allonger mon rapport, je mets de côté le service en marche et en station, pour ne m'occuper que du service au combat.

----

Le service régimentaire assure le relèvement et les premiers secours aux blessés sur le champ de bataille. Voyons un peu comment ce service pourra être exécuté en nous référant au service de l'infanterie.

Le service de santé a besoin de s'abriter contre le feu de l'ennemi pour ne pas exposer les blessés à de nouvelles atteintes, et pour ne pas perdre inutilement un personnel qui est si difficile à remplacer. Malheureusement les abris nécessaires au service de santé ne sont pas faciles à trouver, parce qu'ils doivent protéger un groupe nombreux, médecins, infirmiers et blessés et non pas des hommes isolés, comme c'est le cas des tirailleurs.

Les mouvements des équipes de brancardiers, le transport des cantines, l'installation du poste de secours, ne se font pas aisément sous le feu de l'ennemi. Et si l'on se laissait entraîner par la préoccupation de secourir les blessés immédiatement on risquerait fort de ne pas les secourir du tout.

Certes le service sanitaire ne restera pas inactif pendant le combat, mais il ne pourra fonctionner d'une manière régulière que quand le feu aura cessé.

Les questions qui se présenteront dans la pratique seront si nombreuses et si variées, qu'il est impossible de les prévoir toutes. Les règlements ne peuvent que donner des règles générales, en abandonnant les cas concrets à l'initiative des médecins chefs, lesquels régleront l'exécution du service d'accord avec les instructions de leurs commandants.

Je le répète pour bien le faire ressortir: Cette entente entre le commandement et les médecins chefs est indispensable pour une bonne exécution du service sanitaire.

Je vais indiquer maintenant de quelle manière à mon avis le service régimentaire doit être fait.

Quand le régiment prend la formation de combat, son médecin en chef rassemble tout son personnel, et va occuper avec celui-ci une place abritée, choisie conformément aux instructions du commandant et aux conditions du terrain. Ce sera le poste de secours provisoire.

Les bataillons qui vont former la chaîne et ses appuis seront suivis autant que possible d'un *détachement sanitaire avancé* formé d'une partie du personnel de ces bataillons. Ce détachement ne marchera pas groupé mais il procédera à la manière des troupes; il a pour but d'envoyer au poste provisoire les hommes légèrement blessés, d'abriter ceux qui sont grièvement atteints et de parer à leurs besoins les plus urgents.

Il disposera seulement des trousses des médecins, des musettes de pansements, des sacs d'ambulance et des pansements individuels, car il ne pourra pas emporter des cantines sanitaires.

On connaît l'extraordinaire énergie que déploient les blessés pour se protéger contre de nouvelles blessures. Ils se rassemblent dans des abris trouvés au hasard, formant ce que quelques auteurs ont appelé «nids de blessés». Bien des fois le détachement avancé pourra les atteindre et y faire une besogne utile.

Quand le feu a cessé sur le terrain occupé par le régiment, tout le personnel sanitaire suivi de son matériel s'avance sur le champ de bataille et y installe de préférence un seul poste de secours par régiment.

De cette manière on facilite d'abord aux brancardiers leur tâche déjà si lourde, ensuite on épargne aux blessés de longs transports et on leur garantit un traitement soigneux, qui serait impossible à donner dans les installations par trop sommaires qu'on pourrait faire pendant le combat.

Un ou plusieurs hôpitaux viendront fonctionner à côté du service régimentaire, pour l'aider et le relever quand ce sera nécessaire.

En me montrant partisan de la formation de nombreux groupes sanitaires sur le champ de bataille, j'ai indiqué comme préférable l'organisation d'un seul poste de secours par régiment. Cette concentration est rendue nécessaire par les exigences plus grandes du service, qui ne peut en aucune façon être comparé au fonctionnement du détachement sanitaire avancé.

Pour installer convenablement ces places de pansement, on a besoin d'un matériel déjà très complet, dont le transport exige une voiture sanitaire pour chaque bataillon.

Fréquemment l'infanterie évolue sur des terrains impraticables aux voitures, ce qui justifie le procédé mixte de transport indiqué par Gavoy [11].

On doit même construire des cantines, de poids et de dimensions réduites, susceptibles d'être transportées à bras d'homme.

Je suis partisan des pansements tout faits, ainsi que du pansement individuel. Ce dernier sera quelquefois appliqué par le blessé lui-même et constituera malgré tout un secours assez important pour les médecins et leurs auxiliaires.

Comme Imbriaco [12], Bassères [13], Nimier et Laval [16] je donne la préférence au matériel de pansement antiseptique.

---

La colonne de transport est constituée par des voitures de transport pour blessés et par des brancards.

Son personnel se compose de conducteurs de voitures et de brancardiers, sous le commandement d'un officier du train.

Elle forme comme les hôpitaux de sang et les colonnes d'hospitalisation, une unité administrative indépendante.

Cette disposition permettra de grouper ces trois unités et de les séparer pour refaire de nouveaux groupes selon les besoins.

En tout cas le commandement des groupes reviendra toujours au médecin chef de l'hôpital de sang.

Le transport des blessés mérite d'être étudié avec soin. Dans les pays pauvres en voies de communication, il faudra souvent recourir, faute de mieux, aux transports en brancards.

Ces colonnes sont destinées en général au service du champ de bataille, parce qu'elles doivent être toujours prêtes à suivre leurs divisions. Les évacuations ultérieures seront effectuées par le service de deuxième ligne.

---

Le personnel des hôpitaux de sang se composera, comme nous l'avons dit, de tout le personnel sanitaire de première ligne appartenant à la division, exception faite du personnel régimentaire.

L'hôpital n'aura qu'une petite voiture de modèle spécial pour le transport des médicaments et du matériel de chirurgie; les pansements et les petites tentes seront transportés sur des voitures du modèle adopté pour les bagages des bataillons d'infanterie.

Ces hôpitaux échangeront entre eux leurs places dans les colonnes de combat, mais ils ne se relèveront pas les uns les autres. Ce relèvement sera fait par le service de deuxième ligne.

Pendant les marches les deux colonnes de transport et deux hôpitaux de sang marchent avec les troupes; les autres hôpitaux restent dans les convois avec les colonnes d'hospitalisation.

Quand on s'approche de l'ennemi on peut incorporer dans la colonne de combat de nouveaux hôpitaux venus des convois. Formés d'un petit nombre de voitures ils produiront un allongement peu sensible.

Ce que j'ai dit à propos de l'opportunité d'installation et du placement des postes de secours, est applicable à plus forte raison aux formations sanitaires. Elles ne seront vraiment utilisables qu'après le combat.

En général le médecin chef devra avoir trois hôpitaux prêts à entrer en service; l'un ira sur le champ de bataille pour aider le service régimentaire, l'autre cherchera un endroit favorable à l'immobilisation, le troisième se rendra sur le point de réunion des hommes légèrement blessés, où il pourra être considéré comme étant en réserve.

Je crois qu'il sera indispensable de placer un hôpital dans un lieu favorable à une hospitalisation provisoire, soit dans un village, soit dans une ferme. Cela facilitera l'approvisionnement en eau, la préparation de boissons et d'aliments chauds et permettra d'abriter immédiatement un certain nombre de blessés.

Quand on ne trouvera rien d'utile à ce point de vue, il faudra avoir immédiatement recours à la colonne d'hospitalisation que l'on fera avancer à temps.

Leur travail fini les hôpitaux iront reprendre leurs places dans la division, après avoir été réapprovisionnés par des dépôts convenablement placés dans la zone d'étapes (14).

---

Nous avons déjà donné la raison d'être de la colonne d'hospitalisation.

Je crois devoir faire remarquer que cette colonne n'est pas un organe de réapprovisionnement, elle apporte, je le répète, le matériel dont on peut se passer pour le service de combat, mais qui est indispensable pour une hospitalisation provisoire.

Le personnel, qui comprend un pharmacien, aura pour chef un officier d'administration militaire. Le matériel est très complexe, tentes, lits, lingerie, médicaments, étuves locomobiles, appareils pour la radiographie etc.

Elles marcheront normalement dans les convois avec les hôpitaux de sang, pour se joindre après le combat à ceux des hôpitaux qui s'immobiliseront.

### CONCLUSIONS

1.º — On reproche à l'organisation sanitaire de première ligne en trois échelons de fournir des secours insuffisants sur le champ de bataille et de rendre nécessaire le relévement subit d'une formation en pleine activité.

2.º — Pour remédier à ces inconvénients je substituerai les deux derniers échelons par un certain nombre de formations sanitaires absolument égales, auxquelles je donne le nom d'*hôpitaux de sang*.

3.º — Le transport des blessés sur le champ de bataille sera assuré par des *colonnes de transport*.

Des unités nouvelles que j'appelle *colonnes d'hospitalisation transporteront* tout le matériel nécessaire à l'immobilisation des hôpitaux de sang.

4.º — Chaque hôpital et chaque colonne formeront une unité indépendante au point de vue administratif.

L'hôpital aura pour chef un officier médecin, la colonne de transport un officier du train, la colonne d'hospitalisation un officier d'administration.

On pourra grouper ces trois unités suivant les besoins du service. Le commandement du groupe reviendra toujours à l'officier médecin.

5.º — Les hôpitaux ne se relèveront pas entre eux, ils échangeront leurs places dans les colonnes de marche. Leur relèvement sera fait par le service de deuxième ligne.

6.º Pour pouvoir être bien utilisés, les hôpitaux et les colonnes accessoires devront être placés sous les ordres immédiats du médecin chef de l'unité, qui est naturellement placé sous les ordres de son chef d'état major.

## BIBLIOGRAPHIE


1 — Seigerning — *Die Organisation des Sanitätsdienstes im Kriege.*

2 — *Regulamento para o serviço de campanha — 1 Parte.*

3 — Gião — *Serviço de saude em campanha — A Medicina militar* — Anno V — n.ºˢ 9 e 10 de 1 e 16 de julho de 1902.

4 — Gião — *Service de santé en campagne — Organisation du service de l'avant.*

5 — *Kriegs-Sanitäts-Ordnung.*

6 — Löffler — *Taktik des Truppen-Sanitätsdienstes.*

7 — *Regulamento do serviço de saude em campanha.*

8 — Heneck — *Le service de santé en campagne* — V. II, pag. 558.

9 — Garny — *Manœuvres du service de santé de l'avant dans la prochaine guerre.*

10 — Nimier et Laval — *Traitement des blessures de guerre.*

11 — Nimier — *Le service de santé pendant le combat — Le Caducée* — II Année — 15 novembre 1902.

12 — Imbriaco — *L'azione chirurgica sul campo di battaglia e nelle prime formazioni sanitarie delle guerre moderne, Giornale medico del regio esercito* — Anno II — 30 novembre 1903.

13 — Bassères — *Du pansement immédiat des plaies par projectiles de guerre. Archives de médecine et de pharmacie militaires, Tome 40, n.º 9* — Septembre 1902.

14 — *Regulamento para o serviço d'étapes.*

## THÈME 3  ÉDUCATION MILITAIRE DU MÉDECIN D'ARMÉE

### par M. G. H. LEMOINE (Paris)

Médecin principal de 2ᵉ classe, professeur au Val de Grâce

*Connaissance du milieu militaire en temps de paix — Rôle d'hygiéniste et d'expert du médecin d'armée — Son intervention dans l'instruction militaire, dans l'installation et le mode d'existence des troupes — Qualités d'organisateur en temps de guerre — Nécessité de certaines connaissances tactiques — Manœuvres du service de santé.*

L'éducation du médecin appelé à pratiquer son art dans l'armée consiste essentiellement à acquérir d'une part la connaissance approfondie du milieu dans lequel il vit et d'autre part les qualités du commandement auquel il concourt.

La nécessité de cette éducation découle tout naturellement des conditions spéciales d'existence du groupe militaire.

La sélection qui en marque l'origine, les changements physiques et moraux imposés à ses membres, les maladies qu'ils subissent, les évènements heureux ou tragiques auxquels ils sont mêlés, en somme la préparation à la guerre et l'exécution d'une campagne demandent à celui qui a le devoir de conserver au commandement ses effectifs et à la patrie ses enfants, la connaissance des nécessités militaires et des moyens appropriés à en atténuer les cruelles conséquences. Rôle difficile et souvent ingrat qui consiste à maintenir l'équilibre entre deux forces opposées, l'une qui impose le sacrifice de l'expatriation, du repos, parfois de la santé et de la vie, l'autre qui cherche à conserver l'existence et à la faire douce et salubre.

Cette dernière cependant a l'avantage de fournir à la première les éléments de sa puissance.

Le médecin d'armée devient donc ainsi le collaborateur du commandement à condition de connaître les devoirs de celui-ci, les exigences de sa charge et les difficultés de sa mission. Il pourra, lors des circonstances les plus critiques, faire entendre toujours sa voix. Connaissant les données de certains problèmes stratégiques qui souvent en campagne se posent impérieusement, il pourra fournir la solution la plus rapide et la plus favorable aux intérêts des troupes, sans apporter d'entrave à l'exécution des opérations militaires qui priment à ce moment toute autre considération; c'est dire que le rôle du médecin d'armée demandera de l'habileté, du coup d'œil, de la décision.

On ne peut méconnaître que le rôle du médecin d'armée se transforme insensiblement et progressivement. Aux préoccupations uniquement d'ordre chirurgical des anciens chirurgiens militaires ont succédé celles de l'hygiéniste dont le domaine s'accroît tous les jours, à mesure que les méthodes de recherches deviennent plus scientifiques et que les lois prophylactiques acquièrent plus de précision. Enfin l'autonomie dont il jouit l'a mis en contact plus direct avec les chefs de l'armée et lui a créé envers eux et envers les troupes des devoirs auxquels il ne saurait se soustraire, en même temps que son influence grandissante et son autorité lui permettront de les accomplir pour le plus grand bien du service.

Ces transformations commandent une orientation nouvelle de ses facultés et de son éducation.

On ne reconnaît guère, il est vrai, dans le monde, la nécessité de cette instruction spéciale. Habitué à juger les qualités militaires du médecin, le plus souvent par ses défauts, et par ce que lui en apprennent le livre, l'image et le théâtre qui ne retiennent du caractère militaire que la rudesse des manières, la trivialité ou l'incorrection du verbe et l'humilité de la tâche du médecin, le public ne comprend pas pourquoi le docteur doit faire partie de l'armée, en porter l'uniforme, en partager l'existence. Pour soigner une pneumonie ou une pleurésie qu'est-il besoin d'être militaire? Voilà en général la donnée simpliste sur laquelle roule toute la discussion, lorsque s'agite tour à tour la question du maintien, de la diminution ou de la suppression des médecins militaires; c'est sur elle que des gens sérieux se reposent pour dénier toute utilité à l'éducation militaire du médecin. Nous voulons montrer que la donnée est insuffisante et qu'une telle manière de voir n'est que le fruit de l'ignorance.

Dans le médecin on ne voit que le guérisseur, on oublie son rôle d'hygiéniste et tout ce que comporte une pareille tâche dans un milieu aussi spécial.

Il ne me semble pas nécessaire d'insister ici sur la spécialisation de la *pathologie militaire*. Cependant je tiens à faire voir que même dans un ordre d'idées purement médical, une éducation et surtout une instruction particulière doit être donnée au médecin militaire. Pour cela j'aurai recours à l'opinion d'un médecin civil, d'un Professeur de la Faculté de médecine de Paris, qui dans les premières années de sa vie médicale eut à soigner des malades militaires.

«Lorsque, dit Chauffard [1], je comparais cette grande salle, «où étaient réunis les malades fiévreux et les deux autres salles «où étaient reçus les malades hommes et femmes de la popula-«tion civile, il me semblait, en passant de l'une à l'autre, franchir «d'incalculables distances. Je passais d'un milieu pathologique à «un milieu absolument différent. C'était deux mondes différents: «aucun trait de ressemblance complète, au contraire opposition «entre les deux. C'était pourtant dans la même ville et sous le «même ciel, mais toutes les autres conditions étiologiques diffé-«raient et elles étaient d'un côté si entières, si permanentes, em-«brassant tellement l'individu, qu'elles créaient comme un *ordre* «*pathologique nouveau*. Une caserne est un foyer toujours actif «d'endémies ou d'épidémies qui lui sont propres. Toute réunion «de soldats engendre ses *maladies spéciales*; elles peuvent être «de même nom que celles qui naissent dans d'autres conditions, «mais ce nom commun ne couvre souvent qu'une superficielle «ressemblance. On méconnaîtrait ces maladies dans leurs carac-«tères principaux, si on ne les distinguait aussi radicalement «qu'elles le demandent».

Le nom de celui qui a tracé ces lignes suffit à leur donner toute la valeur que gâterait un commentaire quelconque, il n'y a rien à y ajouter; elles démontrent qu'aux yeux d'un maître la pathologie médicale militaire existe, il faut donc l'étudier et la connaître. La spécialisation, qui est partout l'instrument du pro-grès, trouve là sa juste application et justifie le maintien du ser-vice hospitalier militaire. «Ici, suivant la juste remarque de Tou-louse [2], la subordination du médecin militaire à une autre autorité semble même être incompatible avec ses fonctions de médecin traitant; son but suprême étant avant tout de préserver l'individu, pourrait souvent être en opposition avec celui du commandement ou de l'administration qui peut naturellement chercher à faire dépendre de considérations économiques les soins à donner aux malades. Et cependant, ajoute-t-il, il faut une direction générale de l'établissement et il la faut médicale, car l'instinct de la disci-pline est trop puissant dans l'armée» et trop nécessaire «pour

---

[1] *Gazette hebdomadaire de médecine et de chirurgie*, 1859, pag. 597.
[2] *Le Journal*, 23 Janvier 1903.

qu'on puisse confier cette direction comme on le fait dans les établissements civils à un fonctionnaire administratif. Et il le faut pour la même raison, telle que chaque médecin y prenne part».

Le médecin traitant, de son côté, doit être indépendant dans son service au point de vue médical et ce serait mal comprendre le but de l'éducation militaire que de la faire servir à une subordination professionelle que rien ne pourrait justifier.

C'est encore sur l'opinion d'un collègue civil que je m'appuierai pour faire voir la nécessité du rôle militaire du médecin d'armée.

«Les conseils de guerre, dit le professeur Bard [1], étudient «les plans de campagne, comptent les représentants de toutes les «armes combattantes; ils écoutent les objections et tiennent com«pte des exigences des artilleurs ou des pontonniers. Là aussi «*l'arme sanitaire* devrait faire entendre sa voix et disposer de «son suffrage. Nombre de campagnes ont échoué parce qu'on «n'avait pas tenu compte des dispositions hygiéniques. Que l'ar«tilleur choisisse les crêtes qui conviennent à ses batteries, que «l'officier du génie combine ses retranchements, que le fantassin «forme ses lignes de combat, mais au nom du bon sens que le «médecin reste chargé de la tactique sanitaire sous toutes ses fa«ces. Sur tous ces points, ses avis doivent prévaloir ou, pour mieux «dire, ses ordres doivent être exécutés, toutes les fois qu'un inté«rêt supérieur n'exige pas l'abandon momentané des précautions «de cet ordre.»

Or cette autorité ne peut avoir d'action qu'autant que les conseils et les ordres qui en émanent tiendront compte des *possibilités stratégiques*, comme dans d'autres circonstances les généraux devront envisager en premier lieu les *possibilités hygiéniques*.

La nécessité d'une éducation militaire pour le médecin d'armée s'impose donc et cela aussi bien en temps de paix qu'en temps de guerre.

Nous voudrions en suivant le soldat depuis son incorporation jusqu'à son apparition sur les champs de bataille, au milieu des mille péripéties de la vie militaire, en accompagnant ses chefs à travers les difficultés qu'offrent l'entraînement et la formation de l'homme et celles qui surgissent des circonstances de la guerre,

[1] *Presse médicale*, 1911.

montrer quelles sont ces connaissances militaires que le médecin d'armée doit acquérir pour remplir un rôle efficace.

*Le choix du soldat*, la sélection à opérer parmi les hommes du contingent, l'appréciation des aptitudes physiques diverses de chacun d'eux à remplir telle ou telle fonction, à devenir l'un fantassin, l'autre cavalier, un troisième artilleur, la compatibilité de telle tare organique légère avec un poste spécial, sont autant d'éléments qui réclament de la part du médecin une connaissance approfondie des divers services de l'armée.

Pour arriver à répartir d'une façon judicieuse tous les éléments fournis par la nation à l'armée, il faut posséder la notion exacte des conditions d'existence des différents groupes qui la constituent.

Cette tâche faite, le commandement procède à *l'instruction professionnelle*. Personne ne peut nier l'importance de cette première étape qui, pour être franchie sans danger demande une progression toute scientifique.

Ici l'association du médecin au chef militaire ne doit-elle pas être intime, et n'est-ce pas grâce à elle que des exercices méthodiquement exécutés, rationnellement gradués parviendront non seulement à maintenir l'équilibre nutritif, mais encore à fortifier l'homme et accroître son endurance? Aussi le médecin est-il appelé de plus en plus à donner son avis sur les conditions dans lesquelles peut se faire cet entraînement, sur les avantages ou les inconvénients des procédés employés, sur l'opportunité des mesures à prendre relativement à l'exécution des marches dans les circonstances si différentes de lieu, de temps, pendant lesquelles elles doivent être exécutées. La transformation de notre règlement sur la gymnastique en France, substituant aux exercices athlétiques d'autrefois les mouvements méthodiques destinés à développer l'appareil respiratoire d'abord, les masses musculaires ensuite, est l'heureux résultat de cette entente si précieuse entre le commandement et le médecin.

Les instructions spéciales sur les marches, sur les travaux de terrassements à exécuter par la troupe, sont toutes dictées par ce même esprit et marquées au coin d'un progrès scientifique.

Au cours des années de service, le médecin ne fait-il pas constamment œuvre militaire? La lutte contre les maladies épidémiques qui assaillent le soldat réclame de lui aussi bien un tact spécial pour ne pas désorganiser l'instruction militaire proprement dite par des mesures intempestives ou secondaires, que de fortes connaissances sur leur étiologie et leur prophylaxie.

À ne proposer d'ailleurs que des mesures superficielles ou mal étudiées il risquerait fort de discréditer ses aptitudes professionnelles. Pour qui a vécu quelques années de la vie régimentaire il n'est pas difficile de constater quelle gêne considérable apporte au commandement l'adoption de certaines mesures prophylactiques. Quelques exemples feront mieux ressortir que tout autre développement les obstacles à vaincre ou à éviter.

Trop souvent par exemple l'évacuation des locaux est regardée comme nécessaire. Quelle utilité peut-elle avoir cependant dans le plus grand nombre des cas pour la fièvre typhoïde, alors que la fermeture d'un robinet ou la réduction du tableau de service suffit souvent à arrêter la marche de l'affection? Ne voit-on pas combien ces dernières prescriptions sont moins préjudiciables à l'instruction des hommes, pour un bénéfice identique si ce n'est même plus considérable?

Lors de l'apparition d'un cas de fièvre éruptive l'indication prophylactique est l'isolement immédiat non seulement du malade mais encore de tous ceux qui habitent la même chambre que lui, pendant un temps égal à la période d'incubation de la maladie, ce qui équivaut à leur envoi dans une chambre d'isolement aménagée exprès à la caserne. Il faudra alors prévoir pour ces hommes un mode d'alimentation qui ne les mette pas en contact avec leurs camarades, des exercices exécutés dans un endroit spécial, à des heures particulières pour éviter le mélange des hommes entre eux. Si la chambre ne possède que quelques lits la mesure est exécutable, mais si elle contient 30 à 50 hommes? Puis, si comme le cas se présente tous les jours, ce premier malade, entre le moment où il est devenu contagieux et celui où il se présente à la visite, a infecté des camarades en dehors de sa chambre, un deuxième cas puis un troisième se présentent bientôt en dehors du groupe auquel appartenait le premier, va-t-on encore isoler les habitants de 2, 3, 4 chambres? Des médecins, peu familiarisés avec les nécessités du service, n'y verront aucun inconvénient, un médecin militaire y verra presqu'une impossibilité. L'expérience lui aura appris en effet que pareils faits d'importation se renouvellent constamment et que s'il fallait à chaque fois se conformer d'une façon aussi rigoureuse aux données de l'hygiène prophylactique, l'instruction deviendrait impossible. Aussi se rendant compte de ces difficultés, le médecin demandera des mesures d'une exécution plus facile, comme par exemple la présentation à la visite du médecin, chaque matin, de tous les hommes sains appartenant au groupe suspect, l'établissement de contre-visites faites dans la journée, la visite des hommes à leur retour de permission, etc... et l'isolement immédiat de tout cas suspect.

Une expérience personnelle faite au 32e d'artillerie en 1900 m'a permis de constater lors de l'importation d'un cas de scarlatine, le bénéfice qu'on pouvait retirer de ces simples mesures, puisque le cas resta complètement isolé.

Pour citer encore un exemple des difficultés insurmontables que rencontre dans l'armée l'application de certaines pratiques utilisables dans d'autres milieux et de l'obligation dans laquelle se trouve le médecin militaire de les transformer, je citerai les injections préventives de sérum antidiphthérique. On ne conçoit guère l'usage de celles-ci autrement que dans les postes de forts éloignés à petit effectif et ne possédant pas de service médical journalier. Dans les régiments la mesure est inapplicable, les injections ne donnant qu' une immunité limitée et les importations du dehors étant incessantes dans certaines grandes villes, les hommes devraient être injectés fort souvent. Ici encore la simple observation quotidienne [1] est la mesure de choix qu'imposent les nécessités du service et le bon sens.

Il en est de même encore pour la désinfection des locaux dans les casernes qu'on tend à regarder aujourd'hui comme une panacée universelle et qu'on applique partout et toujours alors qu'elle a ses indications bien spéciales. Aussi le bénéfice est-il souvent négatif; mais il cause une gêne considérable au service par les permissions qu'elle rend nécessaires ou bien oblige à encombrer certaines parties du casernement au préjudice du repos et de la santé des hommes.

En un mot, le médecin militaire quand il a la pratique de son milieu doit faire une sélection dans l'arsenal prophylactique pour y choisir les instruments qui lui conviennent le mieux. C'est une affaire de science, de tact et de jugement. Comme l'a écrit Gils [2], le médecin, dans la résolution des questions qui lui sont soumises, les étudiera tout d'abord au point de vue de leurs relations avec les données scientifiques admises et démontrées. Il

---

[1] G. H. Lemoine. *Des injections préventives de sérum anti-diphtérique dans l'armée*. Congrès d'Hygiène de Bruxelles, 1903.
[2] *Le médecin militaire*. Maloine, Paris, p. 43.

examinera en second lieu les nécessités de la vie journalière et les obligations imposées par les règlements. De ces deux données il déduira une conclusion pratique.

Le praticien que doit être le médecin militaire est celui qui arrive à adapter les principes, en les déformant le moins possible, aux exigences de la vie courante et spécialement dans l'armée aux conditions de son existence.

De même que lors de l'application de mesures prophylactiques dans la population civile il faut tenir compte des *contingences sociales*, de même dans l'armée il faut tenir compte des *contingences militaires*, sous peine de voir les efforts échouer complètement. Or, ici l'instruction et la préparation à la guerre doivent être la principale préoccupation de ceux qui ont mission de former l'homme de troupe; la nécessité de faire beaucoup et de faire vite est d'autant plus impérieuse que le temps de service est plus court. Dans de telles conditions les mesures à prendre, pour être efficaces, exigent un médecin instruit et ayant la pratique de la troupe.

Si la solution des questions de prophylaxie au sein du régiment est entourée de difficultés qu'il faut savoir apprécier à leur juste et réelle valeur, il en est de même de toute question médicale ou hygiénique banale.

*La visite journalière* avec le caractère d'expertise qu'elle revêt la plupart du temps est une des attributions les plus difficiles et les plus redoutables du médecin militaire; c'est une de celles qui réclament de sa part le plus de connaissances médicales et militaires. S'il n'est pas au courant des exigences militaires, s'il ne se rend pas compte des conséquences de ses décisions, il peut jeter le trouble le plus profond dans l'exécution du service. «Être «indulgent et se laisser duper avec complaisance, dit notre con-«frère, le Dr. Toulouse (¹), c'est une attitude qui peut paraître une «solution aisée, mais on est tout d'abord blâmable de ne pas «remplir le devoir qu'on a accepté, puis ce n'est pas une solution «car on ne peut contenter de cette manière un régiment».

Les hommes malades — les troupiers sont de grands enfants — croissent en proportion des exemptions et l'on aurait vite fait de mettre à la chambre la plupart des valides. Sous peine de désorganiser le régiment on doit se garder de l'indulgence excessive comme d'une sévérité qui ne cadre jamais avec la profession mé-

(¹) *Le Journal*, 13 janvier 1905.

dicale, mais par suite de la situation de tampon entre la discipline militaire et l'individu enclin à s'y soustraire, le médecin doit tenir compte aussi des exagérations fréquentes de ce dernier (Bichon [1]).

C'est au matin d'exercices pénibles, de marches militaires, que le médecin pesant mûrement ses décisions doit faire acte militaire au bon sens du mot, c'est-à-dire être rigoureusement juste et ferme. On comprend aisément en temps de guerre toute l'importance d'une semblable manière de faire.

Le fonctionnement du service médical régimentaire dans les marches réclame des médecins la *pratique du soldat*. M. le médecin principal Choux [2], parlant du choix du personnel destiné en campagne à être employé aux différents postes de recueil semés le long de la route, hésite avec raison à l'emprunter à une formation sanitaire ne possédant que des médecins de réserve manquant de l'expérience spéciale, dont il faut reconnaître la nécessité — car la plupart des hommes qui y sont recueillis sont très légèrement atteints, ils sont très nombreux et «si l'on ne peut parvenir à les tenir de très près et à les surveiller, ils deviennent vite pour l'armée des ferments de désordre et d'indiscipline.» Le médecin doit donc prendre des allures militaires qui, dit le Dr. Toulouse, n'ont rien à voir avec la pratique de son art, mais qui ne s'en imposent pas moins à son esprit. Il doit notamment, ajoute-t-il, se soumettre à l'opinion des chefs militaires proprement dits, ce qui le force quelquefois à ne pas agir comme il pense, car il peut y avoir conflit entre les deux points de vue envisagés par lui et par les officiers combattants.»

C'est exagérer les difficultés de notre tâche que de concevoir ainsi les obligations du médecin. On a cru même devoir faire état de ces conflits possibles pour demander la suppression des médecins de régiment. J'avoue ne pas partager ces craintes et croire qu'au lieu de séparer chef et médecin, il faut les fondre et les unir encore plus qu'ils ne le sont, en démontrant au premier les avantages de l'hygiène pour la conservation de ses effectifs et en faisant connaître au second les nécessités du service et les différents modes d'intervention hygiénique se prêtant aux multiples circonstances de la vie militaire.

*Les conflits sont bien plus la conséquence des caractères indi-*

---

(1) *Revue Scientifique*, 3 Juin 1905, p. 680.
(2) *Cours de l'École Supérieure de Guerre*, p. 51 et 53.

*viduels que des institutions;* médecins et officiers sont en général de bons amis (good friends), comme le disait dernièrement le Dr. John Billings [1] à la séance de clôture des cours de l'École d'application du service de santé militaire de Washington. Je ne crois pas que l'indépendance de pensée qui est partout ailleurs la première règle et le premier devoir pour le médecin soit souvent et particulièrement entravée dans l'armée. L'exemple le plus ordinairement cité est celui d'une marche ou d'une manœuvre entreprise avec une troupe déjà fatiguée ou poursuivie malgré une chaleur accablante, malgré le surmenage des hommes. Le médecin par respect pour la discipline doit-il se taire? Évidemment non. Or en cette circonstance il sera toujours consulté par le chef qui éprouvera le besoin de partager une lourde responsabilité, heureux de trouver auprès de lui un conseil destiné à prévenir tout accident. Ici, comme en beaucoup de choses dans la vie, toute l'autorité du médecin est dans la forme qu'il saura donner à l'expression de son avis.

Il ne pourra peut-être pas toujours agir comme il le voudrait, mais il lui est toujours permis de parler et d'écrire comme il pense; «le désir de prémunir la troupe [2], et par contre-coup celui qui en est responsable, contre un danger imminent, ne saurait offenser le chef le plus ombrageux, l'homme le plus susceptible.» «Si commander c'est instruire et entraîner, c'est aussi épargner pour les besoins futurs» [3].

Dans les attributions militaires du médecin de corps de troupe rentrent encore l'instruction des infirmiers et des brancardiers, la visite des approvisionnements du service de santé et leur entretien, l'étude de l'hygiène du casernement, de l'alimentation, du vêtement, toutes choses qui demandent certaines connaissances spéciales, dont l'application ne peut être bien faite que si elle est pratiquée journellement.

Tous les exemples cités plus haut sont tirés de la vie régimentaire; on pourrait en entrant dans les détails de cette existence faire surgir à chaque instant mille faits analogues mettant en évidence la nécessité pour le médecin de connaître ce milieu si spécial afin d'y adapter les données hygiéniques apprises antérieurement. Le régiment apparaît dès lors comme la véritable école du médecin d'armée, c'est là que doit se faire son éducation, parce

---

[1] *La médecine militaire au début du XXᵉ Siècle.* Cahors, 1904.
[2] Gilis, p. 179.
[3] Dr. L. — *France militaire*, 1901.

que c'est là seulement qu'il est en contact journalier avec cette troupe qu'il est chargé de conserver saine et robuste : c'est grâce à cette promiscuité qu'il en connaîtra les besoins, les charges, ainsi que les moyens d'adoucir les unes et de satisfaire les autres, et ce ne sera pas un des moindres avantages du système adopté récemment en France que de voir les médecins militaires de demain faire le rude apprentissage du soldat, commençant ainsi plus rationnellement qu'autrefois leur éducation militaire. Aussi m'associant au Dr. L. (1) je regarde comme une erreur grave de songer à retirer les médecins de l'organisme régimentaire, car c'est lui qui sert de base à l'instruction du médecin d'armée.

«La vraie place du médecin militaire est au milieu des troupes pour les protéger contre les dangers sanitaires» (Bard), il doit connaître à fond tout ce qui concerne la vie de cette collectivité. C'est le médecin de famille, connaissant presque chacun de ses soldats, s'intéressant à eux, possédant le dossier sanitaire des faibles, les surveillant de près et intervenant mieux qu'un étranger, qu'un médecin de passage, pour consoler et soulager l'un, soigner l'autre.

Nous venons de passer rapidement en revue le rôle du médecin d'armée en temps de paix et les obligations tout à fait différentes des préoccupations ordinaires de ses confrères civils, que ce rôle lui impose.

Bien plus spéciales encore sont ses fonctions en temps de guerre et les qualités militaires qu'elles exigent. Il suffit d'avoir sous les yeux la liste des différents postes qu'un médecin peut occuper pour voir qu'en de nombreuses circonstances il doit faire acte d'officier aussi bien que de médecin, le premier facilitant l'exécution des mesures conçues par le second. Là, plus que partout ailleurs, il faut aller vite, comprendre les ordres des chefs, y conformer sa conduite et calquer sur les opérations militaires la disposition des formations sanitaires, prévoir les nécessités du service, présumer les obstacles et savoir les tourner au cours des batailles, prévenir les épidémies, hâter les évacuations dans les périodes d'accalmie, de marche et de manœuvres.

Michel Lévy (2), dans une page brillante, a résumé de main de maître l'importance de l'hygiène au temps de guerre : «L'hygiène, dit-il, a un rôle immense aux armées en campagne, elle

---

(1) *France militaire*, 30 Juin 1907.
(2) *Traité d'hygiène militaire*.

peut lutter avec succès contre les causes énergiques d'affaiblissement et de destruction, si elle est admise dans les conseils du commandement, si elle est munie d'initiative et d'autorité. Un changement de campement, une meilleure répartition des denrées, l'emploi de certaines ressources locales, des dispositions opportunes au début d'une épidémie, la dissémination et la séparation des contingents infectés, de judicieux appels par la voie des ordres du jour au concours des officiers et au bon sens des soldats, etc... il n'a fallu, il ne faudra parfois que telle ou telle de ces mesures pour prévenir, pour atténuer un désastre et leur ensemble est un moyen certain de réduire le déchet silencieux et journalier d'une armée. *Il n'y a d'utile et de puissant en campagne que l'hygiène*, sans elle la médecine n'est qu'une lugubre agitation, sans elle le chirurgien voit échouer toute son industrie de méthodes et de procédés, sans elle l'administration s'ingénie vainement et les ressources qu'elle accumule n'empêchent pas le développement des épidémies meurtrières...

«Quel intérêt plus grand d'ailleurs que la conservation des masses; ce problème de chaque jour a sa solution de tous les jours dans les prévisions lucides de l'hygiéniste, dans l'activité productive de l'administration, dans la sagesse du chef militaire qui provoque ce double concours et s'inspire de l'un pour diriger l'autre.»

Le médecin inspecteur Widal dans un cours fait aux jeunes officiers élèves s'exprimait encore d'une façon plus précise: «La stratégie moderne a tendance à sacrifier une grande partie des forces de l'armée à la rapidité des mouvements, au point qu'il est à craindre que le jour du combat l'avantage conquis par la rapidité des manœuvres ne soit anéanti par le défaut de vigueur des troupes pendant l'action. La stratégie devra donc envisager sans cesse l'état physique et la capacité matérielle de son armée et faire entrer cet élément en ligne de compte dans ses combinaisons.

Enfin un exemple récent, comme vient de le rappeler M. Meillère[1], nous permet de constater le bon état sanitaire de l'armée japonaise dû au souci du commandement pour l'hygiène du combattant. Le vêtement, l'alimentation, l'entraînement militaire lui-même ont été assurés suivant les règles de l'hygiène la plus sévère. Le médecin au lieu de se confiner dans le rôle d'ambulan-

---

[1] *Tribune médicale*, 29 juillet 1905.

cier a su faire écouter ses conseils, il a pu prévenir l'encombrement de ses hôpitaux de campagne par une judicieuse prophylaxie s'étendant aux moindres manifestations de la vie militaire. La victoire, il est vrai, a favorisé singulièrement le fonctionnement du service de santé.

«C'est à la guerre que le chef avec le souci du commandement, la lourde responsabilité d'une administration complexe, a assez à faire pour qu'on lui épargne de s'occuper des détails dont un médecin, par l'influence morale que lui donne sa situation, peut obtenir l'amélioration. Ce n'est que dans le cas de danger grave, au point de vue sanitaire, individuel ou général, que le médecin devra recourir à l'intervention du chef (¹).»

Pour cela une grande indépendance, une large initiative et l'autorité sont nécessaires au médecin d'armée. C'est pour cela qu'il doit être militaire.

Dès que l'on étudie le service de santé en campagne par la méthode des cas concrets, sur la carte ou sur le terrain, on s'aperçoit vite, dit M. le médecin inspecteur Benech (²), que pour tenir compte par exemple de ces deux facteurs essentiels, l'espace et le temps, le médecin militaire doit posséder certaines données comme la longueur, la vitesse et la durée d'écoulement de certains éléments de colonne qui sont familières à l'officier d'État Major.

Celui-ci a, comme le médecin, besoin de connaître certaines données relatives aux hypothèses numériques à faire sur le nombre des blessés, sur la durée probable des pansements, sur le nombre de voitures nécessaires aux évacuations et la durée du transport. C'est en somme de la collaboration des deux que naîtra l'harmonie dans l'exécution d'un service qui plus qu'en temps de paix demande une instruction spéciale en raison de la rapidité des décisions qu'il comporte.

Les modes d'exécution paraissent ici, en certaines circonstances, liés si intimement à la conception que le simple jugement demande à les confondre dans un même cerveau. En d'autres termes, le médecin par la spécialisation de sa tâche devra la plupart du temps agir par lui-même comme le prévoit d'ailleurs le règlement en lui donnant l'initiative de certains mouvements, de certaines manœuvres en l'absence d'ordre. En effet l'art. 139 du

---

(¹) Gils, *Le médecin militaire*, p. 197.
(²) *Le service de santé en campagne*, t. I, p. 41.

réglement du 26 mai 1895 sur le service des armées en campagne définit ce rôle dans les termes suivants: «Tous les médecins de l'armée sont responsables, chacun en ce qui le concerne, du service de santé.»

Dès que le combat commence, si aucun ordre du commandement ne lui est parvenu, il détermine de sa propre initiative l'emplacement des postes de secours, les relais d'ambulance et les ambulances elles-mêmes.»

Pour le médecin divisionnaire, cette initiative sera la règle presque constante (Choux [1]).

On sait en effet le rôle capital de ce médecin au combat puisqu'en somme c'est lui qui organise le véritable service de l'avant et maintient constamment la liaison entre ses divers échelons.

Or, d'études publiées particulièrement en Allemagne, on peut présumer que la plupart du temps il sera obligé d'agir lui-même en raison même de cette fonction qui le force d'organiser son service à un moment où toutes les préoccupations du chef sont et doivent être ailleurs.

Aussi devra-t-il être toujours en contact avec le commandement, obtenir de lui tous les renseignements sur la situation présumée des troupes avant le combat, sur les péripéties de la lutte, sur les décisions successives prises par le général, afin de pouvoir prendre ses dispositions en conséquence.

Il lui faudra de la décision et de l'autorité.

Or, pour que s'exercent ces deux qualités, il devra posséder certaines connaissances tactiques. Ainsi, les ordres qu'il formulera pourront être exécutés rapidement sans à coups et sans apporter de trouble dans les manœuvres.

Il est évident d'autre part, que pour arriver à ce résultat le médecin devra connaître la composition des troupes pour lesquelles il doit assurer les secours, en savoir le nombre pour évaluer le chiffre de médecins nécessaires et la quantité de pansements à prévoir.

La lecture d'une carte devra lui être aussi familière qu'à l'officier afin de pouvoir y déterminer la place des différentes formations sanitaires en rapport avec la position des unités de combat. La reconnaissance des chemins, des routes, des obstacles naturels pouvant servir d'abri, des hameaux, des villages

(1) *Cours du service de santé en campagne*, 1908-1909. École Supérieure de Guerre, p. 226.

dont il peut avoir à exploiter les ressources exige également du médecin une instruction militaire, de même que pour juger de la valeur de ces abris, de ces ressources pour ses blessés et ses malades, il doit posséder à fond la longue expérience du médecin et de l'hygiéniste. Si nous avons pris comme exemple le médecin divisionnaire, c'est qu'il représente mieux que tout autre ce que doit être le médecin en campagne, militaire et praticien.

A considérer les choses superficiellement on pourrait arguer de ces fonctions extra-médicales pour songer à les attribuer à un officier; mais si on prend soin d'analyser en détail l'œuvre qu'il doit accomplir on s'aperçoit vite que celui-ci doit en même temps être un technicien. S'il s'agit de secourir les blessés du champ de bataille, par exemple, d'amener dans ce but une ambulance, le médecin seul peut escompter d'après le nombre, la durée des pansements à faire, ce qu'il lui faudra de personnel et de matériel, il doit dans ce cas pouvoir faire amener immédiatement un ou deux hôpitaux de campagne pour soulager l'ambulance, ou bien si un nid de blessés qu'il juge intransportables se trouve à un endroit donné, il doit pouvoir y diriger, sans demander l'ordre, une section d'ambulance ou tel autre groupe sanitaire disponible. Comme l'a écrit Port [1], en un mot le médecin doit chercher à se tirer d'affaire seul la plupart du temps.

Aussi le général Lewal [2], parlant de la direction des ambulances et considérant l'intérêt du service et surtout celui des malades, en donnait-il la direction à un médecin.

Le lamentable incident de Frœschwiller auquel assista le médecin major Granjux [3] où un personnel et un matériel d'ambulance restèrent inutilisés par suite d'absence d'ordre, le chef de l'ambulance chargé de fonctions multiples n'ayant pu être là au moment voulu, fait toucher du doigt les dangers d'une direction distincte.

Même science, même influence, même initiative lui sont nécessaires pour être juge dans l'établissement de cantonnements, de camps, de bivouacs et lors du choix des locaux dans les villes pour y placer les éclopés, les malades, les contagieux.

Bref, pour le bien du service, le médecin divisionnaire doit

---

[1] Port, *Deutsche milit. Zeitsch.*, Avril 1895.
[2] *Réforme de l'armée*, p. 113.
[3] Léon Le Fort, *Oeuvres*, t. III.

être un médecin militaire. Il serait facile de faire voir que du haut en bas de l'échelle, à des degrés différents ces mêmes qualités militaires sont absolument indispensables.

D'ailleurs Johann Steiner [1] nous a représenté un médecin divisionnaire remplissant un rôle si écrasant qu'il est facile de concevoir le partage de ses attributions avec les médecins en sous-ordre. Il est vrai que cette activité poussée jusqu'à l'agitation, suivant l'expression de R. Longuet [2], ne s'exerce que d'une façon fictive. S'il m'est permis de faire ici une digression, rien ne démontre mieux d'ailleurs que cet exemple théorique l'impossibilité pratique pour un homme quelconque de remplir une tâche pareille, telle qu'elle est formulée dans les règlements.

Aussi Dautwitz [3] et Timann [4] lui assignent-ils avec raison sa place auprès du commandement pour voir l'ensemble du combat et pouvoir donner ses ordres, contrairement à Loeffler qui voudrait le placer à l'ambulance. Ch. Sarazin qui remplit ce rôle dans la division du général Ducrot [5] resta constamment en contact avec lui.

Là est la vérité.

MM. Budler et de Charadan [6] étudiant le fonctionnement du service de santé dans l'artillerie divisionnaire ont bien fait voir l'obligation pour les divers médecins des corps de troupe de se mettre en relation, d'eux-mêmes et sans attendre l'ordre du médecin divisionnaire, avec les unités voisines. Tous doivent s'inspirer des circonstances du combat et prendre l'initiative d'installations essentiellement variables avec les différentes phases de la lutte.

Dautwitz [7] réclame de même pour le médecin chef du régiment la connaissance de la situation stratégique générale et particulière. Pour lui, ce médecin doit être présent à l'Etat-Major du régiment au moment où parviennent les ordres de la division et de la brigade. Il se fixe, au moyen de sa carte, sur tous les points contenus dans ces ordres, il suit les dispositions prises dans le régiment et concourt à la rédaction de l'ordre du jour

[1] Der Sanitätsdienst bei der Reserve-Division in Custozza, 1898. Vienne, J. Safar.
[2] Arch. de méd. mil., 1898, V. 3, p. 90.
[3] Choux. Cours de l'Ecole Sup.re de Guerre, p. 200.
[4] Der Sanitätsdienst bei der Reserve-Division in Custozza, 1898. Vienne, J. Safar.
[5] Ch. Sarazin. Récits de la dernière guerre.
[6] Arch. de méd. mil., 1901, p. 472.
[7] Cours de M. le médecin principal Choux, p. 142.

en ce qui concerne le transport, le logement, les moyens d'existence des malades présents ou de ceux qui peuvent encore se
présenter au matin du combat, la réquisition ou la préparation
des moyens de transport des blessés, la reconnaissance ou l'organisation des localités destinées à des formations sanitaires.

En somme, le médecin tout en ayant une large initiative doit
toujours être lié au chef militaire.

Comme l'a si judicieusement fait remarquer Ch. Sarazin ([1]),
une armée en campagne est une grande machine très compliquée
dont tous les rouages obéissent aveuglement à l'impulsion du général en chef — et toute formation, comme l'ambulance du professeur Trélat à Attigny, qui ne veut pas renoncer à son indépendance, ne pourra rendre aucun service.

Si les qualités militaires s'acquièrent facilement en temps de
paix par la vie régimentaire, il n'en est pas de même de l'instruction faite en vue de la guerre. M. le médecin inspecteur Benech
voudrait que, dans ce but, les médecins fussent initiés à cette
pratique spéciale par l'Etat-Major, et qu'il y eût à un moment
donné collaboration de celui-ci et du service de santé et il rappelle à ce propos que Verdy du Vernois étudiant le service de
santé dans le combat d'une division y appliquait la méthode des
cas concrets.

En 1893 le colonel Bircher ([2]), directeur du service de santé
du 2ᵉ corps d'armée Suisse, chargé d'étudier la question, écrit
les conclusions suivantes:

«Les commandants des grandes unités devraient être fami-
«liarisés avec le mécanisme du service de santé. Les médecins
«militaires d'un grade élevé, les chefs d'ambulance et les méde-
«cins chefs des régiments devraient recevoir une certaine instru-
«ction au point de vue tactique.»

A peu près à la même époque, en Autriche, le lieutenant
colonel Hansenblas ([3]), du grand Etat-Major, publiait une manœuvre sur la carte ayant pour objet le fonctionnement du service de santé dans le combat d'une division d'infanterie.

En 1897, le lieutenant colonel Küsmaneck et le capitaine
Von Hœn écrivaient des études semblables.

En 1898 paraissait une étude anonyme d'un médecin mili-

---

([1]) *Récits de la dernière guerre*, p. 87.
([2]) *Journal des Sciences Militaires*, 1889, Juin, p. 440.
([3]) Benech. *Service de Santé en Campagne*. Introduction.

taire appliquant le fonctionnement du service de santé à une manœuvre sur la carte. On sentait ici le technicien qui indiquait des améliorations urgentes, passées sous silence par les écrivains antérieurs.

Même but poursuivi par le médecin major Friedheim (1) en collaboration avec le capitaine Richter qui ont réuni dans un petit volume les connaissances militaires générales nécessaires à un médecin. Ces auteurs y étudient les terrains, les reliefs du sol, la façon de s'orienter sur la carte, de la lire; — puis ils passent en revue la composition et les effectifs des troupes, les formations de rassemblement, de marche, de combat, l'emploi combiné des trois armes, l'estimation des pertes, enfin le fonctionnement du service de santé dans les diverses circonstances de la guerre.

Antérieurement déjà, en Allemagne, on avait procédé en 1893 à des manœuvres sanitaires sous la direction du médecin divisionnaire Pelzer, puis un officier, le major von Oven (2), fut chargé de l'instruction tactique des médecins de la garde. La nécessité de cet enseignement ressort suffisamment des matières qui y sont traitées. Son but est de faire du médecin non un tacticien, mais un officier capable de comprendre le langage tactique et d'interpréter les ordres donnés par l'État-Major.

Pour cela il fait exécuter des manœuvres à double action sur la carte, au cours desquelles les médecins sont appelés à faire fonctionner les services sanitaires. Ces exercices sur la carte sont complétés par des manœuvres avec cadres sur le terrain.

Lœffler, capitaine de l'État-Major saxon, procède de même.

Pour l'Autriche, M. le médecin principal Eude (3) a signalé en 1902 un recueil de théories tactiques pour l'étude appliquée du service de santé en campagne utilisant les mêmes moyens d'instruction.

En France, le médecin inspecteur Benech, alors médecin principal à l'École Supérieure de guerre, inaugura en 1895 une instruction du même genre pour les officiers élèves de cette école, dans le but de les initier aux difficultés et aux desiderata du service de santé en temps de guerre.

Puis cette instruction fut ensuite étendue à un certain nombre de médecins de la garnison de Paris. M. Benech organisa

---

(1) *Manuel du Service de Santé en Campagne à l'usage des officiers du corps de Santé.* Berlin 1899. Henze.
(2) Von Oven, Berlin, 1898 et *Arch. de Méd. Mil.* 1899, vol. 33, p. 19.
(3) *Arch. de Méd. Mil.* 1902, pag. 160.

dans ce but en 1898 des manœuvres sur la carte et son exemple fut suivi par M. le médecin principal Billet pour un groupe de médecins de la réserve et de la territoriale.

Dans une période que M. Benech appelle période d'initiation il est donné au médecin une *fiche de travail* donnant la situation militaire, les ordres généraux, la succession des évènements, sans qu'il soit fait mention du service de santé. C'est cette lacune qu'il faut combler. Autrement dit, le thème de la manœuvre militaire est donné et il s'agit d'y adapter le fonctionnement parallèle des diverses formations sanitaires. A cet effet on rédige d'abord les ordres que doivent donner les directeurs et les médecins chefs, puis une deuxième *fiche d'exécution* est remise à chaque participant par le directeur de l'exercice qui y joint les explications nécessaires.

«Lorsque l'assouplissement produit par les travaux individuels est jugé suffisant, on commencera les travaux collectifs où chacun des participants ayant pu étudier à loisir la situation tactique est chargé de fonctions particulières définies et est obligé d'adapter ses solutions à une volonté étrangère se manifestant sous forme d'ordres techniques venus du chef hiérarchique immédiat.»

Puis, cette éducation faite, on aborde le jeu de la guerre, le «Kriegspiel». «La situation initiale est seule donnée à l'avance, mais les ordres du commandement sont donnés en séance, chacun des participants a des fonctions définies et doit prendre rapidement les décisions correspondantes.»

Les manœuvres de cadre sont le complément naturel et nécessaire de ces études qui, au lieu de se faire sur la carte, se font alors sur le terrain.

Cette application se fait de deux façons. Depuis 1886 des manœuvres spéciales sont chaque année exécutées pour faire fonctionner les divers services de l'avant. D'abord réparties dans chaque corps d'armée ces manœuvres ont été réduites comme nombre et ne sont plus exécutées que dans 4 à 5 corps d'armée, le personnel disponible de l'active des corps d'armée voisins ainsi que celui des armées de réserve et de territoriale y assistent à la suite de convocations ou bénévolement.

Elles mettent en ligne généralement des postes de secours et des relais d'ambulance, une ambulance divisionnaire et un ou deux hôpitaux en campagne, un convoi d'évacuation par route, puis par chemin de fer et un hôpital d'évacuation à la tête d'étape de guerre. Dirigées par un médecin principal de 1ª classe elles comprennent comme personnel directeur un médecin divisionnaire et un médecin chef pour l'ambulance, un autre pour l'hôpital de campagne, le personnel subalterne est au complet réglementaire en médecins, officiers d'administration de l'active et de la réserve.

Des conférences sont faites pendant les deux premiers jours sur le matériel du service de santé dont on montre les divers éléments qui vont être emportés aux manœuvres, puis sur le fonctionnement du service de santé. Enfin un officier de l'État-Major vient expliquer le thème de l'action.

Celui-ci est en général très simple et ne permet guère qu'un développement schématique mais réel des formations sanitaires.

Leur durée de 5 à 6 jours comprend une ou deux journées d'opérations militaires pendant lesquelles sont établis postes de secours, ambulances, hôpital de campagne; celles-ci terminées, les deux jours suivants fonctionne un hôpital d'évacuation, puis le dernier jour un train sanitaire.

Réduites à leur plus simple expression ces manœuvres ne sont pas cependant inutiles, elles évoquent chez les spectateurs et les acteurs les difficultés de la tâche, font naître des objections et suscitent des recherches et des améliorations. Tous en retirent un bénéfice réel.

En effet, à la fin de ces manœuvres, chaque année le médecin principal directeur réunit tout le personnel d'exécution et les assistants appartenant à l'armée active ainsi qu'à la réserve et à la territoriale et expose en quelques mots la critique des opérations et les réflexions suggérées par elles. C'est ainsi qu'en 1897 Schindler [1] demandait que les formations sanitaires de l'avant fussent interchangeables, «que toute formation sanitaire entrée en fonction sur le champ de bataille soit immobilisée jusqu'à évacuation de son dernier blessé, ayant été automatiquement remplacée auprès des troupes qui s'avancent, par semblable formation de seconde ligne.» Mêmes remarques sont faites ultérieurement en 1902 par M. Choux. Dans une conférence faite en 1900 à une manœuvre de cadres le médecin principal Nimier aborde carrément la question de suppression des formations actuelles, ambulances de corps, ambulances divisionnaires, hôpitaux de cam-

---

[1] *Conférence sur le service de santé en campagne aux exercices spéciaux des 15ᵉ et 16ᵉ corps d'armée. Cahors*, 1901.

pagne, et demande qu'à côté du service de santé régimentaire il existe seulement des ambulances d'un seul type dont sont dotées les divisions. C'est le retour aux ambulances volantes de Larrey qui multipliait ses unités sanitaires sans modifier leur composition.

Aux manœuvres de 1901 le médecin inspecteur Delorme [1] attirait l'attention sur l'utilisation du personnel des corps de troupe par l'ambulance divisionnaire, faisant voir qu'en Allemagne ce personnel y concentre son action dès que l'ambulance est fortement installée et qu'en Autriche la moitié du personnel régimentaire est dirigée vers cette formation.

Déjà en 1887 M. le médecin inspecteur Robert pensait [2] qu'il vaudrait même mieux fusionner l'ambulance et le poste de secours, de sorte qu'avec un approvisionnement approprié et un personnel suffisant, on ferait vite et bien et qu'alors le résultat définitif serait satisfaisant. Les auteurs du service de santé en campagne d'Autriche-Hongrie pensent que le médecin de régiment pourra rarement suivre sa troupe. En France, le médecin en temps de guerre semble trop lié à son régiment et la chose est d'autant plus regrettable qu'avec la portée des armes actuelles le poste de secours qui a déjà rarement fonctionné dans les guerres antérieures ne fonctionnera plus, du moins comme élément distinct. Le médecin inspecteur Vaillard [3] a particulièrement insisté sur ce point à la fin des manœuvres du service de santé de 1903 dont il était directeur et qui se passaient sur un plateau découvert. Il n'eut pas de peine à démontrer, dans ces conditions, l'impossibilité «de faire circuler des hommes découverts dans la zône battue par les armes actuelles.

«A l'heure où les combattants ont pour obligation impérieuse de se faire invisibles, de se coller au sol ou à un abri si minime soit-il, de procéder à la marche en avant par bonds rapides qui les poussent d'un couvert à l'autre, parce que tout homme debout ou simplement en vue devient une cible pour les rafales de projectiles, à cette heure on verrait seuls, dans une héroïque folie qui deviendrait la course à la mort, les brancardiers et leurs guides parcourir lentement une zône intenable.... Personne

---

[1] Delorme. *Aperçu synthétique sur le service de santé sur le champ de bataille. Caducée,* 1901, p. 87.

[2] Robert. *Traité des manœuvres de l'ambulance. Doux 1887, p. 234.*

[3] Vaillard. *Le service de santé de l'avant. Caducée 1903, p. 301.*

n'est fait pour de telles hécatombes... Serait-il même vraiment humain de conduire le blessé qui a déjà payé sa dette vers une étape où il va risquer de nouvelles atteintes» les prescriptions réglementaires pour l'établissement des postes de secours se trouvant, d'après la théorie de Wolskoï, juste au point où tombent 50 % des projectiles?

Aussi le directeur de la manœuvre se rallie-t-il à l'opinion exprimée par le médecin principal Choux, professeur à l'École de guerre qui pense utiliser les moments d'accalmie, les trèves voulues ou imposées pour intervenir utilement.

Le service de santé commence sa véritable besogne quand le service tactique a accompli sa tâche (Eudel) [1].

La même année le directeur du service de santé du VII° corps, le médecin inspecteur Annequin, s'associe aux critiques du médecin major Warnecke [2] concernant l'éclairage du champ de bataille, tout à fait insuffisant avec les dispositions du règlement du 31 octobre 1892. Il insiste en même temps sur le devoir qu'a le médecin de ne pas exposer inutilement les brancardiers au moment de l'attaque décisive.

Aux récentes manœuvres du service de santé en 1905, le médecin principal Nimier [3], directeur de ces manœuvres, appelle également l'attention sur les soins dont nous devons entourer nos aides et sur le rôle moral qui nous incombe à leur égard. Leur donner l'exemple, au point de vue technique et militaire, constitue l'un de nos plus importants devoirs.

A ces mêmes manœuvres le médecin inspecteur Strauss [4] revient sur la question des postes de secours et en fait le thème principal d'une allocution: «Devons-nous, dit-il, nous arrêter à la pensée que dans la guerre moderne ce service sera réduit à l'impuissance et que, dès lors, il est sage de ne point compter sur l'efficacité de son intervention?» Frappé par l'examen du terrain sur lequel venait de s'exécuter la manœuvre, il remarque que si peu mouvementée que soit une plaine il existe toujours des dépressions, des reliefs, des accidents de terrain qui peuvent mettre à l'abri des projectiles. Si le médecin a des connaissances topographiques suffisantes, il pourra toujours défiler du feu de l'ennemi un groupe de blessés, un poste de secours,

---

[1] Loc. cit.
[2] Arch. de Méd. mil., Août 1903 et Caducée, Nov. 1903.
[3] Caducée, 1905.
[4] Bulletin de l'Union fédérative des médecins de la Réserve et de la Territoriale, N° 2, 1905.

«Encore une fois, malgré l'intensité probable du feu de l'ennemi et son effet meurtrier, il ne s'agit pas de savoir si les chirurgiens sont en sécurité pour administrer les premiers et les plus urgents secours, il s'agit avant tout de les donner dans le plus bref délai possible, le plus près possible de la ligne de feu, dans des conditions d'abri rigoureusement suffisantes pour les chirurgiens et les blessés. Nous avons, en un mot, pour principe fondamental du fonctionnement de notre service que le secours doit aller au blessé et non le blessé au devant du secours, que si un jour (tout arrive!) le principe viendrait à prévaloir que les médecins militaires n'entreront en action que lorsque le dernier coup de feu aura été tiré, cette conception théorique s'évanouira devant l'ennemi, la force des choses fera faire aux chirurgiens régimentaires ce qu'ont fait leurs devanciers pour le bien de leurs blessés et pour leur honneur personnel.»

Tous les médecins militaires applaudissent d'autant plus à ces généreuses paroles qu'il n'est jamais venu à l'esprit d'aucun d'eux de faire passer leur sécurité personnelle avant celle de leurs blessés. Mais les leçons que de nombreux médecins ont cru devoir tirer soit des manœuvres du service de santé, soit de leurs connaissances tactiques, ont eu comme résultat de faire envisager la question du secours sur le champ de bataille avec *la seule préoccupation d'être avant tout utiles*. Or, à ce point de vue, il semble bien que la conduite à tenir par le médecin ne peut être uniforme et doit *s'inspirer des circonstances*. Il doit économiser son personnel, comme le chef militaire économise ses hommes, car à le dépenser sans compter on risquerait fort de laisser le blessé sans médecin et sans pansement.

*Sa place n'est pas sur la ligne de feu, elle est auprès de celui qui en a subi les atteintes.*

D'ailleurs il semble bien que le poste de secours, en tant qu'unité sanitaire, ait fait son temps. La mobilité excessive des troupes, la nécessité pour elles de se dissimuler le plus possible, cadre mal avec une installation fixe quelconque. Outre que celle-ci demande un certain temps pour s'installer, elle peut devenir pour l'ennemi un précieux point de repère. Est-il possible, d'autre part, en un pareil moment, de se livrer à toutes les opérations matérielles, les formalités administratives prescrites par le règlement? Le temps employé à les remplir serait pris au blessé qui doit être l'unique souci.

Nous n'entendons pas par là demander la suppression des secours sur le champ de bataille, au contraire, — mais nous les comprenons autrement qu'on ne les a compris jusqu'ici. — Partant de ce principe que les premiers soins doivent consister uniquement à mettre les plaies à l'abri des souillures extérieures, les approvisionnements régimentaires ne sont plus constitués que par des pansements tout faits d'avance. Dans ces conditions chacun des médecins attachés au régiment ayant avec lui deux ou trois infirmiers ou brancardiers, chargés lui et ses aides d'un certain nombre de pansements, se dirige vers le lieu de l'action, profitant de tous les abris qu'il peut rencontrer et porte secours aux blessés sur place — pas de transport sous le feu de l'ennemi, à peine quelques déplacements pour mettre le blessé à l'abri près de l'endroit où il est tombé. L'évacuation se fera plus tard.

En arrière, défilée des atteintes des projectiles, serait une section d'ambulance fonctionnant comme place principale de rassemblement et de pansement pour les blessés nombreux qui peuvent marcher.

Tous seraient dirigés ensuite, les uns de cette dernière place, les autres directement de leur abri momentané vers l'ambulance ou toute autre formation stable, premier échelon de l'action médico-chirurgicale proprement dite, — de sorte que le service de santé en campagne peut se résumer dans le principe suivant: *Panser pendant l'action, évacuer et traiter lorsque celle-ci est terminée.*

Je ne sache pas qu'il soit venu à l'idée de personne d'abandonner le blessé sans soin sur le champ de bataille et si on a dit que le service de santé ne devait entrer en ligne qu'après l'action militaire on a voulu certainement parler des formations sanitaires, ambulances et hôpitaux de campagne dont le lourd matériel est difficile à déplacer et s'adapte mal à la mobilité des troupes.

D'autre part il ne faut pas oublier que lorsque la bataille est engagée nous ne devons jamais faire obstacle à l'exécution des opérations militaires. Le médecin doit, ici encore, se laisser guider par son jugement plus que par ses idées théoriques — *A la guerre il ne peut y avoir de règles précises autres que celles dictées par la science et le sentiment du devoir.*

Les idées diverses que nous venons d'exposer prouvent surabondamment l'utilité des manœuvres spéciales du service de santé qui permettent par les critiques qu'elles suscitent de provoquer des améliorations.

A côté de ces manœuvres spéciales du service de santé figurent *les manœuvres de cadre* auxquelles sont convoqués chaque année un certain nombre de médecins de l'armée active. Ceux-ci marchent en général avec la formation à laquelle ils sont attachés en temps de guerre. Très utiles au point de vue de l'instruction, mais trop rares, elles sont insuffisantes.

Enfin lors des grandes manœuvres, les médecins directeurs de corps d'armée et de division sont aussi convoqués, mais leur rôle se borne en général à la surveillance de l'hygiène dans les cantonnements et à centraliser les comptes-rendus de l'état sanitaire des troupes. Il n'y a pas, à proprement parler, de manœuvre du service de santé avec blessés fictifs et fonctionnement des diverses formations sanitaires. Malgré cela le bénéfice retiré de ces manœuvres est toujours réel pour qui a le désir d'apprendre.

Cependant il est certain que cette instruction est encore trop restreinte, au moins en France. Les chefs des grandes formations sanitaires y participent à peu près seuls. A part les manœuvres spéciales du service de santé, auxquelles un petit nombre de médecins majors ou aides majors peuvent assister, le plus grand nombre n'est pas instruit d'une façon pratique. Comme on le rappelait dernièrement (¹), il serait désirable que le chef-lieu de corps d'armée devint un centre où plusieurs fois par an serait donné connaissance au personnel, médecins et officiers d'administration des hôpitaux, de la composition des différentes unités sanitaires et des modifications qui lui sont apportées; rien n'empêcherait que cette direction s'étendit à des travaux sur la carte et à des manœuvres militaires. Mais tout en appréciant l'importance de cette instruction il nous semble inutile d'en faire un enseignement dogmatique dans une école spéciale, comme certains l'ont proposé, avec de nouveaux cours. Ce n'est pas en écoutant que s'apprennent ces choses, mais bien en voyant et en pratiquant. Le directeur du service de santé du corps d'armée doit y pourvoir — lui seul peut en avoir les moyens — un certain nombre d'ailleurs en font usage.

M. le médecin principal Salle (²) dans une étude récente a fait voir combien il serait désirable, à ce propos, d'appeler l'at-

---

(¹) *Caducée*, Avril 1905.
(²) *Archives du Comité technique*, 1903.

tention du médecin et du commandement sur toutes les manœuvres de garnison qui pourraient devenir pour les médecins une véritable école d'instruction, s'ils s'attachaient au cours de celles-ci à faire fonctionner, même fictivement, les simples places de pansement. Ainsi s'habitueraient-ils à la lecture d'une carte, au choix des emplacements, à l'estimation des ressources locales et aux divers problèmes qui peuvent surgir pendant une action.

A cette instruction, le médecin doit joindre les qualités militaires faites d'endurance, de sang froid et de courage. Ici les exemples nombreux des guerres passées répondent de l'avenir. Les antécédents héréditaires marqués par les actes de courage de nos illustres ancêtres, dont la conduite de Desgenettes en Egypte et de Larrey (1), blessé le soir de Waterloo en défendant ses blessés, sont l'expression la plus vivante, imposent aux fils d'une pareille lignée des devoirs qu'ils savent accomplir lorsque le salut de leurs blessés ou de leurs malades est en jeu.

Une pieuse pensée a fait graver sur les murs de l'hôpital d'instruction du Val de Grâce le nom des médecins militaires tués à l'ennemi ou ayant succombé sur cet autre champ de bataille obscur mais non moins meurtrier et glorieux qui s'appelle la maladie épidémique. Les listes sont longues, témoignant ainsi du nombre des dévouements.

Allez où la patrie et l'humanité vous appellent, disait Percy aux chirurgiens sous-aides de la grande armée en 1811.

Soyez-y toujours prêts à servir l'une et l'autre et, s'il le faut, sachez imiter ceux de vos généreux compagnons qui, au même poste, sont morts martyrs de ce dévouement intrépide et magnanime qui est le véritable acte de foi des hommes de notre état...

Sur ces mêmes murs sont écrits aussi en lettres d'or des ordres du jour rendant hommage au *médecin soldat*.

Ces témoignages sont d'autant plus précieux qu'ils viennent de nos chefs militaires et je ne saurais mieux faire que d'en transcrire ici quelques-uns pour bien faire voir quels liens d'estime et d'affection nous unissent à eux.

### RAPPORT DE FOURCROY

«La convention apprendra avec sensibilité que plus de six cents officiers de santé ont péri depuis dix-huit mois,

---

(1) Larrey, *Relation médicale de campagne*, 1812-1813, p. 10.

au milieu et à la suite des fonctions mêmes qu'ils remplissaient.

«C'est une gloire pour eux puisqu'ils sont morts en servant la Patrie.

«*7 Frimaire, An III.*»

### EXPÉDITION D'ÉGYPTE, AN VII

«... Le médecin en chef de l'armée Desgenettes visite chacun des malades, calme leur imagination effrayée par les ravages de la peste,... il va jusqu'à s'inoculer en leur présence la matière des bubons...

«Ce dévouement n'a pas été le moins généreux ni le moins utile...

«... Un si bel exemple ne pouvait être perdu pour les autres officiers de santé... On ne peut donner trop d'éloges au chirurgien en chef Larrey pour le zèle et l'activité qu'il n'a cessé de déployer. On le voyait, lui et ses dignes confrères, au pied de la brèche, panser les malheureux blessés,... plusieurs ont reçu des blessures à ce poste honorable, l'un d'eux a même été tué, mais rien ne pouvait arrêter leur ardeur et leur dévouement...

«*F. Berthier*
«Chef d'État major général.»

### ARMÉE D'ORIENT

«... Pas un des survivants de cette grande armée qui ne se souvienne avec reconnaissance que, durant ces si longues années de dures souffrances... jamais le *médecin-soldat* ne manqua à sa tâche de science et d'humanité.

«Pas un qui ne se souvienne enfin que par son intelligente direction, par son énergie incomparable, par son exemple autant que par ses hautes lumières, le médecin en chef Scrive avait personnifié en lui aux yeux de toute l'armée cette noble phalange de jeunes docteurs qui s'élevèrent si haut dans son estime et son admiration qu'elle les proclama les héros du dévouement, de l'abnégation, du plus vertueux courage, les dignes émules de nos héroïques soldats.

«*Général Lebrun*
«Chef d'État major général.»

COMBAT DE BENI MÉRED (11 AVRIL 1842)

«... 21 hommes du 26ᵉ de ligne ayant pour chef le sergent
Blandan sont assaillis par deux ou trois cents cavaliers arabes.
Tous ont mérité que l'on garde d'eux un éternel souvenir. Je compte parmi eux le chirurgien sous-aide major Ducros qui, reve-
nant de congé, regagnait son poste; il a saisi le fusil d'un blessé
et a combattu jusqu'à ce que son bras eut été brisé...»

«Lieut. général Bugeaud
«Ordre général, 14 avril 1842.»

«Voilà nos médecins; ce sont des savants et des soldats!

«Duc d'Orléans, 1842.»

Même hommage était rendu dernièrement au corps de santé
militaire à la tribune du sénat par l'honorable M. Richard Wad-
dington à propos de la loi des cadres: «Je serai très réservé,
disait-il, en ce qui concerne les armes que je crois essentielles
à la défense nationale, c'est à dire celles qui vont au feu. En
m'exprimant ainsi, je comprends non seulement les officiers mais
je parle également des médecins.»

Enfin, dans un discours sur le médecin militaire idéal, John
C. Wise, directeur du service de la marine des États-Unis, proposait comme exemple aux médecins de toutes les nations la
personnalité glorieuse du baron Larrey qu'il appelle le plus grand
des médecins militaires.

Je ne saurais mieux faire en terminant que de transcrire ici
quelques-unes de ces lignes qui résument d'une manière vivante
le rôle du médecin d'armée: «Se destinant tout d'abord à pratiquer son art dans la marine il tournait son attention vers tout
ce qui concernait la navigation et toutes les fonctions qu'il serait appelé à remplir à bord — ce début caractérise toute la carrière de l'homme à la fois pratique et scientifique selon les nécessités présentes. — Puis parlant du plan de Larrey relativement
à l'organisation du service de santé, C. Wise rappelle ce passage
écrit par le général Ambert: «Ce ne fut pas seulement une organisation chirurgicale qu'inaugura Larrey, ce fut une véritable organisation militaire se pliant aux exigences de la stratégie comme
à celles de l'administration.

«En Syrie, Larrey vécut littéralement parmi les malades et les blessés, établissant partout où cela était nécessaire des hôpitaux bien organisés, et évacuant avec une merveilleuse rapidité ceux qui étaient tombés au premier rang — c'est peut-être en cela que Larrey se révéla le mieux chirurgien militaire —, il conçut parfaitement les nécessités de la situation au point de vue sanitaire et son intelligence, sa réussite dans l'accomplissement de cette tâche au profit des malades et des blessés, n'ont pas été égalées... *Tout en assurant la tâche administrative dans toute son étendue, il faisait quotidiennement des centaines d'opérations importantes*, réalisant ainsi la *synthèse des plus grandes qualités administratives et du talent professionnel*. Il était aussi général en chef, possédait son armée, la commandait, la faisait manœuvrer, etc...

«A la vue de l'ennemi, Larrey prenait ses dispositions, son avant-garde pénétrait en avant pour trouver les blessés — sa ligne d'ambulance était le gros de la troupe soutenu par de la réserve.

«Cette armée qui conserve est faite à l'usage de celle qui détruit. Il place une ambulance ici, une autre là selon les positions prises par les combattants. Il mesure le développement de la bataille, considère l'artillerie, les accidents du terrain, la profondeur des colonnes et ramasse morts et blessés. Il ne fait aucune distinction de rang ou de nationalité, mais a pour tous des mots d'encouragement et reste suffisamment maître de lui pour conserver sous la mitraille sa douceur, sa bienveillance, sa charité. Jamais Larrey ne néglige d'explorer le champ de bataille abandonné par l'ennemi et ramassant les blessés comme des frères, il leur prouve que si la France est grande par son courage, elle est grande aussi par son humanité.»

Il est permis de s'enorgueillir de pareils parchemins. Ce sont des lettres de noblesse dont le nombre s'accroît sans cesse [1]. Ils sont communs d'ailleurs aux médecins militaires de toutes les nations, communs à nos collègues civils, le dévouement, l'abnégation et l'esprit de sacrifice étant pour tous le domaine de cette partie de l'éducation militaire.

*En résumé*. L'éducation militaire nous apparaît comme une véritable spécialisation destinée à faire du médecin d'armée l'arbitre des mesures à prendre relativement à la santé des troupes

---

[1] Voir *Le Livre d'Or de la médecine militaire* publié par le médecin major Granjux dans le *Cad ece*, 17 Septembre 1904-1905.

et aux secours à leur donner sur le champ de bataille. Pour cela,
à l'esprit militaire fait de discipline, de fermeté, de courage et
d'abnégation, il doit joindre des notions d'art militaire et posséder par dessus tout une connaissance approfondie des ressources
de son art, dont le maniement habilement conduit devra le mener à des solutions rapides et toujours pratiques.

De grands progrès ont été faits dans ces vingt dernières années pour l'instruction militaire des médecins d'armée. Les travaux publiés à ce sujet tant en France qu'à l'étranger prouvent
l'intérêt qui s'attache à l'étude de ces questions en même temps
qu'ils en démontrent la nécessité.

En temps de paix, l'étude de la collectivité militaire avec
ses maladies spéciales, ses besoins particuliers, et leurs rapports
avec l'existence imposée à ses membres, la recherche des améliorations à apporter à son habitation, à son alimentation, à sa
façon de vivre toute entière. En temps de guerre, la supputation
des pertes pendant les périodes de concentration se basant sur
l'étude des pays à parcourir et sur les difficultés des marches,
celles des pertes au cours des opérations militaires résultant
d'une connaissance approfondie des armes de guerre et des blessures causées par leurs projectiles, le nombre et la répartition
des formations sanitaires pour abriter blessés et malades, les
dispositions particulières à prendre pour prévenir ou arrêter les
maladies épidémiques et conserver intacts de précieux effectifs,
telle est la lourde tâche assumée par le médecin militaire qui
pour être bien remplie demande des connaissances hygiéniques et médicales étendues, unies à une instruction militaire
précise.

Ces notions militaires ne forment pas d'ailleurs un ensemble considérable, il est facile, comme l'a dit Longuet [1], d'en
faire le tour.

A ceux qui expriment la crainte que pareilles fonctions soient
incompatibles avec la science, je répondrai par les noms de maîtres connus de tous qui, dans chaque pays, faisant partie de corps
savants, illustrent notre corps dont ils sont les chefs estimés
autant par leur valeur militaire que par leurs titres scientifiques.

Qu'il me soit permis d'évoquer parmi eux le nom du dr.
de Cunha Bellem, dont la nationalité et le talent me font un de-

---

[1] *Aide-mémoire du médecin militaire.* Salle. Soc. d'éditions scientifiques, analyse in *Arch. de méd. mil.*, 1892, p. 296.

voir de rappeler ici le souvenir et d'exprimer le vif chagrin que
nous ressentons de ne pas le voir figurer parmi nous.

Ainsi les qualités techniques et militaires reflètent l'éducation du médecin d'armée telle qu'elle doit être comprise, unissant dans un même but la science et l'autorité pour le plus grand bien de l'armée.

---

THÈME 5    **L'EDUCATION MILITAIRE DU MÉDECIN DE L'ARMÉE**

*(L'éducation du médecin militaire)*

### Par M. ANGEL DE LARRA Y CEREZO (Madrid)

*Membre de l'Académie Royale de Médecine de Madrid, professeur de Médecine légale
et de législation militaire à l'Académie de Santé militaire*

L'éducation professionnelle! Quel thème plus suggestif pour l'amant de son *métier*; quel fructifère pour le développement des générations de l'avenir, avec un objectif identique dans la réalisation d'un but technique pendant la vie effective, dans laquelle il se produit; qu'intéressant pour tous ceux qui doivent profiter, dans des sphères diverses, de la profession exercée!!

Si cette profession est celle où l'on étudie l'homme, avant même que de le guérir pour le rendre sain et fort et en le rendant fort lui donner cette joie du bien-être, contribuer au doux fonctionnement de son esprit, qui adoucit les tristesses de l'âme, et de cette lutte pour l'existence qui torture plus que ne torture les roches le constant flot des mers, son enseignement aura une transcendance universelle.

En réduisant concentriquement le problème de l'application des connaissances biologiques au soldat, si on diminue le nombre des bénéficiaires, on agrandit l'esprit, car la santé des défenseurs de la patrie est la santé de la patrie même, gardée seulement par ceux de ses perturbateurs internes comme des phagocytes de l'organisme social ou de ses envahisseurs, comme l'explosif qui, en tuant, périt, mais sauve ceux qui attendent et triomphent loin de lui.

Par cela-même l'éducation du médecin militaire est suggestive pour ceux qui s'enorgueillissent de porter l'emblème de leur corps militaire respectif; elle est fructifère pour élever leur opinion scientifique et sociale, et elle est intéressante pour ceux qui réalisent ou dirigent les destins des institutions armées.

Réunis dans ce lieu les représentants de toutes les armées et de tous les pays, le thème ne peut être individualisé, en le limitant aux besoins ou pratiques d'un pays déterminé.

Il faut que celui qui écrit sur ce thème s'élève suffisamment pour que la vue intellectuelle atteigne des espaces considérables, d'où les cavités profondes se distinguent si peu et les monts paraissent si petits que l'ensemble se rapproche le plus possible d'un plan. Mais si la distance focale est si grande que la vision en soit confuse, au lieu de voir la matière de la hauteur, le simple observateur ressemblera à l'habitant de notre sphère mondaine qui prend pour de simples taches solaires des cratères immenses qui contiendraient notre globe.

---

Il y a un proverbe espagnol qui dit : *lo que entra con el capillo sale con la mortaja* — «ce qui entre avec le chrémeau sort avec le suaire» — et je le crois d'application exacte à cette opinion générale que l'éducation du médecin militaire doit commencer aussitôt que ses aspirations sont celles de servir dans l'armée, et terminer le lendemain de l'abandon qu'il fait de la vie officielle, si toutefois la microscopique attache qui nous tient constamment en suspension sur la mort n'a pas été rompue avant.

Si la phrase de Huxley «*pour faire un homme il faut lui donner toute la science*» est une utopie, il est indiscutable que le médecin militaire doit connaître intégralement tout ce qu'il doit utiliser dans l'exercice de sa profession.

Les connaissances exigibles au médecin de l'armée se divisent en trois grands groupes : instruction biologique dans toute l'extension applicable aux besoins du soldat en temps de paix et en temps de guerre ; instruction militaire quant à son intervention dans la logistique, stratégie, tactique et mobilisation ; pleine conscience de ses devoirs. L'ensemble de ces enseignements technico-sanitaires, technico-militaires et, en quelque sorte, spirituels, constituera l'éducation complète du médecin militaire.

De tous ces enseignements il faudra en acquérir des notions plus ou moins étendues dans les écoles de médecine militaire ; mais leur complet développement exigera une vie entière consacrée à les augmenter et à les perfectionner, faute de quoi le médecin des troupes se trouvera semblable à un magnifique chronomètre sans cesse arrêté, ou à un vaisseau modèle ancré d'une façon permanente dans le port.

## I

### CONNAISSANCES PRÉALABLES DES ASPIRANTS AUX ÉCOLES DE MÉDECINE MILITAIRE

«Le médecin qui ne connaît que la médecine ne sait même pas la médecine», a dit l'immortel Letamendi, et celui qui entre dans une école militaire destinée à instruire les futurs officiers de santé ne doit pas se limiter à prouver ses connaissances médicales générales, s'il a déjà fini sa carrière, ou son domaine de l'anatomie, thérapeutique ou pathologie, selon les groupes scolaires déjà approuvés, car ceci est insuffisant pour le complet développement des applications de sa profession à l'armée, telle comme on comprend et on pratique dans les temps modernes la science de la guerre, qui est aussi une science et complexe.

On ne comprend pas actuellement un militaire investi du commandement, s'il doit réaliser sa mission comme fils de la patrie qu'il doit servir, avant même que par son bras, par ses neurones en fonction, s'il ne possède pas quelque chose de plus que les idées mères de l'art de la guerre et le maniement des outils de combat, plus ou moins perfectionnés, que l'on appelle armes. Il devra bien comprendre les conceptions anthropologiques, car pour mener l'homme au travail à la fabrique, à l'étude à l'école et à la mort au combat, il faut se rendre compte de ses besoins physiologiques et de ses commodités hygiéniques, et ce qui ne lui nuira pas, c'est l'étude psychologique non seulement de son peuple, mais de ceux qu'il peut avoir à combattre. (¹)

Et si au bon officier des armées appelées combattantes on doit demander tout cela, propre des sciences naturelles et de la sociologie militaire et civile, l'officier de santé militaire devra posséder aussi les notions de la science d'Euclide, de Newton et d'Abel pour comprendre certains problèmes militaires à la réalisation desquels il doit contribuer, et pour se rendre un compte parfait d'autres problèmes propres à sa spécialité et qui ne peuvent s'approfondir sans les règles fondamentales de la géométrie et de la trigonométrie.

Comme l'éducation du médecin militaire doit commencer dès les premières années de sa carrière (²) — et il vaudrait bien mieux

_______________

(¹) Larra. — *L'anthropologie comme base du progrès des armées.*

(²) Larra. — *L'enseignement de l'hygiène et de la médecine militaire dans les principales armées — Annales de l'Armée et de la Flotte* — Madrid, 1903.

qu'elle coïncidât avec ses études préliminaires (en s'abstenant
d'admettre dans les armées des médecins titulaires, en dehors
des cas de nécessités extraordinaires ou imprévues d'une campagne) les examens d'admission dans les académies ou écoles
de santé militaire devraient contenir dans leurs programmes plusieurs matières de sciences mathématiques, ni trop élevées, car
elles fatigueraient les intelligences des élèves, ni trop élémentaires,
car elles seraient alors insuffisantes pour obtenir le résultat proposé.

Ce sont les notions algébriques au premier abord arides, si
précises pour le raisonnement, qui simplifient beaucoup d'études
et éclairent les points obscurs des sciences qui semblent invrai-
semblables. Si les sciences naturelles et physico-chimiques sont
d'un puissant concours jusque pour les problèmes du droit, les
mathématiques sont nécessaires au médecin militaire pour les
deux esprits de sa profession, substantiel et d'application.

La physique presque récréative du milieu du siècle dernier,
la chimie représentée par cette nomenclature primitive conven-
tionnelle et illogique, la physiologie de beaucoup de mots et peu
de pratiques et l'hygiène de bureau de nos pères, ont été substi-
tuées les unes par des formules algébriques, des autres par des
équations, et ces branches biologiques ont été transformées en
sciences d'expérimentation et de tableau noir.

Sans se rendre compte de ce que sont les calculs et les
équations, on ne pénètre ni dans les clartés de l'optique, ni dans
les créations de la synthèse chimique, ni dans les problèmes de
la ventilation, ni dans les lois d'assimilation alimentaire, ni dans
d'autres connaissances médicales fondamentales. L'officier de santé
de l'armée même dans sa spécialité trouve dans la mécanique, autre
science exacte, des éléments pour comprendre et imaginer des
moyens de transport du matériel sanitaire de chirurgie de guerre,
sur l'étude duquel influe tant la connaissance de la trajectoire des
projectiles, la force expansive des explosifs, etc., ce qui est aussi
impossible sans le calcul. Il en est de même pour l'électricité,
non seulement pour ses applications thérapeutiques, mais aussi
pour celles d'investigation clinique.

Les études sus-indiquées ne pourront se réaliser en conscience sans ces connaissances préliminaires qui devront figurer,
comme il a été dit, dans les programmes d'admission aux écoles
de santé militaire.

De cette façon, l'élève sera à même de bien comprendre les

connaissances mentionnées, qui figureront graduellement dans le plan d'études, qui alternera avec ceux des facultés de médecine, si on ne veut pas fonder des facultés spéciales pour l'armée, où l'éducation du médecin militaire pourrait être complétée.

Jusqu'à présent j'ai parlé des études substantielles inhérentes à la profession médicale. Disons quelque chose de leur fonction dans le grand organisme militaire, chacune de ces fonctions devant s'en tenir au *Deux ex machina* qui les régit collectivement.

Pour que le médecin militaire contribue au levé de plans dans la partie propre de son enseignement pour que les topographies médico-militaires (¹) méritent un tel nom et non celui d'une énumération libre de lieux et de chiffres; pour que la statistique des armées, au lieu d'être une notice numérique, soit une forme de mettre en équation plusieurs problèmes pour mieux les résoudre, il faut que les sciences exactes s'utilisent dans tout le développement du plan d'enseignement.

Sans approfondir les mystères de la stratégie et de la logistique, sans entrer dans les terrains étrangers de la tactique des divers corps, il devra les comprendre pour découvrir les dangers dans l'ordre hygiénique ou physiologique et dans le pathologique de l'une et des autres; et il ne pourra le faire sans les fondements que j'énumère si sommairement.

Comme la science du médecin militaire de l'avenir aurait en lui un guide puissant, à qui au début de sa vie scolaire elle enseignerait le chemin et qui ensuite lui-même l'accompagnerait, je consacre dans ce travail le plus grand espace à ce sujet, car il est peu pratiqué dans la majeure partie des pays et presque pas dans quelques-uns que je m'abstiens de nommer. Si on ne m'avait pas chargé d'un rapport sur l'éducation du médecin militaire, j'aurais écrit une communication pour démontrer le besoin en elle des sciences exactes.

Après tout, le problème de la vie commence en un point presque absolu que nous ne voyons pas se dessiner et après tant de lignes, de paraboles et d'X, il se réduit en un autre point, noir pour l'âme de ceux qui restent, mais aussi confus en disparaissant comme à son apparition.

---

(¹) Larra. *Topographies médico-militaires* (communication au VII Congrès d'hygiène, Budapest, 1894)

## II

### ÉDUCATION DE L'ÉLÈVE DE MÉDECINE MILITAIRE

Ce serait superflu et d'un but peu pratique de détailler les connaissances médicales qui doivent figurer dans le plan d'études des écoles de santé militaire. Chaque pays a son opinion sur l'enseignement de la médecine générale et la place n'en est pas marquée pour le détailler dans cette partie du thème.

Plus cet enseignement sera parfait et complet, plus grand sera le prestige de son corps et de l'armée respective. Il existe des nations, où les officiers du génie et de l'artillerie sont des ingénieurs des ponts et chaussées et des ingénieurs industriels civils, sans passer par les écoles civiles, et ils ne sont en rien inférieurs à leurs camarades de cette origine, étant également utilisés et parfois préférés par les sociétés industrielles et les particuliers. Le vrai idéal pour la plus parfaite éducation du médecin militaire serait, comme il a été dit, que ses études fussent exclusivement dirigées par des professeurs de son corps; je ne combattrai pas cependant qu'on les alterne, selon la coutume de la majorité des pays, avec celles des facultés civiles de médecine.

Il y a cependant trois arches qui soutiennent le pont de passage entre la vie civile du jeune étudiant et celle de l'officier de santé militaire parfait et qui méritent une mention spéciale:

a) L'hygiène et ses multiples applications dans l'armée,
b) La médecine légale militaire,
c) L'instruction militaire proprement dite.

a) L'hygiène moderne doit se baser sur la bactériologie, la physique et la chimie, car sans le laboratoire micrographique, sans le cabinet de physique, il n'y a ni hygiène civile ni militaire. Deux cours, au moins, doivent exister; l'un, de notions générales, et l'autre, d'applications concrètes suivant les armes, campagnes et services.

Tous les établissements qui s'occupent de ces connaissances d'application à l'armée, l'entendent ainsi et, vu le progrès de l'hygiène pratique, les besoins de l'apprentissage de cette dernière ne tarderont pas à doubler.

A la statistique (¹) et à la topographie médicales il faut concéder une grande importance et leurs éléments doivent être élevés à la catégorie d'études supérieures dans les académies médico-militaires. Il ne suffit pas de savoir les procédés de collectionner des renseignements et de les grouper plus ou moins méthodiquement, mais le bon officier de santé militaire doit les interpréter parfaitement et éclaircir les points douteux dans le choix pendant le recrutement, en ce qui a trait au temps de présence dans les rangs, au laps de temps, pendant lequel le soldat de la métropole peut souffrir les inclémences du climat des colonies auquel il n'est pas habitué et où il s'acclimatera difficilement; sur ce dernier point l'éducation du médecin militaire sera le plus ample possible.

La connaissance intime de ce que doit être une topographie médicale du terrain national, les études dans cette matière servant non seulement pour donner des renseignements précis aux autorités militaires sur les conditions dans lesquelles vivent les garnisons, sinon pour fixer aussi l'attention sur les grands foyers d'insalubrité qui peuvent exister dans leur pays ou dans les autres (²), sera très utile pour les troupes et constituera une série d'avis précis pour les mobilisations, les grandes manœuvres et même les campagnes.

Par cela même l'officier de nos corps devra avoir des notions relatives à la manière de lever des plans, fussent-ils très simples. Les corps militaires de santé pourraient dans leur nation former la topographie médicale de tout le territoire national, chose facile pour ceux qui ont une organisation générale et à leurs ordres un personnel subalterne bien instruit, et de cette façon ils rendraient des services à leur patrie, tant en temps de paix qu'en temps de guerre.

Pour cela le commencement de son éducation dans ce sens dans les écoles et son perfectionnement pratique pendant sa carrière dans les rangs, seraient profitables et nécessaires.

b) La médecine légale est complexe dans son étude, mais dans quelques pays elle a une telle signification pour l'officier

---

(1) LARRA. *La statistique au point de vue medico-militaire.* Rapport officiel, 1894.

LARRA. *Renseignements pour l'histoire sanitaire de la guerre de Cuba.* Communication au IX° Congrès international d'hygiène. Madrid, 1898.

(2) LARRA. *Pathologie du Nord de l'Afrique.* Paris 1901.

de santé qu'elle acquiert une très grande autorité. Ce dernier, comme auxiliaire de l'administration de justice militaire, doit bien connaître les moyens d'investigation chimique et microscopique, car son caractère d'expert lui met en mains la découverte de crimes ou la justification d'innocents. Donc, les pratiques de laboratoire de médecine légale, auquel les nouvelles études sur les précipitines et leurs sérums de nature hématique ont donné des lumières de clarté très vive, doivent leur être parfaitement connues.

Lorsque les médecins militaires figurent comme membres des conseils de guerre pour juger des officiers ou des soldats qui portent leur propre uniforme, lorsqu'ils sont désignés, comme cela arrive en Espagne, par exemple, pour être défenseurs d'un individu quelconque de l'armée, du capitaine général au soldat, et de même que les lois l'autorisent à sauvegarder l'honneur compromis d'un général en chef ou d'un gouverneur de place forte que pour défendre un soldat accusé d'un crime contre la discipline ou contre n'importe quel militaire, on comprendra combien il est indispensable d'enseigner à l'officier, qui a des devoirs si sacrés, non seulement le code militaire et les formes de procédures, mais les idées d'un devoir sacré, en vertu duquel sa parole devant un conseil de guerre et son intelligence au service de la loi peuvent obtenir la miséricorde pour un malheureux, la restitution de l'honneur ou de la vie pour un innocent. A ce point de vue, l'instruction du médecin militaire, quant aux lois pénales et leurs usages, ne peut avoir de ressemblance avec celle qui est nécessaire à ses camarades civils (1).

*e)* La connaissance de l'instruction des troupes et du mécanisme tactique des diverses armes est nécessaire au médecin de ces dernières. Si dans l'ordre vraiment scientifique il devra étudier les maladies propres du soldat dans chaque arme, les accidents les plus fréquents et le moyen de le préserver des unes et des autres, comme chef militaire de forces sanitaires il devra posséder spécialement des notions complètes de ce qui constitue le nerf de la vie militaire.

Dans les pays, comme en Espagne, où l'infirmier militaire a une égale provenance et un caractère militaire comme tout au-

---

(1) LASSA.— *Programme du cours de Médecine légale et de Législation militaire de l'Académie médico-militaire d'Espagne*, 1898 à 1900.

tre, étant même armé avec des fusils à tir rapide et ayant comme unique instructeur et chef l'officier du corps de santé militaire, la partie de l'éducation de ce dernier, consacrée dans ce but, sera très complète, puisqu'à lui seul correspond l'instruction sanitaire, militaire et morale du soldat à ses ordres, et il ne pourra que mal transmettre son enseignement, s'il ne l'a pratiqué auparavant.

La plus complète éducation du médecin militaire exige qu'on réserve dans les plans d'études de ses écoles, une place de préférence aux exercices physiques. L'équitation, la natation, la gymnastique hygiénique doivent se succéder dans les pratiques annuelles, car avec elles l'élève se fortifiera, appliquant ensuite cet enseignement au reste de la vie militaire, lorsqu'il devra instruire l'infirmier militaire, et lorsqu'il devra informer les chefs militaires sur ces exercices dans les autres corps. Dans cet ordre de connaissances les médecins devront avoir la haute direction, sans être pour cela des professeurs de détail, mais ils conseilleront les exercices convenables à chaque soldat et leur expérience personnelle complètera ce qu'ils auront appris par les livres et les revues (¹).

De cette façon ils cimenteront suffisamment une spécialité thérapeutique que devraient cultiver en premier lieu les médecins militaires. Je me réfère à la mécanothérapie et à la médication par l'exercice. L'une et l'autre s'étudient superficiellement dans beaucoup de pays et sont à la merci du médecin qui veut les apprendre ou non.

Dans l'armée elles ont une importance capitale et cette spécialité et sa clinique devront faire partie de l'éducation purement médicale et d'application hygiénique aux troupes. Celui qui connaîtra le mieux les exercices physiques préverra plus facilement les accidents dans les marches, et remarquera ceux qui sont propres des guerres spéciales, par exemple de celle de montagne; il informera en conscience sur certains mouvements tactiques et leur manière de se développer, et il aura surtout l'occasion d'appliquer sa science dans le traitement de certaines lésions, obtenant par une intelligente intervention mécanothérapique dans beaucoup de convalescences, comme suite de maladies entrant dans la chirurgie de guerre, que le soldat retourne au plus tôt et dans

---

(¹) LARRA.—*Les grands problèmes hygiéniques et sociaux en rapport avec les institutions armées.* Discours d'entrée à l'Académie Royale de Médecine, Madrid, 1908.

les meilleures conditions pour le service aux opérations. Ce qu'on voulait obtenir dans le passé, par des emplâtres confortants qui tâchaient, mais qui ne guérissaient pas, par des frictions dans lesquelles ce qu'il y avait de moins c'était le médicament topique, par des eaux minérales de distincte thermalité, presque tout de longue et douteuse guérison, s'obtient aujourd'hui plus rapidement et plus efficacement avec la mécanothérapie, spécialité qui devrait avoir comme principaux propagateurs les officiers de santé militaire et comme principaux maîtres ceux qui se consacrent à cet enseignement dans leurs écoles.

J'ai peu de choses à dire de ce qui a trait à l'éducation morale du médecin militaire. Les sentiments d'humanité, supérieurs en lui à ceux de n'importe quel compagnon d'armes, évaluent ce concept, et en ce qui concerne l'honneur militaire, celui qui accompagne notre uniforme ne peut en rien être inférieur à celui de tout autre militaire.

Cet honneur est parfois si délicat qu'un simple soupçon peut l'arracher à jamais à celui qui le perdit; d'autres fois il est si tenace et adhérent qu'il attache l'officier à son poste d'où ni la mort ne peut l'en détacher. Le livre d'or des médecins des armées contient dans le monde des milliers de pages où sont inscrits les noms de ces camarades martyrs, qui succombèrent, non en donnant la mort avec cette offuscation de la lutte qui insensibilise, mais tombant avec la parfaite notion de leur fin. Pour mourir pour la vie des blessés il faut autant de clarté d'intelligence, si on doit bien les soigner, comme de diaphanéité d'esprit, éclairé par cette grande lanterne à foyer immense qui s'appelle l'abnégation médicale sur le champ de bataille.

III

ÉDUCATION PERMANENTE DU MÉDECIN MILITAIRE

Le médecin est arrivé à l'âge mûr professionnel, lorsqu'il a terminé ses études scolaires. Comme le civil, le militaire a besoin d'étudier constamment, car la vie est courte et l'étendue scientifique très longue. Il devra continuer à perfectionner ses connaissances médicales dans ce vertigineux roulement de la clinique moderne, et sur les besoins de ceux qui pratiquent notre profession civilement, il trouvera ceux qui sont nés des perfectionnements des moyens de tuer et des moyens de l'éviter ou de l'atténuer, et avec tout cela il ne pourra abandonner ni les études générales de sa spécialité, ni ses pratiques.

L'éducation du médecin militaire en activité ne peut s'interrompre, et pour que l'État connût son progressif perfectionnement, il ne devrait pas passer d'un emploi à un autre, sans avoir pratiqué tous les services de celui où il se trouve et ceux du supérieur. Des examens, des mémoires ou des exercices pratiques devraient être indispensables dans tous les pays, au moins du grade d'officier à celui de chef, et de ce dernier à celui de général médecin.

Il ne réunira pas toutes les conditions pour être chef d'une clinique fréquentée par des malades de toutes armes et corps; il ne pourra remplir les fonctions de chef de santé d'une division, où se réunissent tous les éléments de combat, s'il n'a pas servi au moins six mois dans chacun des corps à pied ou montés, ou avoir exercé le commandement des troupes sanitaires.

Si le nom de général doit avoir dans l'effectif le sens philologique, celui qui obtiendra ce grade si élevé devra démontrer qu'il connaît pratiquement tous les services qu'il doit diriger, surveiller ou perfectionner.

Je juge inutile d'insister sur la constante éducation essentiellement médicale et sur la culture générale de l'officier chargé de veiller sur la santé des troupes.

Il n'existe personne, dans aucune sphère de notre profession, qui, en l'exécutant, ait besoin de connaissances si multiples comme le médecin militaire. Il persévérera dans ses pratiques d'hygiéniste, car après avoir choisi des hommes forts, comme habile sélectionneur de l'équilibre physiologique des recrues, il doit par la suite faire en sorte que ce dernier ne change pas dans les rangs; il procurera que la bonne alimentation, les conditions des casernements, l'instruction physique méthodique en harmonie avec les besoins du service de l'arme ou du corps où ils servent, le vêtement approprié par sa disposition, couleur et conductibilité pour la chaleur suivant le climat et la saison, la bonne distribution du poids de l'équipement ou armement, etc., assurent la santé et le plus grand rendement des hommes à la guerre, pour supporter ses dures besognes et, en temps de paix, pour l'accoutumer en prévision de la première. Dans les pla-

ces assiégées il devra les appliquer même aux habitants civils (1).

Comme chirurgien il sera aussi téméraire pour procéder avec
vigueur, célérité et précision, lorsque la vie du blessé sera en danger, comme reposé, réflexif, pour éviter, lorsqu'il le peut, la perte
d'un membre, ou l'inutilité non seulement pour le service des
armes, mais aussi pour le travail.

Chargé de l'assistance médicale du soldat, officier et général,
ainsi que des familles de ces deux derniers, il doit connaître toutes les spécialités de notre science, car officiellement il ne peut
s'empêcher de la pratique d'aucune; et de plus, dans les châteaux,
dans les colonies, dans les villages, où il n'y a d'autre médecin
civil et militaire, il a le devoir d'assister tous les habitants sans limites. Même dans l'ordre pharmacologique il doit posséder des
connaissances spéciales, car le pharmacien peut manquer et il
ne doit pas ignorer les petits détails de la préparation magistrale
de certaines formules.

Comme homme de culture générale il ne peut être inférieur
dans l'armée, pas plus qu'il ne peut l'être dans la vie civile, aux
autres intellectuels, tenant bien en compte que des notions réfé-
rentes aux professions que peuvent exercer ses clients, il pourra
parfois déduire des renseignements pour l'application plus profitable de ses connaissances à leurs maladies.

On doit exiger aux médecins militaires tout ce qu'il convient
au meilleur service, mais ils ne doivent jamais être placés après un
autre individu de l'armée dans l'ordre de la considération militaire et personnelle. Bien entendu, si le médecin militaire doit
remplir toutes les conditions voulues, il devra avoir des avantages supérieurs à ceux des autres officiers, puisqu'il a besoin de
connaissances plus complètes, et sans être privé d'aucune des vicissitudes du militaire, il les éprouve aussi de sa profession médicale, en constant frôlement avec la douleur.

Si comme patriote il remplit un devoir dans son armée, sous
le drapeau idolâtré de son pays, comme homme de science il se
voit regardé par l'irisée pupille qui porte les couleurs de tous les
étendards du monde, de cette déesse du bien qui s'appelle *Humanité*.

---

(1) Luisi.—*Problèmes hygiéniques d'alimentation dans les places assiégées.* Communication au XIV Congrès international de Médecine. Madrid 1903.

## THÈME I.—L'ORGANISATION DU SERVICE DE SANTÉ DE L'AVANT

### Par M. PEDRO GÓMEZ GONZÁLEZ (Séville)

*Inspecteur de Santé militaire du 1er corps d'armée*

I

Tel est le thème que je me propose de développer dans ce travail, acceptant avec plaisir l'aimable invitation qui m'a été faite par le Comité exécutif de ce Congrès et par celui de la Section de médecine militaire. Mon désir serait que ce travail puisse répondre par son propre mérite à l'illustration d'une si respectable assemblée et offre quelque utilité pour le perfectionnement de services aussi importants que ceux de la santé militaire en campagne. Pour un tel résultat malheureusement, j'ai très peu de confiance en ma capacité scientifique d'abord et aussi en une pratique insuffisante. Il ne pouvait être en effet que fort restreint l'enseignement que j'ai pu recueillir des campagnes auxquelles j'ai pris part, la guerre civile leur donnait un caractère trop particulier et les éléments qui entraient en jeu ne s'y prêtaient pas comme les guerres modernes entre puissantes nations. Mais, s'il est vrai, comme l'a dit un classique latin, que dans les cas difficiles la volonté suffit, j'ai là un puissant stimulant pour m'aider à accomplir le devoir de courtoisie que m'impose l'invitation que j'ai reçue.

On sait que l'art militaire utilise les progrès incessants des différentes branches du savoir qui peuvent lui être de quelque secours et que l'art de la guerre, qui est distinct, profite des enseignements que la pratique lui procure. L'un et l'autre, dans ces masses énormes qui forment les armées combattantes, contribuent à l'organisation sans laquelle il n'y a pas de victoire possible, car il est bien acquis que, si la force triomphe, ce n'est que lorsqu'elle est bien organisée et bien dirigée. Mais cette organisation constitue un problème ardu, vu la complexité de son objet et parce que ce dernier n'est pas toujours précis et concret.

Il arrive que dans les arts, en général, l'artiste peut régulariser, ordonner les divers éléments dont il a besoin pour donner à son idée sa forme et son développement; l'instrument dont il se sert, est en effet la matière, substance inerte et absolument docile sous la main qui la domine. Dans le sujet qui nous occupe, nous voyons donc que l'art militaire pourra bien se baser sur des données précises, étudiées avec réflexion en temps de paix ; mais l'art de la guerre a pour base des éléments incertains, des données variables, parce que l'armée, son instrument, est chose vivante, sujette à des modifications imprévues et à des accidents divers qui ne permettent pas un fonctionnement adapté à des préceptes invariables. Aussi, admettons que l'organisation militaire soit bonne comme étant le résultat d'études approfondies et la somme d'éléments adéquats propres à son fonctionnement, il surgira, et non pas rarement, dans le champ des opérations, des obstacles ou accidents minimes qui renverseront les meilleures conceptions. Si grande dans les guerres est la part du contingent que, pour assurer le succès, il ne suffit pas de l'organisation des services la mieux comprise, mais qu'il faut encore une instruction suffisante, l'inspiration ou le génie, chez ceux qui sont chargés de commander ou diriger.

De toute manière, comme ni la quantité des éléments qui entrent dans la composition des armées, pour considérables qu'ils soient, ne réalisent leur fin qu'autant qu'on les réunit et qu'on les prépare convenablement, naît la nécessité d'une étude soutenue pour l'organisation des différentes parties qui constituent une armée. Cette organisation sera différente selon les progrès plus ou moins grands des peuples, selon la richesse dont ils pourront disposer ; mais elle sera toujours d'une grande utilité et d'une grande prévoyance, puisque les guerres, malgré toutes leurs horreurs, sont à accepter comme un mal nécessaire, seraient-elles provoquées par cet instinct qui pousse à l'agrandissement et à la gloire. Cet instinct d'ailleurs ne finit-il pas par ennoblir et rendre plus digne en même temps qu'il contribue au perfectionnement de l'homme et des nations ?

En vain s'élèveront contre la guerre certains esprits guidés par le plus bel idéal ; elle ravage et anéantit, cela est certain, le droit de la force s'impose peut-être à la force du droit et de la justice, et, dans les périodes de paix, il est bien vrai que les richesses et les commodités de la vie trouvent mieux à se développer ; mais, il faut ne pas oublier que, derrière ce résultat, viennent l'ambition insatiable, la mollesse, le scepticisme, puis la corruption des facultés et des mœurs, les luttes instestines enfin qui causent la ruine des États. L'histoire est là pour nous en donner de nombreux exemples et nous prouver que, ainsi que le dit de Maistre, les arts, les sciences, les grandes entreprises, les hautes conceptions naissent de la guerre; les nations n'atteignent jamais un degré plus élevé de splendeur qu'à la suite de luttes sanglantes.

Il est donc de la plus grande importance d'avoir des armées bien instruites et bien disciplinées disposant de la plus grande somme possible de ressources matérielles afin de pouvoir résister aux épreuves difficiles auxquelles elles sont soumises en temps de guerre, et, pour cela, disons-le encore une fois, il faut une organisation dont l'étude aura exigé qu'on ait toujours présentes les données concrètes offertes par l'expérience, acceptant comme synthèse, pour établir les règles générales de l'application, le terme moyen de la réalité.

En travaux de ce genre, les services qui se rapportent à la santé militaire ne sont certainement pas d'un ordre secondaire; en temps de guerre comme en temps de paix, ils tendent en effet à conserver chez les troupes la santé et toutes les énergies sans lesquelles sont impossibles la valeur et l'intrépidité indispensables dans les combats. Et, si nous n'avions pas là une justification suffisante de leur importance, nous la trouverions dans des considérations d'ordre moral et humanitaire et dans l'efficacité que peuvent avoir pour l'exécution des plans tactiques et stratégiques la prompte guérison et évacuation des malades et des blessés, mission exclusivement facultative. Les promptes concentrations, les marches rapides, les coups imprévus que conçoit la plus habile stratégie, deviendraient impossibles ou inefficaces si l'on ne faisait entrer en compte ce facteur intéressant, qui touche de plus aux fibres des sentiments si délicats de la philanthropie et du patriotisme.

Il y a les différences de constitutions, de coutumes, de ressources, d'illustration, qui font que chaque peuple a une physionomie propre dans les ordres distincts de sa vie nationale. Bien que chez tous l'amour de la patrie soit un sentiment commun, ils divergeront dans la constitution de leurs armées; mais cela n'empêchera aucunement la culture et les progrès des uns et des autres de coïncider, autant que le permettront les ressources et le génie militaire de chacun, dans l'adoption de principes fondamentaux que le progrès et l'expérience auront sanctionnés. Ceci, pris dans le sens général, trouve son application parfaite en ce qui touche à la santé militaire. Là aussi les conditions géographiques, géologiques, éthniques impriment leur caractère aux individus, faisant varier en eux la nature des affections et la manière de les traiter. N'oublions donc pas que toujours, même dans les armées les mieux organisées, nous aurons à noter de grandes différences, parce que les progrès de la balistique, de la métallurgie, des autres sciences utilisables et de la médecine militaire elle-même, prennent une marche si rapide que manquent temps et ressources pour les meilleures innovations. Non, il n'est pas possible, si riches que soient les nations, de modifier, et, à plus forte raison, de changer, en peu de temps, le matériel immense de guerre ou autre de leur armée pour l'adapter aux derniers progrès de la science.

Mais les raisons que nous venons d'exposer ne diminuent en rien l'efficacité d'une mise en ordre, d'une coordination, des diverses parties, au moyen de préceptes généraux, tout en laissant bien marquées leurs fonctions respectives. Je me bornerai, dans le développement de mon sujet, à ce que j'estime le plus substantiel, traitant des doctrines indiscutables, universellement admises ou de quelques unes encore en discussion; je ferai abstraction de quelques détails qui rendraient ce travail beaucoup plus long.

Les services de santé d'avant et d'arrière constituent en campagne la fonction médico-militaire; les deux ont de grandes analogies, mais aussi des différences notables dues au temps, aux moyens et aux circonstances dans lesquelles ils ont à agir. On peut dire que chacun résume, à lui seul, tout le service de santé militaire et l'un et l'autre seront d'autant plus parfaits qu'ils se rapprocheront davantage, dans leur régularité et leur exécution irréprochable, des services pratiqués dans les hôpitaux fixes et dans la vie ordinaire de garnison. C'est à ce but que doit tendre leur organisation si l'on veut obtenir de bons résultats, lesquels seront douteux ou impossibles sans une division appropriée du travail qui sera distribué discrètement en conformité avec les exigences réelles ou possibles. Il est évident que, parmi ces services, il faut compter, ou bien considérer comme une de leurs parties, tous ceux que réclament l'hygiène, l'assistance facultative et autres diverses fonctions médico-militaires dans les concentrations et mobilisations des troupes, les marches, les campements, séjours, etc. Ici, nous nous bornerons encore, parce que ce sont là des services qui peuvent s'assimiler en grande partie, même dans leurs particularités, pour tout ce qui est détermination facultative, à ceux de la pratique ordinaire. Dans notre sujet, nous nous en tiendrons aux postes de secours, ambulances et hôpitaux de campagne, qui sont les échelons sanitaires admis comme les plus indispensables dans l'organisation des services sanitaires de l'avant

Notons un caractère très particulier que présentent tous ces services : vu les multiples accidents de la guerre, ils doivent être exécutés avec une précision et une rapidité qui exigent leur connaissance la plus exacte possible, connaissance basée sur une instruction étendue soit comme théorie, soit comme pratique. Le médecin militaire a besoin d'être préparé en temps de paix afin qu'il sache dominer aisément les situations difficiles qui en campagne, en une multitude d'occasions, mettront à l'épreuve ses aptitudes et afin qu'il puisse suppléer, par son talent, à cette absence de moyens contre laquelle il aura à lutter fréquemment dans le cours de sa mission.

En temps normal, il peut disposer, pour son étude de cas ou de situations graves, du temps nécessaire, il peut compter sur les conseils ou l'aide de collègues experts ; sur le champ de bataille, manquant de toutes ces ressources précieuses, il trébuchera à chaque pas, se voyant obligé presque toujours à rester l'unique arbitre et souvent à prendre seul une décision et à l'exécuter seul. Si grande que soit son instruction en ce qui est purement technique, elle finira par être insuffisante, si lui-même ne porte le sceau qui caractérise sa spécialité de médecin militaire ; il en sera de même s'il ignore quelques-uns des principes de l'art militaire dont la connaissance s'impose dans les situations tactiques, où interviennent certains services sanitaires. Avec raison Benech dit qu'il n'est pas seulement nécessaire d'avoir cette connaissance du côté du médecin militaire ; il faut aussi que tous ceux qui sont à la tête de grandes unités militaires, soient au courant du mécanisme de la santé militaire, complétant les travaux de l'État major par ceux du médecin. De cette manière, on évitera de donner des ordres impossibles à exécuter ou complètement hors de propos.

Si l'instruction du médecin est d'une grande importance, celle des auxiliaires l'est aussi et beaucoup plus qu'on ne le croit ordinairement. On n'arrête pas assez son attention, en effet, sur ce fait que le personnel auxiliaire, s'il est habile, donne une très grande extension aux travaux du médecin tout en lui facilitant l'exécution d'un grand nombre. En dehors de ces raisons, ajoutons que lever les blessés, les placer, les transporter, est un travail qui, fait avec habilité, non seulement évite de grandes souffrances et complications fatales en des conséquences dans le cours de la blessure, mais encore permet une plus grandde rapidité dans l'exécution, et ceci est du plus grand intérêt à la fois pour le blessé et pour le cours des manœuvres à faire.

Ainsi donc, il faudra faire en sorte que le personnel qui nous occupe, en plus de réunir toutes les vertus militaires, puisse posséder une capacité suffisante. Pour cela, on devrait former avec les brancardiers, conducteurs, aides et infirmiers, des régiments mixtes du service de santé militaire, comme unités organiques. En campagne toujours et souvent en pleine période de paix, il est nécessaire d'avoir recours à des soldats et même à des officiers qu'il faut faire sortir des files pour qu'ils servent dans les services auxiliaires de santé militaire; la création de ces corps n'implique donc aucune augmentation de dépenses et tout se réduit à les faire figurer dans l'armée comme une collectivité déterminée, ayant des fonctions propres et définies et non comme un personnel instruit et formé pour un objet spécial, dont il devra être détourné pour servir à autre chose. L'état major de ces régiments et les officiers des compagnies, étant donné leur qualité facultative, peuvent aussi appliquer leurs connaissances, s'il est nécessaire, dans la sphère médico-chirurgicale, ceci permettant de renforcer et aider le personnel médical dans d'autres services, toutes les fois qu'il n'y aura pas incompatibilité.

Il est vrai que, si en guerre les brancardiers remplissent une fonction constante qui occupe beaucoup d'hommes, à peine sont-ils nécessaires en temps de paix, et pourrait-on croire sans précédent le fait de tenir ce personnel en dehors des périodes où il est vraiment utile; mais, si les brancardiers sont également formés comme infirmiers, et ces derniers sont toujours nécessaires dans les hôpitaux et même dans les corps, il est évident que les frais que nécessite cette réforme ne peuvent augmenter les dépenses de l'État.

Et qu'on ne dise pas que dans les corps armés on peut instruire comme infirmiers ou brancardiers un certain nombre de soldats pour les employer comme auxiliaires au service de santé lorsque ce sera nécessaire. L'expérience, du moins dans notre pays, nous a fait voir que les soldats des files qu'on arrive à désigner pour recevoir une telle instruction, n'acquièrent pas les connaissances suffisantes. En temps de paix, c'est à peine s'ils fonctionnent comme attachés à ce nouveau service, car on donne toujours la préférence au service des armes; si, comme cela n'est pas rare, les unités ne sont pas complètes c'est à eux qu'on fait appel pour toutes classes de services et ainsi devient complètement inefficace le rôle qui leur était destiné. L'utilité qu'il y a de pouvoir compter avec une force de ce genre bien organisée, ne pou-

vait passer inaperçue pour quelques nations qui la possèdent sous
de noms divers dans leur armée. Il y a là un personnel indispensable qui ne s'improvise pas et les médecins, mieux que personne,
savent les faits qui se passent dans l'assistance des malades et
des blessés, les irrégularités qui se commettent, les manques
graves qui en résultent dans tous les services de santé lorsqu'il
faut recourir, pour cette classe d'auxiliaires, à des gens inexpéri-
mentés comme les soldats de ligne; ils savent les inconvénients
pires encore de cet appel spontané à des hommes sans instruction
et qui n'ont pas l'habitude de la discipline.

Nous compléterons nos idées sur l'organisation de ces corps
spéciaux en disant que le personnel pourrait se composer de deux
sortes de sections: une section à pied et une section montée. De
la première feraient partie les aides praticants du service sanitaire, c'est-à-dire ceux qui possèdent une instruction suffisante
pour faire certains pansements simples, pour préparer et appliquer compresses et bandages, pour prêter les premiers secours
en cas d'urgence, aider les médecins et pharmaciens dans leurs
travaux respectifs. Les infirmiers et les brancardiers serviraient
indistinctement pour la surveillance et le soin immédiat des malades, pour le transport en brancards, pour les soins de propreté
et la police des cliniques et pour autres services mécaniques; ils
appartiendraient également aux sections à pied. Les sections montées seraient formées avec les hommes exercés à conduire et à assurer le service des voitures des ambulances et des animaux qui
y sont attachés.

C'est une pratique courante dans certaines armées d'établir
une distinction entre aides (praticants), infirmiers, brancardiers
des corps et ce même personnel qui exerce ses fonctions dans
les hôpitaux et les ambulances. De même, les conducteurs des
animaux et des voitures destinés au service du transport des
malades, des blessés et du matériel sanitaire, appartiennent au
personnel du train.

Nous reconnaissons la différence qui existe entre le service
de santé régimentaire et les services des ambulances et hôpitaux.
Quand il s'agit d'unités distinctes qui doivent avoir des éléments
adéquats à leur organisme, on comprend que chaque corps, vu sa
mobilité, ait comme éléments propres tout ce qu'il lui faut pour
l'assistance médicale, quelle que soit sa situation. Dans cette ac-
ception, sont justifiées les ressources qui leur sont assignées en
personnel et en matériel. On peut même admettre que leurs bran-

cardiers, leurs aides soient indépendants de ceux des compagnies sanitaires. Ces concessions faites, nous rencontrons comme une imperfection dans les services de santé, en ce que des éléments étrangers comme ceux du train soient chargés d'un rôle aussi important que celui du transport des blessés, les subordonnerait-on d'une certaine manière à la direction facultative. Si précises que soient les attributions, si marqués que soient les devoirs, on ne peut éviter, en certaines occasions, des difficultés et des conflits. Le corps de santé militaire n'a pas de ce côté toute l'autonomie, toute l'autorité, et, dans sa main, toutes les ressources avec lesquelles il devrait compter pour pouvoir en faire la distribution en temps et de la manière la plus opportune. Ce n'est que lorsqu'il pourra disposer à son aise et en toute connaissance de tout ce qui fait partie de son service qu'il pourra assumer la responsabilité des fautes d'exécution qui pourraient survenir. Peut-être notre ignorance nous cache-t-elle les inconvénients qui résulteraient de donner cette extension et cette autorité au corps médical, mais s'il vient à notre esprit que sont partie intégrante de l'artillerie les conducteurs, le matériel et les bêtes de trait qui tirent les canons, l'analogie est évidente, respectivement à la santé militaire, en tant qu'il s'agit d'éléments qui font aussi partie intégrante de son service. Pourquoi ne pas accepter cette analogie? Nous ne voyons d'autre raison formelle contre cela que l'unique routine qui ne nous procure aucun avantage. Pour peu que l'on médite, sautent aux yeux les inconvénients d'un dualisme qui, tel le lit de Procuste, veut dans le champ professionnel enfermer le médecin dans un espace étroit, de manière que son action ne dépasse pas les limites de ce qui est essentiellement technique. Comme s'il était prudent de rompre cette étroite relation qui unit la conception d'un plan aux moyens de l'exécuter! Ce système n'est pas moins absurde que celui qui se baserait sur cette raison que l'idéal conçu par le peintre ou un autre artiste sera plus parfait si l'on fait intervenir, dans le choix des moyens et dans l'exécution de l'œuvre représentant cet idéal, des personnes complètement étrangères.

Ainsi donc, plutôt que d'accepter l'ingérence d'éléments étrangers, il vaut mieux faire dépendre entièrement du corps médical militaire tout le personnel et tout le matériel se rapportant à son service. Ce corps devenant la tête dirigeante et prenant la part principale dans sa constitution et son fonctionnement, on verra mieux les avantages d'une unité d'action dans une œuvre où l'in-

telligence et la discipline porteront la perfection à son plus haut
point. Il n'est déjà plus admissible aujourd'hui que le rôle du médecin militaire se limite à faire des ordonnances et de la chirurgie.
La bonne assistance médicale du soldat exige, à l'égard de la santé
militaire, des attributions beaucoup plus étendues et demande qu'il
soit permis au médecin de porter son action ou son intervention
à tout ce qui, directement ou indirectement, contribue à la santé des
troupes.

Il serait injuste de ne pas avouer qu'en ces derniers temps,
après les leçons que nous a données la triste expérience de la
guerre de Crimée et autres postérieures, un courant favorable dans
ce sens a commencé à se faire sentir; il finira par faire reconnaître par tous que le corps de santé n'est pas un organisme auxiliaire dépendant de l'armée combattante, mais bien un organisme
des plus essentiels; on ne peut rien lui enlever, parce qu'il est la
sentinelle avancée de la santé, sans laquelle aucune entreprise
guerrière ne peut arriver à une heureuse issue. Lorsque ce but
sera atteint, le corps de santé militaire, jouissant d'un égal prestige et de la même autorité que les diverses armes, pourra déployer
plus d'initiative, et ses conseils et ses dispositions mieux accueillis et mieux respectées auront des résultats beaucoup plus efficaces. Senn a bien raison de dire que l'esprit militaire des chefs
et des officiers de la santé militaire déchoit devant l'inégalité des
droits et considérations; que leur dignité et le respect qu'on leur
doit dans l'armée est moindre si on les considère comme de simples docteurs, et qu'enfin les différences qui les séparent des autres officiers ne doivent pas être autres que celles de leurs fonctions respectives. Si l'on considère l'importance de ses services,
l'instruction, la culture, les vicissitudes et les fatigues du médecin
militaire qui vit en contact immédiat avec le soldat, qui accompagne ce dernier partout, dans sa vie de garnison, dans les manœuvres et les exercices, dans les combats; enfin, si on considère le médecin militaire exposé à des dangers égaux, pour ne
pas dire plus grands, aux mêmes contrariétés que n'importe quel
autre chef ou officier, toute infériorité à son égard constitue une
inconvenance préjudiciable et injuste.

Mais laissons là ce genre d'appréciations et synthétisons nos
idées sur les régiments mixtes de santé militaire: leur organisation,
leur instruction, leur commandement doivent être le fait du corps
de santé; dans leur composition il convient de faire entrer les
conducteurs, les animaux et les voitures destinés au transport

des malades et des blessés; ces éléments formeront une section montée. On pourrait objecter que l'intervention directe et immédiate dans le soin des animaux et des voitures de transport paraît peu appropriée aux fonctions du médecin; notre projet ne va pas si loin; il faut l'entendre dans ce sens que ces charges moins facultatives seraient laissées aux sous-officiers des compagnies; l'officier ou le chef du service de santé serait celui qui en assumerait la direction et le commandement.

Les infirmiers ne doivent pas seulement recevoir une instruction qui leur permette de prêter une bonne assistance dans le service médical, ils doivent encore connaître le maniement des brancards, ils doivent apprendre à soulever les blessés, à les déposer dans les voitures, wagons, litières et cacolets, à les embarquer et à les débarquer, à pouvoir de cette manière servir aussi comme brancardiers. Les conducteurs des animaux et les conducteurs de voitures devront apprendre, dans chacune de leurs unités organiques, l'équitation et tout ce qui est nécessaire pour le mécanisme, soin, maniement des véhicules, bêtes de trait ou de somme. Comme les infirmiers, ils doivent être aptes au montage et démontage de tentes, abris de toutes sortes, ils doivent pouvoir disposer un local et finalement être capables de servir comme auxiliaires dans d'autres emplois qu'il serait trop long d'énumérer. Les aides ou praticants apprendront, dans des cours théoriques et pratiques, à faire certains traitements et tous les détails de petite chirurgie, à porter secours en cas d'urgence. Ils connaîtront tout le matériel sanitaire, les instruments de chirurgie les plus employés, le dosage des médicaments le plus ordinairement usités, la nomenclature technique la plus commune, la manière de rédiger états et documents, etc. Enfin l'instruction de tous ceux qui feraient partie des régiments mixtes du service de santé devra être complétée par la connaissance des ordres militaires, des prescriptions de la tactique accommodées au rôle qu'ils auront à remplir.

L'énumération succincte que nous venons de faire des connaissances indispensables du personnel auxiliaire du service de santé militaire suffit pour nous faire comprendre qu'il est bien difficile d'acquérir un tel résultat dans le court espace de temps qu'on a l'habitude aujourd'hui de garder les soldats sous les drapeaux. Aussi une sélection sérieuse s'impose-t-elle dans les changements et classements annuels. Dès maintenant, les compagnies sanitaires doivent garnir leurs rangs de recrues qui, par leur profession ou

leurs études, possédent déjà à un degré assez avancé l'instruction
nécessaire, ou bien encore serait-il bon qu'avec des primes et des
avantages on stimule la prolongation du stage du même personnel
dans les rangs de ces mêmes compagnies.

La complexité des services du médecin et de ses auxiliaires
sur le théâtre de la guerre ne permet pas de s'en former une
idée assez approchée, si l'on ne prend soin d'avoir un personnel
formé par des exercices répétés sur les champs de manœuvres.
Bien qu'à plusieurs points de vue on ne puisse obtenir par ces
exercices une représentation fidèle de la réalité, on aura cependant à à sa portée un terrain fertile en utiles enseignements.

Voici à peine quelque temps que les services sanitaires étaient
encore relégués à un rang secondaire. Ce n'est que par ce lamentable retard, par cette fausse conception des choses, qu'on peut
expliquer l'oubli et l'abandon dans lesquels on a laissé complètement la part qu'aurait à prendre le corps de santé militaire dans
les grandes manœuvres. Et cependant, de tout temps, on avait reconnu l'importance pour celles-ci d'être exécutées avec l'ensemble de toutes les armes distinctes de combat. Comme si, dans le
mécanisme de la guerre, étaient choses futiles le prompt enlèvement des blessés, leur transport rapide aux échelons sanitaires où on les soignera et où on les guérira, les évacuations urgentes
qui s'imposent pour faire place à de nouveaux venus ou pour
pouvoir suivre les mouvements de marche en avant ou de retraite
des troupes combattantes! Cet oubli trouve sans doute son origine
dans ce fait: l'homme ordinairement, en état de santé, fait tendre
tous ses efforts, toute son activité, vers le but de se procurer son
bien être ou la jouissance de ses appétits, il ne se préoccupe pas
des dangers auxquels il peut s'exposer et il n'apprécie toute
l'importance de la santé que lorsqu'il la perd. Il en est de même au
point de vue militaire : on a cru que dans la préparation des forces,
les ordres de combats, la forme d'attaque, ou de défense, le feu
habile des armes résidait le succès. L'enseignement dans les exercices et les manœuvres est dirigé d'après cette conception, et de
la santé on ne se souvient pas. Cependant, à la façon dont la
maladie arrête l'homme le plus habile et le plus énergique dans
ses entreprises les mieux conçues, annulant pour ainsi dire tous
les efforts de son talent et de son génie, celui qui dirige une
bataille ou un combat peut s'attendre à voir le succès de ses plans
compromis par la faute de pratique des services sanitaires.

Par bonheur on commence à se rendre compte de tout ceci

chez les nations dont les forces militaires sont les mieux organisées
et on signale une salutaire réaction. L'Autriche-Hongrie nous en
donne un exemple: les médecins et officiers des troupes sanitaires assistent au simulacre de la guerre (Kriegspiel), exécutent un
plan spécial de leur service et, en été, font des applications tactiques sur le terrain, leurs travaux étant dirigés par un général ou
un chef de corps et si les garnisons ont pour cela un personnel
insuffisant, on charge celui dont on peut disposer de faire par
écrit des rapports spéciaux sur les sujets de son service.

Voilà déjà beaucoup de choses, nous nous sommes étendus
beaucoup trop sur des appréciations générales et jugements divers. Bien que tout cela ne soit pas en dehors de notre travail, puisque nous avons traité d'une certaine organisation des
services, nous nous sommes écartés de la partie concrète de notre sujet. Espérons cependant qu'une intime relation de tout ce
que nous avons dit avec ce dernier nous sera une excuse suffisante.

II

On sait que la vie de campagne produit dans une armée, même
en ne comptant pas les blessés, une densité de malades beaucoup
plus considérable qu'en temps de paix. Il y a les marches prolongées dans des pays plus ou moins accidentés, avec le poids
de l'équipement, des armes, des munitions de guerre, des vivres; il y a à souffrir des ardeurs du soleil, des intempéries du
froid, de la pluie ou de la neige, il y a les repas pris sans aucune
règle, les mauvais logements, les fortes émotions, les groupe-
ments exagérés d'individus dans le même lieu, et autres mille
accidents auxquels sont exposées les armées en opérations. Tout
cela donne lieu à une grosse augmentation de la proportion des
malades sur les périodes de paix. A cet état il faut opposer les
ressources sanitaires des corps de troupes, ambulances, hôpitaux de campagne, ou celles qui sont fournies dans les établissements de l'arrière, hôpitaux provisoires, d'évacuation, etc.

Le premier groupe sera formé de ce nombre, pas peu considérable, d'individus qui sont légèrement atteints ou souffrent
d'affections de courte durée lesquelles permettent aux uns de
suivre les mouvements de leurs corps et obligent les autres à un
repos ou à un séjour à l'hôpital de peu de temps. Cet hôpital sera
un local portant le nom de station de malades, station de repos

pour les malingres et éclopés, et sera mieux installé semble-t-il dans des endroits en contact avec la zone des opérations ou non loin de là, pour faciliter la prompte réincorporation des malades rétablis. Les services facultatifs que réclament ces établissements correspondent évidemment au service de l'avant; mais ces services, ainsi que ceux des inspections faites avant les marches pour voir ceux qui ne peuvent pas marcher, pour soulager ceux qui passagèrement ne peuvent pas porter le poids de leur charge, les visites facultatives et d'hygiène ordinaires et autres précautions analogues, ces services, dis-je, n'offrent aucune particularité qui mérite notre attention sur ce point. Nous nous bornerons à les énoncer et nous nous occuperons préférablement des formations sanitaires qui sont nécessaires, dans le combat, pour l'assistance des blessés.

Pour en signaler la classe et le nombre, fixons-nous dans cette idée que ce qu'il faut viser, c'est de séparer le blessé aussitôt que possible de la ligne de feu et puis l'hospitaliser au plus vite; pour le premier travail, les brancardiers des corps doivent se préparer quelque temps avant le commencement de l'action, et, pour le second, il est courant d'admettre deux ou plusieurs échelons sanitaires auxquels on a donné le nom de postes de secours, de pansement, ambulances et hôpitaux de campagne. Nous traiterons en particulier de ceux que nous croyons les plus nécessaires, c'est à dire des postes de secours où se font les premiers traitements, des ambulances où se donnent des soins qui exigent plus de temps et où ont lieu quelques opérations jusqu'à un certain point urgentes, enfin des hôpitaux de campagne; dans ces derniers on hospitalisera les blessés jusqu'à leur évacuation pour les établissements de seconde ligne. Avant de parler de l'emplacement de ces échelons et de leurs fonctions, nous dirons en principe qu'il convient de faire souffrir le blessé le moins possible, et pour cela de diminuer, autant qu'on le peut, le nombre des échelons, pourvu toutefois que ne s'en ressente pas l'efficacité des secours à donner. En beaucoup d'occasions, on pourra réduire leur nombre à deux, si, comme fréquemment il arrive dans les guerres, les combats entre forces considérables ne sont pas journaliers, si les mouvements de marche en avant ou de retraite à grandes distances ne sont ni rapides ni continus, si enfin les conditions locales se prêtent à cette installation. — Le 2.º échelon ou ambulance pourra être installé par exemple en un endroit qui en permette l'accès au blessé sans nécessiter l'intervention du poste de

secours. De même, dans des circonstances spéciales il pourra
fonctionner comme hôpital de campagne; dans l'un et l'autre cas
il est indubitable que le nombre de ces formations reste très réduit. Admettons cependant les trois formations mentionnées plus
haut; nous parlerons d'elles successivement et nous ferons quelques chapitres spéciaux, pour traiter de quelques autres considérations relatives au personnel et au matériel.

La profession militaire, volontaire ou par devoir, expose à
des inquiétudes et des dangers continuels qui mettent à l'épreuve
l'abnégation de ceux qui l'exercent. Sont confondues en elle toutes les classes sociales, un sentiment commun y domine: celui
du sacrifice pour la patrie, sentiment qui est l'expression la plus
sublime de toutes les vertus civiques. Mais s'il est doux et honorable de mourir pour son pays, il serait injuste de priver ceux
qui le défendent de l'espérance, je dirai mieux, de l'assurance
qu'ils ont d'être secourus, s'ils viennent à être les victimes du
plomb ennemi. Et, comme la persuasion que le secours est proche soutient la valeur des troupes, comme la présence du médecin anime les combattants, celui-ci doit toujours accompagner
les forces qui ont à lutter. Sans doute ils n'ont pas tout-à-fait
tort ceux qui pensent qu'il y a peu de succès et peu d'utilité à espérer d'un traitement appliqué forcément avec précipitation, soit
sur la ligne de feu elle-même, soit dans un endroit très rapproché,
où la promptitude nécessitée par le pansement doit forcer à établir les postes de secours; là en effet sont en danger le blessé
et le chirurgien qui sont exposés à être victimes de la confusion
et des bousculements, étant données les vicissitudes de la lutte.
Cette considération et celle basée sur le fait que les pertes en
médecins causées par ces vicissitudes ne peuvent pas se réparer
si facilement, expliquent que Longmore, W. Roth, Wein et autres
militaires pensent que le premier devoir est l'enlèvement le plus
rapide des blessés de la ligne de combat. Loin de celle-ci, les pansements peuvent se faire dans de meilleures conditions, et l'on
sait comment peut influer le premier soin dans le résultat de la
lésion. Malgré tout ce que nous venons de dire sur la présence
du médecin, nous optons, et de plus les inculpations ou jugements
équivoques auxquels pourrait donner lieu son éloignement doivent
nous y incliner, pour la première solution.

La préparation du combat nous dira les dispositions à prendre
en ce qui touche à l'enlèvement des blessés, à leur transport et
aux pansements. Nous croyons que ces services doivent se clas-

ser en deux sortes : l'une que l'on peut appeler régimentaire et qui comprend l'enlèvement des blessés jusqu'aux postes de secours, l'installation de ce dernier, ses fonctions et le transport aux ambulances ; l'autre, qui comprend le service des ambulances et la translation dans les hôpitaux de campagne avec tous les traitements que sont donnés dans ces deux sortes d'établissements. Cette classification a une certaine analogie avec celle établie pour le temps de paix ; parce qu'en ce cas, les malades sont sous les soins des corps respectifs et que ceux-ci, s'il est nécessaire, se chargent de les faire transporter à l'hôpital où la santé militaire se chargera de l'assistance. Comme les ambulances, n'offriraient-elles qu'une hospitalisation brève, permettent un séjour plus prolongé que les postes de secours, rien n'empêche de les considérer avec raison comme un nosocomium.

Cette distinction étant admise, disons qu'au service régimentaire correspondent toutes les dispositions préliminaires au combat en tout ce qui est nécessaire jusqu'à ce qu'il ait laissé les blessés dans une ambulance ; au corps de santé, avec tous les moyens dont il dispose, avec ou sans le secours du corps du train, appartient tout le reste.

L'emplacement des postes de secours se fera dans l'endroit le plus convenablement en rapport avec les conditions du terrain sur lequel s'engagera le combat. C'est plutôt aux militaires qu'aux médecins qu'il convient d'en marquer la place ainsi que pour tous les autres échelons sanitaires : ils peuvent mieux apprécier en effet les mouvements probables des troupes, mais dans le plus grand nombre de cas, et surtout s'il s'agit du poste, le médecin se verra dans la nécessité de choisir lui même. Cet échelon doit être en contact avec les forces combattantes et devra modifier et changer son emplacement toutes les fois que les circonstances l'exigeront. Quelques-uns veulent préciser la distance qui le séparera de la ligne de feu disant qu'en général, elle sera d'un kilomètre. Ceci nous paraît peu nécessaire ; qu'il nous suffise de déterminer les fonctions que devra remplir le poste et les conditions générales auxquelles il sera soumis et ainsi sera laissé au bon sens et à l'expérience le soin de décider sur cette distance.

Le poste sera préservé le plus possible du feu, des accidents de la lutte, du froid, d'une chaleur excessive et de la pluie. Pour cela on profitera des édifices ou locaux, s'il y en a, disposés à cet effet ; mais il faudra toujours éviter le danger qui pourrait résulter des fragments de pierres ou de matériel de construction, si l'endroit est exposé à la chute des projectiles. Autre circonstance bien digne d'entrer en compte, c'est que l'emplacement puisse favoriser un accès facile aux blessés et leur transport aux ambulances ou aux hôpitaux. Nous n'avons pas oublié le caractère régimentaire du service des postes de secours en disant que ces derniers doivent être préservés du feu, ce qui au point de la sécurité personnelle est tout ce qu'on peut désirer. On dira que d'après ce système n'existerait plus le contact qui doit toujours être conservé avec les corps respectifs, et qui ne doit jamais être supprimé. Soit pour les raisons que nous avons déjà indiquées en effet, soit parce que, tous provisoires et rapidement exécutés que soient la plus part des pansements qui s'y font, il sera toujours vrai que l'infection des blessures est moins probable quand le premier soin est rapidement et le plus tôt possible donné. Lorsque le feu est imminent, il faut choisir l'emplacement et se procurer des provisions d'eau, des lits, de la paille, des couvertures, etc., qu'on pourra se procurer par réquisition, ou sans elle, pour le plus grand bien être possible des blessés, pendant le temps qu'ils séjournent au poste après avoir été pansés. On fera toujours en sorte que les changements de lit soient seuls les plus indispensables, et, comme le séjour doit être court, s'il est possible, on emploiera pour le nouveau transport des malades les mêmes brancards qui ont déjà servi à les porter.

Il n'est pas besoin de dire qu'il appartient aux divers corps de s'occuper de l'approvisionnement de ce matériel, fonction que doivent remplir les officiers des rangs actifs aidés de soldats et du personnel de la troupe. Si l'organisation de la santé militaire ne se prête pas à un procédé distinct, ces mêmes officiers, sous la direction du médecin du corps, disposeront et surveilleront le service des brancardiers; ils formeront avec eux deux groupes principaux, l'un pour le transport des blessés de l'endroit où on les recueille jusqu'au poste de secours, l'autre pour leur transport de ce dernier à l'ambulance. Le nombre des blessés existant ou probable, selon l'importance du combat, devra influer dans la composition de ces deux groupes; le premier se sousdivisera en groupes plus petits, placés à une distance convenable pour que, le feu une fois ouvert, ils puissent se porter sur la ligne de combat ou à hauteur des soutiens à fin de recueillir sur les brancards les blessés qui ne pourraient pas aller à pied. Cette opération risquée de la part des brancardiers pourra, s'il est nécessaire, être retardée jusqu'à la fin du combat ou du moins jusqu'à ce que le feu devienne moins fourni.

Tout le personnel qui compose les groupes au lieu d'armement et de munitions devra porter, équitablement distribuées, les diverses pièces qui composent le brancard, la gourde pleine d'eau pour les blessés et le moins de charge possible. Dans le cas contraire, on devra alléger ce personnel de tout ce qui n'est pas en rapport avec les fonctions qu'il a à remplir, ou de tout ce qui n'est pas indispensable à son usage. Cette précaution aura pour but de rendre ses mouvements plus libres et moins embarrassants.

Dans un fourgon ou voiture sanitaire par chaque bataillon il y aura le matériel que nous indiquerons plus loin. Le fourgon sera à la disposition de chaque médecin respectif et ne se déchargera pas avant le moment précis, de manière que ce travail puisse se faire au plutôt possible au poste de secours. Il pourra arriver que les boutiquins (¹) et autres effets sanitaires devront être transportés à dos de mulets, si le terrain ne permet pas le passage des voitures, ou si les bataillons ne peuvent pas compter avec ces moyens de transport pour le service de santé. Dans ces cas, on pourra se servir également des bêtes de somme et utiliser dans de semblables occasions celles des fourgons.

Chaque bataillon, en guerre, doit avoir deux médecins, et dans tous les régiments et bataillons des chasseurs, il doit y avoir en plus un chef de cette classe. Les régiments qui ne sont pas formés en bataillon seront considérés, pour le personnel médical, comme les bataillons de chasseurs. Chaque compagnie ou batterie doit pouvoir compter avec quatre brancardiers et quatre brancards; chaque bataillon avec un aide pratiquant et un infirmier; les régiments qui ne sont pas composés de bataillons auront deux unités de chacune des deux classes précédemment citées.

Une fois l'emplacement choisi pour le poste de secours, une fois disposé le matériel à employer, une fois les aides munis de la trousse de pansement qui doit leur être assignée et dont nous parlerons, c'est au médecin chargé de diriger le service de prendre les dispositions voulues pour la meilleure exécution.

On fera connaître l'emplacement du poste en arborant le pavillon de la croix rouge; les projecteurs électriques et autres moyens lumineux, s'il était possible de les employer, seraient d'une grande utilité pour faire distinguer le poste au cas où le

---

(¹) Cantines médicales.

service continuerait pendant la nuit, et faciliteraient l'exploration du champ de bataille pour ramasser les blessés qui y seraient encore. Entr'autres appareils recommandables à ce point de vue, citons ceux de Lemmonier et de Sautter. En matière d'éclairage, sur les torches et lanternes marines, les bougies, employées dans les échelons sanitaires, il se fait un grand progrès avec le projecteur à magnésium, les lanternes à acétylène que propose Reh, en attendant que soit résolu d'une manière satisfaisant l'emploi de l'électricité.

Les postes de secours seront au nombre d'un par bataillon d'infanterie ou par régiment d'une autre arme, dont toutes les forces prendront part à l'action. Resteront au poste de secours les médecins, aides et infirmiers qui n'auront pas à remplir le rôle de brancardiers, et le médecin en chef du régiment passera à la section d'ambulance de la brigade comme attaché. Il peut arriver que, vu les phases de la lutte et le nombre des blessés qui entrent au poste de secours, surtout si les bataillons opèrent serrés les uns contre les autres, il faille concentrer deux ou plusieurs postes en un seul. Le chef du service de santé de la brigade ou le plus qualifié parmi les médecins intéressés décidera s'il y a lieu de faire cette concentration, ou bien si l'on doit, avec une partie du personnel d'un poste, renforcer le poste qui vient immédiatement après. Et quand ces renforts seront insuffisants, le personnel de la section d'ambulance servira d'auxiliaire. Réciproquement, si dans le poste ne sont pas indispensables les deux médecins du bataillon, l'un des deux passera à l'ambulance, si l'on le juge nécessaire; il en sera de même pour le reste du personnel. Une chose à laquelle il faut veiller, c'est que les blessés ne soient accompagnés ou transportés que par le personnel désigné; on évitera ainsi que, sous ce prétexte, d'autres soldats abandonnent leur poste dans les rangs.

Nous ne croyons pas que la station de transport, où se réuniraient tous les blessés, pour être transportés de là au poste de secours, soit d'un grand résultat. Ce serait un retard dangereux pour quelques-uns, auxquels il serait possible d'aller à pied facilement jusqu'au poste; ce serait de plus inutile, car ils essayeraient de ne pas passer par cette station, poussés par le désir d'être soignés aussitôt que possible de leurs blessures. Ce serait là un inconvénient difficile à éviter dans la confusion qui règne toujours dans un champ de bataille. Finalement cela obligerait à distraire un personnel qu'on pourrait bien mieux utiliser. Nous croyons donc préférable d'adopter des moyens efficaces propres à faire connaître à tous l'endroit où le poste est installé.

L'instruction que doivent avoir les brancardiers leur permettra de soutenir et de placer convenablement les membres fracturés et de prêter d'autres secours. Pour apaiser la soif, si commune chez le blessé, ils devront se pourvoir, comme nous l'avons déjà dit, d'une gourde pleine d'eau; ils ne doivent pas s'occuper d'un genre de service autre que celui de leur compétence, en rapport avec l'instruction qu'ils ont reçue et seulement dans des cas urgents; avant tout ils devront viser au transport le plus prompt possible des blessés au poste de secours. Nous ne dirons rien pour le moment du transport en cacolets, voitures et bêtes de somme; ordinairement en effet la retraite jusqu'au poste de secours doit être effectuée à bras d'homme, et les brancardiers recueilliront aussi les armes et équipements des blessés pour les déposer dans la voiture du régiment ou tout autre endroit déterminé.

Au sujet du retrait des blessés, nous dirons en passant que des expériences ont été faites récemment sur l'utilité qui peuvent résulter de l'emploi de chiens exercés à la recherche des blessés égarés ou qui n'auraient pas été vus et laissés sur le champ de bataille. Il faudrait étudier le sujet pour pouvoir dire si le système mérite d'être accepté.

À l'arrivée des blessés, il faut procéder à leur classement, d'abord pour pouvoir suivre un ordre de préférence dans les blessures à panser et les secours à donner, ensuite, après les pansements, pour faire la distinction de ceux qui sont transportables et de ceux qui doivent rejoindre leurs corps. En faisant cette dernière classification, on consignera sur la carte individuelle le diagnostic et les renseignements relatifs à la transportabilité des malades, à leur signalement, et, s'il est prudent ou nécessaire, on marquera s'il faut modifier le pansement ou opérer à l'ambulance. Pour favoriser le bon fonctionnement du service, il importe que dans les postes de secours soient séparés ceux qui sont mortellement blessés.

La fonction du poste de secours doit se limiter au strict nécessaire et au plus urgent, c'est-à-dire au pansement du plus grand nombre possible de blessés; il ne se fera donc là, en règle générale, ni extraction de projectiles, ni opérations demandant un temps et des moyens sur lesquels on ne peut compter en un tel endroit; pour le même motif, on n'y soignera pas ceux qui sont blessés mortellement, toutefois on leur offrira *tous* les secours et tous les soulagements que pourra permettre leur état.

Plusieurs croient que le premier pansement doit être fait par le seul médecin, mais il est évident que, si une telle règle s'établit, un grand nombre de blessés resteront sans soin pour long-temps; on pourra l'admettre toutes les fois que les pertes ne seront pas nombreuses et que pourra suffire le médecin, mais un tel cas n'est guère courant aujourd'hui avec l'emploi des armes à répétition. Nous ne voyons pas non plus la nécessité de cet exclusivisme; non seulement un aide «praticant», lequel doit avoir l'instruction nécessaire, mais toute personne moyennement instruite là-dessus, peut suffire, sous la surveillance du médecin, pour appliquer le premier pansement, sans toucher la blessure et toujours pourvu que celle-ci ne soit pas compliquée. D'ailleurs reconnaissant les aptitudes de ces aides, nous croyons qu'ils doivent aider le médecin dans les pansements difficiles et appliquer seuls les plus faciles, toutes les fois que l'exige le nombre des blessés.

La tâche du chirurgien est au plus haut point pénible et difficile s'il ne dispose d'une table ou d'un lit pour les pansements et les opérations, et pour lui éviter de rester pendant un temps considérable dans une position violente comme celle qu'il a quand ce moyen n'est pas à sa disposition, c'est là une nécessité qu'il faut prévoir.

Comme nous aurons à nous entretenir assez longuement de la classe de pansement qu'il est préférable d'employer dans les postes de secours et les ambulances, nous n'en parlerons pas ici, réservant ce sujet pour le moment où nous nous occuperons du deuxième échelon. Nous dirons cependant que c'est au poste de secours qu'on devra prendre sous la forme la plus brève les renseignements les plus indispensables pour servir à la statistique. A cette fin les médecins pourraient porter des cahiers à souche; ils conserveraient le talon et les feuilles seraient données aux blessés avec les notes inscrites pour le diagnostic de la blessure et le classement des sujets.

Il nous reste à dire que les fonctions du poste de secours doivent être complétées par l'organisation du transport des blessés à l'ambulance, qu'on devra former des patrouilles qui parcourront le champ de bataille après le combat, afin de recueillir tous les blessés, et qu'enfin il faudra recueillir et enterrer les morts, puisqu'ils ne sont pas incinérés. Pour les enterrer, on creusera des fosses de plus d'un mètre de profondeur dans un lieu en plaine ou à pente douce, à distance des chemins, des villages, campements, sources ou ruisseaux, dans un terrain sec; puis on couvrira

les cadavres d'une couche de chaux, avant de combler les vides
avec la terre fraîchement remuée.

Pour le transport jusqu'à l'ambulance, il est très possible que
celle-ci soit obligée d'envoyer son personnel et son matériel pour
venir en aide du poste de secours, soit parce que le nombre des
blessés le demande, soit parce que la distance entre les deux échelons ne permet pas au groupe des brancardiers du poste de compléter leur service. Il convient donc, comme on l'a déjà établi
dans quelques armées, de diviser cette distance de façon à ce
que les hommes du poste de secours parcourent le premier trajet, et ceux détachés de l'ambulance le second ; le personnel avec
le matériel venant en aide au poste de secours serait tenu
prêt à la place la plus convenable.

Cet endroit devra être choisi à proximité des chemins ou
routes qui permettent le passage des brancards à roues, des voitures, des cacolets et moyens divers qui abrègent le transport.
Pour diminuer la souffrance des blessés et pour ne pas perdre de
temps, on donnera aux brancardiers un second brancard pour
remplacer celui occupé par le blessé et pour que ce dernier puisse
continuer le trajet dans la même position.

III

Il n'a pas manqué de gens considérant l'ambulance comme
un véritable hôpital, mais son caractère de mobilité l'en différen-
tie notablement, si le matériel dont elle est munie et le genre de
ses services ne suffisent pas à l'en distinguer. Elle doit être considérée comme une formation sanitaire qui complète et renforce
le service du poste de secours. C'est là qu'auront lieu l'examen
plus attentif des blessures, les pansements, les opérations urgentes ; c'est là que se donnent réellement les premiers soins, les plus
efficaces, si l'on y hospitalise, ce n'est que pour peu de temps et
ordinairement des blessés ou des malades gravement atteints ;
on y secourt aussi les malades de passage.

Nous n'avons pas à faire l'histoire de l'ambulance ; nous dirons seulement que sous ce nom, sous celui de détachement sanitaire ou autre, sa nécessité a été reconnue dans l'armée, soit
qu'elle ait fonctionné dans les combats, dans les marches ou en
séjours. Nous n'avons pas non plus à discuter s'il est préférable
que chaque brigade ait son ambulance ou bien s'il vaut mieux
qu'il y en ait une par division, comme on l'admet le plus souvent.

Nous pouvons admettre qu'elle peut se fractionner en autant de sections que la division a de brigades. En plus, une ambulance sera désignée pour le quartier général du corps d'armée et une autre pour la brigade de cavalerie; cette dernière, dont les fonctions sont plus limitées, n'exige pas ordinairement une personnel et un matériel aussi considérables. Celle du quartier général est appelée à donner ses soins aux troupes qui ne font pas partie intégrante des divisions et, principalement, à servir de réserve comme supplément ou auxiliaire. Quand les forces d'artillerie opèrent en unités fractionnées jointes aux brigades ou aux divisions, elles n'exigent pas une ambulance particulière, exclusive; ses blessés pourront être secourus au poste de secours de l'unité correspondante et dans les ambulances établies pour d'autres armes.

Sont applicables à l'ambulance quelques-unes des considérations d'emplacement signalées pour le poste de secours; la sécurité personnelle qui affranchit des émotions de la bataille y est une condition plus indispensable encore que pour le poste, vu la nature des secours qu'est appelée à donner l'ambulance.

L'ambulance devra être en contact avec la division ou la brigade; il sera donc opportun de l'établir à proximité de leurs réserves, sans qu'il y ait à préciser la distance qui doit la séparer du poste de secours. Il n'est pas nécessaire non plus de dire que cette distance ne doit pas être considérable et que l'installation de l'ambulance ne doit pas être éloignée des chemins. Il faudra veiller spécialement à ce que les conditions du local favorisent la provision d'eau et d'autres ressources. On profitera pour l'installation de l'ambulance des édifices qui ne puissent offrir aucun danger dans la chute des projectiles; on préférera les plus vastes qui simplifient les services spécialement au point de vue du personnel nécessaire. Celle du quartier général du corps d'armée devra être située en arrière des autres, dans des villages et localités réunissant toutes conditions pour le cas où elle devrait servir d'hôpital. S'il y a une ligne ferrée à proximité, ce sera une circonstance favorable qui pourra influer dans la rapidité des évacuations; son emplacement devra être signalé par les emblèmes distinctifs de la neutralité.

Essentiellement mobile, l'ambulance avancera ou reculera suivant que les combattants avanceront ou reculeront, restant prête pour tout déplacement rapide. Pour cela, elle n'acceptera pas de blessés pansés au poste de secours qui peuvent être dirigés directement sur l'hôpital de campagne le plus rapproché; on n'y pratiquera également pas les opérations qui, sans préjudice pour les blessés, peuvent être différées pour le 3.º échelon sanitaire. Dans les ambulances, en plus des premiers soins, seront faites quelques rectifications indispensables et l'évacuation des malades plutôt que les opérations.

Nous insisterons sur ce point que, dans les grandes batailles, l'accroissement du nombre des malades oblige l'ambulance à fonctionner comme poste de secours et même comme hôpital de campagne; les deux cas ne sont pas rares; de même il arrive souvent que, lorsqu'il y a beaucoup de blessés, ou dans une retraite précipitée, s'impose souvent la directe évacuation des malades de toutes formations d'avant quelles qu'elles soient vers les établissements d'arrière. Ce sont là des circonstances qu'on ne doit pas oublier dans le choix de toutes les formations sanitaires et de leurs attributions. Quoique la mission principale de l'ambulance soit de secourir les blessés, son rôle s'étend aussi aux soins nécessités par les malades, en cas de repliement des troupes. S'il se trouve des blessés ou des malades qui ne soient pas transportables, elle continuera à les soigner, installée avec un personnel, un matériel et des provisions convenables pour cela. Indubitablement l'organisation de l'ambulance, comme celle des postes de secours, serait plus parfaite s'il était possible de connaître à l'avance le nombre de services qu'elle est appelée à rendre. Cela permettrait de lui donner le personnel et le matériel exigés par la nécessité. Mais il n'est bien souvent pas possible d'avoir, même approximativement, ces données, et l'expérience devra y suppléer avec plus ou moins de succès. Rappelons-nous cependant que les guerres modernes donnent des chiffres effrayants de victimes, ce qui ne veut pas dire plus élevés que ceux des guerres d'autres temps; mais nous aurons l'occasion de revenir sur ce sujet.

Un si grand nombre de blessés n'est pas dû seulement à la précision et à la répétition rapide des tirs du fusil et de l'artillerie, il vient aussi des luttes sanglantes et terribles, corps à corps, comme en offraient les vieux systèmes de combat où la baïonnette jouait un si grand rôle. La guerre russo-japonaise, guerre de deux peuples qui se disputent l'hégémonie en Asie, nous a offert le spectacle des plus grandes batailles de l'histoire contemporaine, et, avec lui, la confirmation de ce que nous venons de dire. Un contingent de lésionnés rapidement accru peut faire varier le caractère de l'ambulance; ceci justifie qu'en plus du personnel propre des médecins, on devra s'appuyer sur les auxiliaires que fournissent les corps, s'ils ne sont pas nécessaires dans les 1.<sup>res</sup> formations sanitaires.

Pour quelques-uns, le personnel sera distribué en trois groupes: l'un pour le traitement des blessures simples et les petites opérations, un autre pour les cas plus compliqués parmi lesquels il faut placer ceux accompagnés de fracture, et enfin le dernier pour les amputations, les traitements plus difficiles et les plus longs. Cette distribution du service pourrait servir aussi de point de départ pour calculer le personnel facultatif nécessaire, mais, sans la rejeter, nous la croyons plus idéale que pratique.

La rapidité avec laquelle il faut travailler, la contingence des locaux dont on dispose, le critérium distinct pour la classification des blessures et leur pansement, et même la simulation professionnelle, pourront réduire probablement ce personnel à deux groupes au plus; l'un pour les opérations graves et le second pour les autres cas. L'ambulance est appelée à se fractionner en sections de brigade et, pour la même raison, il est opportun que chaque division puisse compter sur des éléments égaux en personnel, bêtes de somme ou de trait et matériel.

Pour les fonctions de postes de secours tous ces éléments sont ou peuvent être régimentaires, mais ceux des ambulances et des hôpitaux doivent être indépendants des diverses armes du combat. Ils appartiennent à la santé militaire et dépendent d'elle, excepté faite des éléments fournis par le corps du train ou l'administration militaire pour le transport et le logement. Nous deviendrions importuns en insistant sur ce que nous avons déjà dit, que tout devrait dépendre du service de santé et que, si étaient organisés les régiments mixtes dont nous avons fait voir le mérite, leurs compagnies, avec des éléments mixtes aussi, seraient distribuées pour le service des ambulances et des hôpitaux de campagne.

Au type de l'ambulance divisionnaire doit s'adapter celle du quartier général du corps d'armée que nous croyons nécessaire. Nous n'entrerons pas dans les détails de sa composition parce qu'il serait en vain de le faire, si l'on ne connaît pas l'ensemble des forces qui composent les divisions. Cette connaissance sera pour cela le point de départ pour la composition de cette ambulance qui peut varier beaucoup, soit en force soit à tout autre point de vue.

Posons cependant un principe: l'ambulance divisionnaire doit avoir comme éléments propres au moins quatre médecins et, comme nous l'avons dit, elle pourra admettre comme attachés les chefs médecins des régiments et les officiers de santé de la division qui, sans cesser de s'occuper d'un autre service, pourront prêter leur concours aux ambulances. De ces dernières fait partie intégrante le personnel subalterne, en nombre proportionné aux services des pansements, assistance et transport propre à leur caractère; leur appartiendront également les voitures omnibus pour transporter les malades et les blessés, les voitures à marchandises diverses pour le cas où il serait nécessaire d'établir l'ambulance en pleine campagne, les fourgons mixtes de chirurgie et de pharmacie, les voitures diététiques, ustensiles et équipage, le tout suffisamment muni du nécessaire; cacolets, brancards, chaises suédoises, animaux et attelages pour traîner les voitures, outils nécessaires pour leur nettoyage, pour le remplacement des pièces qui se détériorent le plus facilement ou s'inutilisent, et bêtes de trait pour remplacer les non utilisables, outils pour ferrer les chevaux, pour réparer et faire les attelages.

C'est un sujet discuté de savoir si l'on doit doter les ambulances et hôpitaux de campagne de voitures pour transporter le personnel médical. Nous nous inclinerons vers l'avis de ceux qui jugent cette précaution peu nécessaire et parfois superflue; peu nécessair? parce qu'en campagne tous les médecins doivent avoir un cheval pour les marches, superflue parce qu'il arriverait souvent que même en faisant les marches en voiture le médecin n'arriverait pas plus tôt au poste réclamant ses services, et puis il pourrait se faire bien souvent que tous ceux qui occuperont la voiture n'aient pas la même destination et soient obligés de s'arrêter bien plus loin.

Pour les ambulances de la cavalerie il ne faut pas oublier que les brancardiers ne peuvent pas suivre les mouvements des cavaliers et, comme les distances qu'ils auraient à parcourir seraient très grandes, le transport des blessés se fera en voiture pour la plus grande partie. Cette circonstance fera varier cette ambulance des autres pour le nombre des brancardiers et des brancards à leur donner.

IV

Avant de parler du dernier échelon sanitaire du service d'avant, disons un mot de la classe de pansement dont l'emploi mérite la préférence dans la chirurgie de guerre et spécialement dans les postes de secours et les ambulances.

Les travaux de Pasteur et de Lister, en découvrant les causes microbiennes de la complication des blessures et des ulcères, ont signalé un nouveau chemin pour diagnostiquer et traiter ces lésions. Grâce aux progrès de la microbiologie nous connaissons les agents de la septicémie, de la pyémie, de la gangrène, du tétanos, de la diphthérie et autres qui ont été étudiées dans les cliniques et expérimentalement. L'infection ne s'explique plus aujourd'hui que par le contact de l'air, par le contact immédiat des blessures avec des objets contaminés qui peuvent être entr'autres les corps tranchants, les habits, les instruments et même les mains du chirurgien. Aussi l'asepsie et l'antisepsie sont parvenues à constituer deux méthodes qui s'appuient pour leur emploi sur des fondements très rationnels et dont l'une peut être appelée le complément de l'autre. La méthode de traitement aseptique suppose une blessure exempte de tout caractère infectieux et tend à empêcher tout contact de sa part avec les germes infectieux; la méthode du second traitement consiste à détruire ces germes s'ils existent déjà, ou ce qui revient au même, tend à créer l'état d'asepsie.

Le premier problème à résoudre pour employer l'une ou l'autre méthode sur le champ de bataille sera de savoir si la blessure qui va être pansée est infectieuse ou non. Les uns croient que la blessure produite par de petits projectiles ne comporte pas généralement cette complication; si cette dernière existe, on doit l'attribuer à une application défectueuse du premier pansement, au retard qu'on a mis à le faire et à des changements inutiles de bandages. Ces cas ne seront pas rares. Mais les marches prolongées et répétées, la poussière que, pendant ces marches, auront recueillie la peau et les vêtements, la sueur, les mauvais logements et une foule d'autres causes favorables à la pullulation des microbes pathogènes, placeront le soldat dans des conditions telles que, s'il vient à être blessé, les germes d'infection peuvent compter sur un camp fertile et préparé pour leur développement.

Dans ces conditions, si l'infection n'existe pas, il faut toujours la supposer chez ceux qui vont supporter le premier pansement, surtout lorsque nous savons bien que le rigorisme le plus exagéré dans les précautions antiseptiques ne suffit pas bien souvent à prévenir le mal, et celui-ci nous surprend faute de quelque détail qui a passé inaperçu.

Dans les formations sanitaires dont nous avons parlé, postes de secours et ambulances, on a à lutter avec beaucoup de difficultés pour la propreté des blessures, du camp où l'on opère, des instruments, enfin de manipulations précises. De plus la stérilisation demande d'autres moyens que ceux dont on dispose dans ces formations, surtout dans les postes de secours, enfin, les matières stérilisées à l'avance peuvent avoir perdu leurs propriétés en raison du temps de la préparation, de la mise en flacons, plus encore en raison des circonstances du moment où on les emploie. Toutes ces raisons nous font incliner plutôt du côté du traitement antiseptique que vers la méthode aseptique. Déjà la guerre turco-russe nous a fourni l'occasion de reconnaître la valeur de la prompte occlusion des blessures avec un pansement antiseptique et aussi l'importance de l'immobilisation dans les cas de fracture. La pratique vient confirmer ces données, de sorte que les précautions antiseptiques, bien qu'elles ne soient pas aussi faciles dans la chirurgie militaire qu'elles le sont dans la chirurgie civile, contribuent beaucoup à une issue heureuse et prompte. Malgré tout, après avoir examiné la blessure, suivant la confiance qu'on peut avoir d'après le jugement qu'on a porté, après avoir considéré les ressources disponibles, lesquelles ne pourront jamais être comparées avec celles dont on dispose dans les hôpitaux, on pourra se décider pour l'opinion contraire.

Même en acceptant le traitement antiseptique il faut opter entre l'antisepsie sèche et l'antisepsie humide; il faut choisir aussi parmi les diverses substances antiseptiques. Relativement au premier choix à faire, la solution est assez facile à notre avis: si les vicissitudes d'évacuation ou autres, auxquelles est exposé le blessé, ne permettent de maintenir l'humidité convenable, c'est une raison suffisante pour rejeter le traitement humide. La seconde question à résoudre semble plus difficile si l'on veut réunir l'unanimité des suffrages; il faudrait pour cela pouvoir apprécier les avantages et les inconvénients des antiseptiques dont la puissance microbicide est la plus reconnue et ici le critérium individuel a de grandes variations. L'acide phénique, le sublimé, l'iodoforme, le chlorure de zinc, le salol, le naphtol, le permanganate de potasse et quelques autres sont les microbicides généralement employés. Les bandages préparés avec l'acide phénique et l'iodoforme conservent mieux leurs propriétés antiseptiques que ceux au sublimé ou autres substances; mais les solutions faibles sont insuffisantes. Le sublimé, très puissant, se décompose facilement; cependant on a constaté que, même étant donné cette décomposition et après un temps très long, a persisté l'efficacité d'un pansement dans lequel il entrait en composition.

Ces diverses degrés de puissance des antiseptiques et la somme des avantages et des inconvénients qui résultent de leur comparaison ont porté des chirurgiens de marque à employer les combinaisons qui leur apparaissent comme les mieux réussies. Ceci est d'autant plus justifié qu'il y a de grandes variétés de microbes et que les agents efficaces contre les uns cessent de l'être contre les autres.

L. Championnière adopte un pansement mixte, dont l'enveloppe serait formée d'une couche absorbante, gaze et coton imprégnée d'un antiseptique stable, et, en contact direct avec la solution de continuité, une poudre antiseptique active d'une fixité plus ou moins grande. L'acide salicylique uni avec l'acide borique, l'iodoforme avec la quinine, le carbonate de magnésie, l'acide borique même additionné à l'iodoforme, sont autant de combinaisons acceptables pour les pansements.

Nous terminerons ces quelques considérations particulières en disant que nous n'hésitons pas à préférer, dans les postes de secours et les ambulances, les agents antiseptiques à la simple asepsie. Quant au type de pansement à choisir, il faut veiller à ce qu'il soit le plus durable possible, pour éviter souffrances au blessé et travail au chirurgien; il sera d'une facile application, préparation et transport; enfin il permettra à l'air de s'infiltrer pour favoriser la dessiccation des parties rendues humides par les sécrétions de la blessure.

V

Les hôpitaux de campagne ont pour objet de venir en aide, dans un endroit voisin du champ de bataille, aux blessés et aux malades venus des échelons antérieurs ou directement du lieu où ils sont tombés et dont l'évacuation vers d'autres hôpitaux de seconde ligne doit être retardée plus ou moins longtemps. On peut dire qu'ils ont à compléter le service sanitaire des autres échelons. Bien que mobiles, puisqu'ils doivent suivre le mouvement de l'armée, ils pourront rester en permanence au même emplacement pendant un délai qui peut varier aussi bien de plusieurs mois que de plusieurs jours; le tout dépendra de la marche des opérations, de la situation des troupes et de la facilité d'évacuation. Ces hôpitaux peuvent être appelés à renforcer, avec tous les moyens dont ils disposent, les ambulances et les postes de secours.

Dans certains pays, ces hôpitaux s'installent et se maintiennent avec des moyens et des ressources venus de l'intérieur. Ils arrivent à être en quelque sorte indépendants de l'armée en campagne, et leur nombre varie selon l'importance de la guerre. Dans d'autres ils forment une partie intégrante de l'armée mobilisée et se distribuent proportionnellement au nombre des divisions qui la composent, ou bien (chaque corps d'armée étant pourvu d'un certain nombre de ces hôpitaux) fonctionnent seulement ceux que réclame la nécessité du moment.

À la guerre, dans la pratique, il arrive ordinairement que les pertes des unités organiques distinctes se confondent; pour l'hospitalisation on ne tient pas compte du corps auquel appartient le malade et il n'y a pas lieu de le faire. On peut donc admettre que les hôpitaux de campagne ne relèvent d'aucune division déterminée, et que le fonctionnement de ces formations sanitaires soit réglé par l'autorité compétente proportionnellement aux nécessités présentes ou d'actualité.

Cette manière de voir nous semble préférable, quoiqu'elle se sépare du système adopté par nous pour l'organisation des postes de secours et des ambulances. Ces dernières, en effet, en contact plus immédiat avec les forces combattantes que les hôpitaux, peuvent recevoir les blessés de chaque unité respective, ce qui serait impossible dans les hôpitaux de campagne.

Ils doivent avoir une numération corrélative pour leur meilleur emploi et leur meilleure distribution, et ceci permet, si l'on veut, d'assigner à chaque division le nombre d'hôpitaux qu'on peut lui attribuer. Leur composition préalable sera la meilleure qu'on aura reconnue, laissé à part tout ce qui touche au local pour l'installation, car les circonstances renseigneront là-dessus; cela ne veut pas dire qu'il faut faire absolument abstraction de cette question et encore moins qu'on ne doit pas munir les hôpitaux de tentes et abris sous lesquels ils pourront s'établir, faute d'édifices ad-hoc.

Le rôle que l'hôpital de campagne aura à remplir doit nous faire comprendre que pour sa composition on ne doit pas oublier la probabilité qu'il aura de le fractionner en sections, soit en vue d'une retraite précipitée qui ne permette pas une évacuation totale, soit en vue des secours que pourraient nécessiter de sa part d'autres échelons. Dans l'un et l'autre cas, il est nécessaire qu'il existe une distribution équitable des éléments composant les sections en lesquelles il faudra diviser l'hôpital.

Les angoisses qu'on ressent, lorsque le nombre des blessés est excessif, expliquent qu'on ait accepté comme principe que dans les premiers échelons les chirurgiens ne doivent pas s'occuper de l'extraction des projectiles, ni d'autres opérations ou pansements qui exigeraient trop de temps et des moyens plus faciles à trouver dans les hôpitaux de campagne.

Il n'a pas manqué d'opinions pour dire qu'il faut préciser sur ce point et tellement préciser qu'on en arrive à une véritable exagération. Pourquoi en effet retarder ces opérations s'il y a des moyens et le temps nécessaire pour les faire? On peut s'expliquer ceci pour les postes de secours, mais il n'en est pas de même pour les ambulances. Ces échelons peuvent facilement et avec beaucoup d'à propos se transformer en hôpitaux, si comme il arrive fréquemment le mouvement des troupes est lent et si les conditions locales, au milieu desquelles est installée l'ambulance, favorisent cette transformation. De cette manière on évite une augmentation prématurée et sans nécessité du nombre des hôpitaux; ainsi on tire meilleur parti des services du personnel et on diminue les souffrances d'une évacuation. Il serait mieux de prendre comme règle d'action pour le travail et les évacuations spécialement le nombre de blessés, comparé aux ressources et aux conditions d'emplacement et de circonstances, qu'on pourra connaître.

Les hôpitaux de campagne s'établissent généralement dans des localités, villages ou hameaux voisins du camp d'opérations. On doit veiller à ce qu'ils ne soient pas trop éloignés des ambulances, afin que les services des trois échelons se trouvent en relations faciles. Aucuns veulent fixer la distance à donner en ce cas; précaution inutile pour les mêmes raisons que nous avons indiquées en parlant de l'emplacement des ambulances. Si, derrière celles-ci, en un endroit sûr, il se trouve des localités qui assurent l'approvisionnement des choses les plus nécessaires, celles qui offrent les meilleures conditions sont celles qu'on devra choisir. La proximité des voies de communication pour un facile transport, la plus grande abondance de ressources pour le logement et l'alimentation, sont dans le même cas. Les édifices neufs et de grande capacité, s'ils réunissent des conditions d'hygiène meilleures que de vieilles constructions pour des collectivités, comme couvents, théâtres, églises, doivent sans hésitation être préférés; de même pour les grands magasins, les granges, les hangars, les écoles publiques, les maisons de récréation, qui tous peuvent rivaliser pour procurer de bonnes installations.

Rarement on dispose de locaux permettant à un hôpital de campagne d'avoir une distribution analogue à celle des hôpitaux permanents, dont l'idéal suppose: clinique, salle d'opérations, bureaux, lingerie, cuisine, pharmacie, dépense, lavoirs, magasin, pavillons et dortoirs pour le personnel, lieu de dépôt des cadavres, cabinets, salle de contagieux et infectieux, locaux pour les soins de propreté et de désinfection, cabinet d'analyse et d'examen, d'hydrothérapie, loge du portier, etc.

Tout cela suppose un vaste édifice pouvant contenir cette classification de locaux. En campagne il faut se contenter de beaucoup moins et se suffire parfois avec deux, trois, édifices ou plus, pour l'installation d'un seul hôpital. Pour suppléer à ce défaut ou insuffisance, on fera appel aux tentes ou baraques, abris qui doivent prendre place dans l'ensemble du matériel des hôpitaux de campagne. De la même manière que nous avons vu les ambulances pouvoir changer de caractère et prendre celui d'hôpitaux, les hôpitaux de première ligne se transformeront à l'occasion, pour des motifs tactiques, en hôpitaux provisoires plus fixes; et ceci est une raison de plus, dans le choix des édifices, pour s'arrêter sur ceux qui simplifient le plus les services et réunissent les meilleures conditions hygiéniques par leur grandeur, leur voisinage, leur aérage, leur température, la nature du sol, leur construction, etc.

Il est nécessaire de désigner le nombre d'hôpitaux de campagne à assigner à chaque corps d'armée et aussi de fixer le nombre de malades qu'ils pourront contenir pour pouvoir leur donner tous les éléments sur lesquels ils doivent compter.

Nous ne voyons pas d'inconvénient grave à ce que ces hôpitaux se réduisent à un petit nombre, pourvu qu'ils soient susceptibles de se diviser en sections. Cependant nous paraît meilleur le système de l'Allemagne, où 12 hôpitaux sont fixés pour chaque corps d'armée, qui fait fonctionner ceux qui sont nécessaires. Si nous ne nous trompons pas, ce procédé se prête à une plus grande rapidité dans l'exécution des services, car il permet une distribution du personnel plus efficace, et ce doit être là pour les chefs de santé une constante préoccupation, afin d'éviter que lorsque le personnel fait défaut ou est insuffisant en un endroit, il reste inactif dans un autre.

Dans le cours d'une guerre, on voit fréquemment, aussi bien dans les hôpitaux de campagne que dans les hôpitaux provisoires, que le nombre de malades, bien que pour des causes distinctes, est variable au plus haut point. Un combat, et des évacuations nombreuses et parfois même imprévues, font souvent affluer tout à coup dans un hôpital un nombre si considérable de sujets que le personnel pour les soigner et les secourir devient très insuffisant. Cet état peut se prolonger plus ou moins longtemps et à ces vicissitudes sont exposés tous les hôpitaux. De là nous devons conclure qu'en matière d'organisation ce qui se fait, c'est de tracer le schéma, disons le ainsi, pour compléter le service et le rendre tel qu'il doit être, lorsque viendra la nécessité qu'il n'aura pas été possible de prévoir. L'expérience des chefs du service de santé, aidée des informations qu'ils doivent se procurer, pourra diminuer les conflits ou les rendre moins graves, en changeant et modifiant, comme nous sommes habitués à voir changer et modifier, la composition des corps, brigades et divisions à la suite de combats acharnés, où les pertes ont déséquilibré toutes les forces. Quant au nombre de malades ou blessés à admettre dans chaque hôpital, bien que ce ne soit là qu'une précaution qui servira à les munir des ressources nécessaires en rapport avec les besoins prévus, il nous semble bon d'admettre le chiffre de deux cents que donnent les allemands. Ce nombre, en effet, s'il est vrai qu'il soit bien réduit pour les pertes d'hommes des grandes batailles, sera suffisant pour les engagements et cas les plus courants. Les guerres modernes et quelques guerres antiques ont prouvé que le nombre des blessés peut devenir si exorbitant que les ressources désignées pour les hôpitaux en étaient arrivées à ne suffire que pour la minime partie. Pour les cas de ce genre, on doit pouvoir compter sur le personnel et matériel de réserve, qui lui non plus ne suffira pas dans certaines occasions.

Si l'installation devait se faire en pays inhabité il y aurait à choisir entre les tentes et les baraquements ; la saison et le climat du pays, où la guerre a à se dérouler, ainsi que la durée probable de l'installation devront donc attirer l'attention. Le service des hôpitaux s'assimilera le plus possible au service des hôpitaux permanents ; il faudra cependant simplifier beaucoup la documentation et les travaux de bureau. Parmi ces derniers la statistique mérite une sollicitude particulière ; afin qu'elle n'ait pas à souffrir de graves erreurs, il est bon d'éviter que les malades qui passent d'un hôpital à un autre figurent dans la statistique du dernier comme une entrée ordinaire. Sans cette précaution le même malade figure plusieurs fois comme malade distinct et le nombre des blessés en résulte beaucoup plus considérable qu'il ne l'est en réalité. Dans les cliniques, un livre-registre à souches, où l'on noterait les renseignements les plus nécessaires, serait d'une grande utilité pour la rédaction de la statistique et pour d'autres fins de grand intérêt.

Les difficultés qui se rencontrent à chaque moment dans la vie de campagne pour la police individuelle et autres pratiques d'hygiène rendent très communes les maladies contagieuses ou infectieuses, qui exigent des locaux suffisament séparés des autres cliniques, et même des hôpitaux exclusivement destinés à leur traitement spécial. La gale par exemple se propage ordinairement beaucoup, se compliquant avec d'autres maladies de la peau; or on peut tout éviter par l'installation voisine d'un hôpital, où en peu de temps ceux qui entrent peuvent obtenir leur guérison et revenir prendre leur place dans les rangs. Le peu de séjour à l'hôpital que ces sortes de malades doivent faire, de même que les convalescents, les éclopés et ceux qui ne nécessitent qu'un peu de repos, doivent déterminer à placer les dépôts ou hôpitaux où on les fait entrer, tout-à-fait à proximité ou dans la zone même où opèrent les unités organiques auxquelles ils appartiennent, c'est-à-dire qui correspondent au service de première ligne. Quelques autres considérations sur les services des ambulances et des hôpitaux ne seront pas de trop.

Un combat sérieux est engagé, l'ambulance est en une constante activité, et soit parce qu'elle vient en aide aux postes de secours, soit par ses évacuations nécessaires sur l'hôpital, son service de transport tient la même activité. Il n'en sera pas de même avec ce dernier échelon, c'est-à-dire l'hôpital : ici en effet les évacuations sont périodiques et peuvent s'accomplir avec plus de régularité et sans les contraintes des ambulances. Bien plus, pour en venir à bout, on pourra faire appel aux éléments dont disposent ces dernières et même à ceux des établissements de seconde ligne, qui à eux seuls devraient suffire à l'occasion à faire complètement ce travail.

Quelque chose de semblable arrive à propos de l'assistance facultative; le personnel de l'ambulance est obligé durant le combat de multiplier ses services avec une grande rapidité, moindre toutefois que dans les postes de secours. Et, dans ces deux derniers échelons on ne peut calculer ni prévoir la somme de travail qui s'accumulera; mais ceci est beaucoup plus facile quand il s'agit de l'hôpital, parce que la plus grande partie du contingent des blessés n'y fait son entrée que les jours qui suivent le combat. Ceci posé, à mesure que dans les deux premiers échelons le travail diminue, une bonne partie des éléments appartenant aux ambulances viennent renforcer les hôpitaux et leur prêter main forte. Comme on le voit, la relation intime que doivent conserver les trois formations permettrait de réduire les chiffres assignés antérieurement pour les munitions à leur fournir, si nous ne savions déjà que, régulièrement, les ressources seront insuffisantes lorsque les blessés tomberont par milliers, ainsi qu'il arrive bien souvent dans les guerres modernes et qu'on a pu le constater dans quelques guerres du temps passé.

Il s'impose donc de donner aux hôpitaux de campagne des ressources propres, accommodées à l'extension probable d'un rôle plus décisif. Sera laissé ensuite à la discrétion des autorités supérieures le soin de distribuer avec tact et mesure, comme nous l'avons déjà dit, les unités respectives, afin que, s'il résulte quelque part des vides, ils soient rendus moins sensibles.

Comme terme moyen on pourrait admettre, relativement au personnel de l'assistance, qu'il faut pour une clinique de 30 malades un chirurgien, deux aides et trois infirmiers; pour le service pharmaceutique d'un hôpital il faut deux pharmaciens, trois aides pharmaciens et un ou plusieurs infirmiers ou servants; les cliniques de médecine permettent une légère diminution sur le personnel alloué aux cliniques de chirurgie. Relativement au matériel et aux autres éléments pour les pansements, on doit se baser dans le calcul sur l'importance de l'hôpital, sur la consommation approximative nécessitée par le mouvement ordinaire des malades et des blessés et sur d'autres nécessités auxquelles il faut veiller.

Lorsque, vu la marche des opérations, l'hôpital de campagne se transforme en hôpital temporaire ou de seconde ligne, il faut faire en sorte que ses éléments constitutifs puissent se reconstituer le plus brièvement possible pour qu'il puisse reprendre son caractère primitif. Il faut en dire autant des ambulances qui, ayant commencé à fonctionner comme telles, se sont converties ensuite en hôpitaux provisoires.

Pour la translation des blessés ou malades des ambulances vers les hôpitaux de campagne, ou bien de ces derniers vers les hôpitaux de seconde ligne, on organise des convois, doués d'un

personnel et d'un matériel appartenant au service de santé, avec
un personnel administratif parfois, et ordinairement avec des provisions alimentaires. Il nous paraît superflu d'entrer dans les détails sur ce sujet particulier; qu'il nous suffise de dire qu'on doit
en exclure tous les individus qui pourraient voir leur état s'aggraver et leur vie en danger par suite des vicissitudes du transport.
De plus, tous doivent dans le transport aller en ordre, portant
leurs cartes correspondantes de diagnostic ou feuilles de clinique brièvement rédigées; au médecin chargé du convoi on devra donner toutes les instructions nécessaires pour le bon accomplissement de la fonction qui lui est confiée; enfin toutes les
fois qu'il sera possible, il faudra aviser à l'avance les hôpitaux,
vers lesquels se dirigent les malades au départ du convoi.

<h2 style="text-align:center">VI</h2>

Une connaissance exacte de la vie militaire et de ses services, une intelligence vive, capable d'apprécier rapidement les circonstances et d'en résoudre les difficultés avec succès, l'énergie
physique, l'abnégation et la valeur, voilà des qualités qui doivent
briller chez le personnel médical fonctionnant en première ligne.
L'accomplissement du devoir, le prestige du corps et le désir de la
gloire ou de la récompense, comme puissants stimulants, tout
cela, à notre avis, nous paraît plus convenable et plus exigible chez
le personnel actif que pour le personnel de réserve, ou que pour celui qui, volontairement, avec rémunération ou sans rémunération,
fait partie d'une armée en opération.

Ce dernier personnel trouvera mieux son application et rendra des services non moins importants en seconde ligne. Les sujets qui n'appartiennent pas à l'armée et qui s'offrent, poussés par
leur propre patriotisme, peuvent être de très précieux auxiliaires.
Mais n'oublions pas que leur compétence serait-elle grande au
point de vue technique, s'il ne connaissent pas, comme il arrive
le plus souvent, le mécanisme des services sanitaires et la vie du
soldat, ils ne pourront pas moins faire que commettre invo-
lontairement des fautes, qui pourraient être graves pour les intérêts de l'armée, et ceci mérite une attention toute particulière,
parce que, dans la vie militaire, comme dans la vie civile, il se
voit confirmé qu'il y a plus de victimes arrachées à la mort par
des soins préventifs intelligents que par un traitement postérieur
des mieux réussis. Et cette hygiène préventive exige les connaissances auxquelles nous venons de faire allusion et qui consti-

tuent ce caractère si spécial que porte la médecine militaire. Ceux
qui la pratiquent savent que leurs résultats les plus heureux sont
dus au talent de savoir résoudre avec succès et réaliser des mesures hygiéniques efficaces, dus à leur habilité comme chirurgiens, pour le pansement rapide dans les blessures compliquées
et à leur dextérité pour des opérations d'urgence avec un ensemble sommaire d'instruments et des auxiliaires insuffisants ou
sans valeur. Durant notre pratique nous avons pu voir plus d'une
fois en campagne diriger des services intéressants, à défaut de
personnel de la santé militaire, l'auxiliaire civil d'associations
philanthropiques ou un auxiliaire provisoire. Et, laissant à part
toute question de suffisance scientifique, il est un fait certain,
c'est que nous avons eu l'occasion d'avoir à juger de fautes graves. Si, parfois, elles avaient leur excuse dans l'ignorance des services ou dans une bienveillance malentendue envers les malades,
il arrivait aussi qu'elles étaient dues à des abus et que le coupa-
ble obéissait à un intérêt particulier en vue de conserver une
place rémunérée par les dites associations.

On voit donc qu'il est suffisamment expliqué pourquoi les
services de santé militaire doivent être exécutés par des sujets
appartenant à ce corps ou se trouvant sous sa direction plus ou
moins immédiate et pourquoi nous considérons le personnel en
service actif plus apte pour la première ligne ou de l'avant où c'est
peu du zèle le plus grand.

La même analogie que nous avons remarquée dans les services des hôpitaux de campagne et ceux des ambulances, il faut
la voir dans les ressources en matériel et en personnel qui leur
sont attribuées. Il faut cependant distinguer quelques différences
indispensables qui existent dans cette attribution aux uns et aux
autres. Elles tiennent principalement à ce fait que les hôpitaux
sont plus stables et que, par conséquent, ses fonctions sont plus
complètes. Le service pharmaceutique par exemple y est beaucoup plus étendu ; il en est de même pour celui de la désinfection
et quelques autres ; de là, la nécessité d'une augmentation dans
leurs ressources de toutes sortes, augmentation qui sera d'autant plus nécessaire que, de ces ressources, devront profiter les
échelons antérieurs ou à s'approvisionner avec elles. Chaque hôpital de campagne en fonction devra avoir un directeur facultatif
avec le titre de chef du service ; mais si dans une même localité sont installés d'autres hôpitaux, un seul chef pourra à la
rigueur assumer la direction générale ou d'un plus grand nombre.

Il faut faire en sorte que les chefs de clinique possèdent la meilleure expérience; on les prendra de préférence dans les cadres actifs.

Nous ne dirons rien de tout ce qui n'incombe pas d'une façon directe à la santé militaire, par exemple de ce qui concerne les services économiques, administratifs et religieux dans les hôpitaux. Si nous confondons dans le matériel sanitaire certaines choses, comme on le verra par la suite, faisant partie du service particulier de l'administration militaire, c'est seulement ce que nous croyons indispensable pour l'installation en les premiers secours; effets ou matériel qui, n'étant que le complément du matériel propre de la santé, sont joints à ce dernier à cause de la promptitude et l'efficacité de leur emploi. Une fois l'hôpital établi (nous en dirons autant de l'ambulance), une fois commencée sa fonction, chaque corps pourra prendre plus facilement dans la gestion la part qui lui correspond, en harmonie avec ce qui est marqué dans ses règlements pour l'organisation de ses services.

Chaque division ou brigade devra avoir un chef de santé; un inspecteur dirigera le service sanitaire du corps d'armée, aidé d'un second chef de santé; ces deux derniers auront sous leurs ordres immédiats, comme secrétaires, un officier de santé et de plus leurs employés aux écritures respectifs et leurs ordonnances venus des compagnies sanitaires.

Lorsque l'armée se compose de plus d'un corps d'armée, le commandement suprême en matière de santé militaire appartiendra à un inspecteur général, aidé en second d'un chef de santé et ayant avec lui secrétaire et un personnel secondaire analogue à celui que nous venons d'indiquer pour le corps d'armée. Doit former partie du quartier général de l'armée et des corps d'armée un chef pharmacien qui dirigera le service pharmaceutique dans chacun d'eux. Dans le cas, où les bêtes de trait pour le service sanitaire dépendraient du corps de santé, les compagnies sanitaires devraient avoir des vétérinaires et tout le personnel subalterne, des harnacheurs, maréchaux ferrants et forgerons.

Nous ne nous faisons pas l'illusion de croire que tout ce personnel et celui que nous avons marqué pour les corps, hôpitaux et ambulances, suffisent pour combler les nécessités sanitaires d'une campagne dans tous ses accidents. Bien loin de là, à notre avis, étant donné le contingent des blessés dans une bataille entre deux armées nombreuses douées de tous les moyens modernes de combat, seront insuffisants pour assurer un prompt secours et une bonne assistance les médecins militaires désignés, ceux des associations philanthropiques et les auxiliaires et les provisoires qu'ils se seront attachés. Le paludisme, la dysenterie, le typhus et autres maladies infecto-contagieuses, qui sont l'apanage des armées en campagne, causent encore des pertes nombreuses et créent des malades qu'il n'est pas possible de soigner consciencieusement, si parfaite que soit l'organisation sanitaire.

Comme conséquence du manque ou insuffisance de personnel intelligent dans les grandes batailles, est née l'idée du pansement individuel que doit porter chaque soldat et qui sera très utile si ce dernier a quelques notions pour l'appliquer. Avec ce moyen, à défaut de personnel instruit, on pourra éviter que le blessé reste sans soins, un temps considérable, un jour parfois ou plus, exposé à de graves complications. L'instruction nécessaire dans ce cas sera donnée aux troupes dans des conférences sanitaires. Les médecins de corps les feront en temps de paix, et d'autres conférences, sous forme de conseils et dans un langage ou un style accommodés à l'auditoire, enseigneront au soldats les avantages de l'hygiène, les causes de beaucoup de maladies qu'on peut éviter, et jusqu'à la manière d'en combattre quelques-unes.

Nous avons de la peine à croire qu'il puisse exister un autre moyen pratique et préférable pour le blessé dans ces faits d'armes où sont engagés de nombreux combattants. Qu'on ne nous parle pas ici de réserves de personnel : on comprend des réserves de matériel qu'on pourra employer en temps opportun ; mais il n'en est pas de même pour les réserves de personnel ; ou bien elles sont fictives, ou bien il faut admettre un personnel considérable et sans rôle fixe pour un temps indéterminé et ceci, économiquement, n'est pas admissible dans une organisation médiane. Si par ce nom on veut désigner le personnel qui, s'occupant d'un service particulier, peut, sans que ce dernier s'en ressente, être désigné pour un autre, convenons que le mot de «réserves» est assez impropre.

Quoiqu'il en soit, il est un fait hors de doute c'est que l'organisation des services de première ligne doit se baser sur le calcul du nombre probable de blessés et du matériel et personnel nécessaires pour les soigner. Mais il y a des rencontres auxquelles on ne s'attendait pas, de courts engagements quand on comptait sur des luttes tenaces et réciproquement, en un mot, il y a toute une série de contingences qui échappent aux plus habiles prévisions. Si nous faisons appel à l'Histoire pour qu'elle nous serve de guide, nous remarquons ce fait: les renseignements concernant la force numérique des armées qui ont pris part aux batailles et les pertes subies sont si confus, si différents, si corrigés, qu'il est impossible, en dépit de l'étude la plus scrupuleuse, de faire la lumière là-dessus. Et on comprend cette difficulté: la confusion et le tumulte se prêtent peu à une juste appréciation des faits par les témoins; chacun juge de l'ensemble par la part qu'il y a prise, et, se laissant porter par la tendance naturelle à l'exagération ou les qualités affectives particulières, il relate les faits à sa manière. L'urgence qu'il y a de s'informer pour satisfaire les devoirs de sa charge ou l'anxiété de toute une nation qui veut connaître le résultat et les détails du combat ne laisse pas le temps de recueillir des données certaines. Parfois on aura ces données et cependant des motifs de prudence bien entendue seront cause qu'on les gardera cachées pour éviter, en cas de désastre, l'effet moral qui doit en résulter pour l'armée et pour le pays. Enfin on défigure les faits pour rehausser la victoire ou atténuer la défaite. Cet ensemble de circonstances rend stériles les plus laborieuses investigations et difficile la comparaison entre les pertes subies par les armées anciennes et modernes dont le système de combat, de défense, d'armement ont traversé tant de changements. Cependant il est une vérité évidente: dans les temps anciens comme dans le temps postérieurs jusqu'à nos jours, se sont livrées des batailles dont les pertes furent énormes: ainsi les batailles d'Aix, des Champs Catalauniques dans l'antiquité, ainsi la bataille de Kunersdoff vers le milieu du XVIIIᵉ siècle, plus tard celles de Jena, Waterloo, Sadowa, Gravelotte, Sedan et celles toutes récentes de Liao-Yang et de Mukden. Elles nous prouvent aussi, comme le dit notre illustre général Casanova, que parallèlement aux progrès des moyens de destruction, ont grandi les moyens de diminuer les effets des premiers. De toute autre manière, en effet, la guerre serait devenue impossible: aucune armée n'aurait pu exister. A la flèche, à la fronde, aux catapultes, aux béliers, aux chars falcutaires, aux éléphants et aux chameaux, se sont substitués la poudre sans fumée, le fusil à répétition et le canon à tir rapide. Mais en échange les antiques boucliers, cuirasses, casques, devenus inutiles avec les modernes projectiles, ont fait place à la distance, qui est déjà une grande défense, aux tranchées et aux travaux qui retiennent le projectile et cachent le combattant. En un mot, contre l'efficacité des armes, nous avons aujourd'hui les progrès de la tactique, de la stratégie et des autres branches de l'art militaire. Ils réduisent considérablement le nombre de victimes; ils épargnent à la guerre les horreurs d'une véritable boucherie et à des populations entières l'anéantissement complet, s'ils ne parviennent pas encore à éviter la destruction de bataillons entiers, les charges terribles à la baïonnette, les positions prises et perdues plusieurs fois. La guerre russo-japonaise nous a encore offert des cas de ce genre, où les deux armées ont lutté avec un courage voisin du désespoir et ont donné des preuves répétées d'un véritable héroïsme.

En dépit de tant de difficultés pour savoir le nombre des victimes de grandes batailles, des personnes compétentes ont prétendu qu'une dixième partie des combattants sortaient de la lutte avec des blessures graves et un sixième ou au moins un septième avec des blessures légères. Entrant dans des détails, Bénech a dit qu'une armée comptait de 10 à 15 pour 100 de pertes, un corps d'armée de 20 à 25 %, une division de 29 à 30 % et un régiment de 40 à 60 %.

Si les difficultés qu'on rencontre dans le calcul des pertes sont nombreuses, celles pour calculer le personnel nécessaire pour secourir ces pertes ne sont pas moindres. Il y a des pansements difficiles et longs, il y en a de faciles et courts, il y a le petit nombre et le grand nombre de blessés qui empêchent toute proportion juste dans les attributions de ressources sanitaires; il y a les trajets petits ou grands qu'il faut parcourir pour arriver aux divers échelons, et tout cela pose une série de problèmes sans la résolution préalable desquels un bon calcul est impossible.

Nous applaudissons les études auxquelles certains se sont livrés pour établir des formules précises basées sur le temps, la distribution et l'activité du fonctionnement pour fixer le personnel nécessaire; mais nous ne croyons pas qu'on puisse donner à leurs conclusions plus de valeur que n'en a un calcul dont la fausseté se manifestera en maintes occasions. Ce calcul doit être fait cependant quand on traite de l'organisation sanitaire, et, pour nous approcher du vrai, il ne nous reste qu'un chemin: c'est de chercher le terme moyen de ce que les renseignements de l'histoire nous montrent et le terme moyen des enseignements de la pratique de nôtre profession. On peut admettre qu'un médecin fasse quatre ou cinq pansements par heure, mais il ne faut pas oublier que pendant les combats, les uns travaillent et les autres font partie des réserves; or ceux-ci ne sont invulnérables ni contre les projectiles, ni contre maladies; il ne faut pas oublier en-

fin que la campagne peut avoir le même caractère que celle de
l'armée espagnole à Cuba; le nombre des malades dans les hôpitaux était énorme, et, dans les rangs, un nombre non moins grand
de soldats, qui à plusieurs reprises avaient passé dans ces hôpitaux, plutôt que des hommes de guerre, paraissaient autant
de valétudinaires, victimes d'une campagne désastreuse, dans un
climat insalubre. Une armée ainsi composée doit distraire beaucoup
de personnel pour les services de seconde ligne et rend plus difficile le calcul de toutes les ressources que peuvent nécessiter les
services de la première.

Nous avons eu l'occasion de dire un mot, à propos des services
de première ligne, du régime et des devoirs du personnel, sujets
que signalent et déterminent les règlements et instructions en
vigueur dans chaque pays. Qu'il nous suffise de quelques développements là-dessus. Fixons-nous d'abord sur cette idée que, la
mission du corps de santé étant l'assistance médicale facultative,
l'application de l'hygiène et l'intervention du médecin dans tout
ce qui se rapporte intimement à la santé ou aux aptitudes physiques des sujets de l'armée, nous pouvons, de ces différents
points de départ, faire dériver les devoirs respectifs de chacun.
Ainsi, à l'inspecteur en chef du service de santé de l'armée en
opérations il appartient de proposer au général en chef toutes
les mesures en relation avec la santé des troupes, nécessitant l'intervention de cette autorité. Il adoptera, dans la mesure de ses
attributions, les mesures qu'il jugera convenables pour le service;
au début de la campagne, il dictera les instructions qui serviront
de guide à ses subordonnés; il distribuera le personnel selon les
nécessités, dirigera les services, en aura la haute inspection et
fera les réquisitions de matériel et de personnel nécessaires. Des
devoirs analogues, dans la sphère de leur activité respective et
après entent avec leurs supérieurs immédiats hiérarchiques militaires ou facultatifs, selon les circonstances, auront tous les chefs
et officiers de santé militaire. Pour l'assistance facultative, de même
que pour l'important service d'évacuations, il est convenable et
même nécessaire que ceux spécialement qui ont cette direction
soient au courant des opérations probables qu'on va exécuter. Pour
cela durant les périodes de combats ils doivent être en relations
quotidiennes avec l'État Major.

Le personnel, matériel et bêtes de somme ou de trait prévus,
leur distribution, l'état des rentrées et des sorties, la statistique
et, avec elle, les relations nominales des blessés après chaque en-

gagement, les évacuations de malades et blessés pour la connaissance préalable du nombre de lits disponibles dans les hôpitaux et des ressources locales d'hospitalisation, les mouvements des parcs sanitaires pour leur installation en lieux plus convenables, les précautions hygiéniques à adopter spécialement dans le cas de contagion ou épidémie, la reconnaissance des vivres et provisions, les informations à prendre sur les locaux et édifices des campagnes, des populations où doit se faire le campement, le logement des troupes ou l'installation d'infirmeries ou hôpitaux, l'étude des conditions d'emplacement, d'assainissement, de chauffage, de ventilation, d'éclairage, d'approvisionnement d'eau ; en général, la marche et les accidents du service, à connaître dans le double caractère technique et économique-administratif, tout cela, dis-je, détermine une série de devoirs que nous ne croyons pas nécessaire de détailler dans un travail de ce genre.

Tout chef de clinique, tout officier de santé doit se munir de la trousse de chirurgie, ou mieux d'un sac à main avec des instruments et autres effets, qui, étant d'un poids peu considérable, permet au médecin de prêter à lui seul des secours immédiats ; il y a des modèles de ce genre de trousses dignes d'être acceptés.

## VII

Dans la vie civile, le superflu peut augmenter les commodités et les jouissances, dans la vie militaire il ne faut que l'indispensable. Même quand tout se consomme, beaucoup de choses se perdent, et, s'il est utile d'avoir une grande provision de tout ce qui peut être nécessaire en guerre, il serait préjudiciable d'augmenter l'ensemble des provisions voulues ; c'est un bagage embarrassant et offrant de grandes difficultés pour les mouvements rapides qu'il faut exécuter à tous moments. De là le besoin d'un jugement sûr pour marquer le matériel sanitaire à donner et pour faire un bon choix parmi les genres de modèles et de types à employer. Si on prodigue les munitions, on ne sait pas approximativement jusqu'à quel point elles ont à servir et il est d'une importance capitale de savoir en tout réduire au minimum de poids, de volume, de place, le matériel de pansement, de transport, de logement, sans le diminuer, et bien plutôt en augmentant le nombre des effets. En nous fixant par exemple aux médicaments, il faudra supprimer les spécifiques, et, comme dans la médecine militaire on doit proscrire les formules complexes et adopter les plus simples, il suffit d'un nombre restreint de médicaments. La grande consommation de ceux qui sont le plus souvent employés et leur remplacement offriront moins de difficultés à ce point de vue si se généralise l'usage de comprimés, pastilles, tablettes de substances antiseptiques pour solutions et des alcaloïdes comme la cocaïne, la morphine, l'atropine, la digitaline, la quinine et d'autres dans le même genre. Leur distribution est facile, leur dosage simple, si les comprimés ont été bien préparés. Ce sont là des avantages très appréciables, car ils évitent l'inconvénient d'avoir à faire la préparation et à doser quand les ressources viennent à manquer, que le temps presse, que la nécessité nous serre de près, ainsi que cela arrive en campagne. En France, comme en Angleterre et aux États-Unis, les chimistes industriels ont fait des progrès considérables dans ce genre de produits.

L'instrumental devra aussi en chirurgie se limiter à un indispensable, dont pourra tirer partie le chirurgien militaire habile. Les opérations les plus fréquentes en campagne devront servir de guide pour ne pas augmenter sans nécessité ce matériel, qui par sa forme, ses dimensions, sa composition doit être à l'abri le plus possible de l'infection, et se prêter au contraire à un nettoyage et à une stérilisation faciles ; les instruments à poignée de métal nickelé offrent cet avantage. Les caisses ou étuis qui les contiennent devront réunir des conditions analogues. Les instruments de chirurgie dentale ne seront pas oubliés et moins encore les appareils et outils nécessaires pour la radiographie dont l'importance dans la chirurgie militaire est reconnue.

La profusion de modèles existants pour chaque classe de matériel, rend le choix difficile, et le progrès de la science et des industries introduisent des modifications plus ou moins fréquentes, selon le genre de matériel dont il s'agit. A cause de cela, nous ne faisons qu'indiquer ce que nous croyons se rapporter à la question et sans nous décider, nous nous bornons à marquer les conditions les plus essentielles que devront réunir ces modèles, tout en citant en certains cas ceux qui sont les plus renommés.

Le transport des blessés se fait de différentes manières selon la distance, le matériel dont on dispose, le genre de lésions à soigner et les moyens auxquels il faudra recourir. On emploie communément les brancards avec ou sans roues, les litières, voitures, cacolets, bêtes de somme, trains et bâteaux hôpitaux etc. Nous serions trop diffus si nous voulions parler du transport à mains, à bras ou sur les épaules des brancardiers, si nous nous arrétions aux moyens indiqués par Fischer, Heyfelder, Landa et autres, ainsi qu'aux méthodes qui, étant improvisées, défectueuses ou de réquisition, s'imposent par nécessité. Le transport jusqu'aux postes de secours ou aux ambulances exige le plus souvent les brancards sans roues. Les accidents du terrain, mauvais chemins, fossés, haies et clôtures ne permettent guère le passage, à moins de faire de grands détours, aux voitures, bêtes de somme ou brancards à roues, utiles dans d'autres occasions. Les secousses, les dangers de verser, auxquels sont exposées les voitures, leur trépidation font aussi que le brancard sera le moyen, presque exclusif employé dans ce premier transport. Le nombre des brancards disponibles en réserve ne sera donc jamais exagéré, pas plus que ne peut l'être celui attribué aux diverses stations. Pour le calculer on peut admettre qu'un quart des blessés marchent seuls et qu'en une heure les brancardiers peuvent parcourir, aller et retour, un trajet de deux kilomètres. Il convient que le type de brancard soit unique, c'est-à-dire adaptable aux voitures d'ambulances, aux trains sanitaires et à des roues. Quatre pieds petits, fixes ou pliants, placés un à chaque extrémité, sépareront le brancard du sol; à la légèreté seront jointes de bonnes conditions de solidité, il sera peu volumineux, facile à monter et à démonter, les pièces qui le composent devront pouvoir se remplacer facilement. On diminuera les souffrances du blessé pendant le transport, si ces brancards sont larges, avec une inclinaison convenable pour que la tête du blessé ne reste pas dans une position horizontale. Cet inconvénient pourra être évité de différentes manières: on pourra, par exemple, employer un soutien à crémaillère à la place de la tête, ou un oreiller, qui au moyen de courroies à boucles servira d'appui; vu les difficultés qu'il y a pour la propreté des oreillers et la facilité avec laquelle ils viennent à se perdre, cette addition au brancard de campagne ne nous semble pas la plus convenable.

Le transport des blessés en brancard devient très pénible pour les brancardiers et ne laisse pas d'offrir beaucoup de risques pour chutes et danger de se renverser. Aussi emploie-t-on encore des brancards à roues très acceptables, très utiles en certains cas, et dont les types sont nombreux. Il faudrait que le brancard à roues puisse être traîné par un seul homme, qu'il soit léger, d'un petit volume et qu'on puisse en transporter de grandes quantités, si c'est nécessaire. Le support ne doit pas être rigide et le brancard doit pouvoir s'adapter facilement aux roues;

des ressorts rendront la suspension de l'appareil facile; enfin il faudra que le brancard reste suspendu dans le sens horizontal quand le terrain aura une pente transversale; il y a des brancards pour un seul blessé couché, et des modèles pour deux blessés assis. Lefort, Longmore, Beaufort, Frauch et autres ont fait de longues études sur ce moyen de transport, et parmi les modèles de ces appareils il y en a qui peuvent servir de lit dans les hôpitaux de campagne.

Le nombre de brancards pour une armée en opérations ne peut se calculer; cependant il convient d'en fixer un pour chaque unité, pour ne faire arbitrairement la distribution et pour ne pas rendre excessif l'ensemble des bagages. Il s'agit ici d'un matériel d'une grande application et dont la dépense est considérable.

À cause de cela et en plus de ce qui a été déjà désigné pour chaque corps, ces derniers devront porter comme matériel de rechange, dans les voitures médicales, huit brancards par bataillon ou par régiment d'artillerie ou du génie, quatre par régiment de cavalerie et cinquante par ambulance divisionnaire.

On abrège la longueur du transport des blessés par l'usage de voitures omnibus d'ambulance, dont le modèle, ainsi que celui des autres voitures du service de santé militaire, mérite une étude spéciale. Les conditions du pays, les espèces de bêtes de trait qu'il produit et qu'il faudra utiliser pour trainer ces voitures, les voies de communication, la répartition de la charge, qui doit être en harmonie avec les effectifs et avec l'organisation technique, ne peuvent être égales dans toutes les nations, et c'est tout autant d'autres motifs pour lesquels on ne peut donner un modèle fixe et déterminé de voitures. Mais, quelles qu'elles soient, l'utilité de ces voitures est évidente, s'il y a un réseau de chemins qui leur permette de circuler; toutefois, la circulation étant d'autant plus difficile que ces voitures sont plus volumineuses et plus pesantes, il convient d'adopter les véhicules du plus petit volume et les plus légers, ainsi que tous ceux qui peuvent éviter les inconvénients d'un réseau insuffisant ou défectueux. Toutes les voitures d'un même type doivent avoir des pièces qui permettent le remplacement des pièces analogues; même celles d'un type différent auront un même modèle de roues et d'accessoires, car on a de cette manière un système de rechange moins compliqué et plus facile. Les selles et les attelages devront être de deux ou plusieurs sortes de dimensions pour pouvoir être employés avec des animaux de grandeurs différentes. Il faut espérer que l'automobilisme, qui fait des progrès de jour en jour, trouvera une avantageuse application dans le transport des blessés et dans le service de traction et de roulage se rapportant au matériel sanitaire, mais l'expérience a besoin de sanctionner une fois de plus l'utilité d'un tel emploi quoique l'armée l'ait introduit déjà chez elle.

La voiture d'ambulance pour le transport des blessés doit être disposée de façon à pouvoir les transporter assis, couchés, et dans les deux positions à la fois; la suspension des brancards se fera facilement et de telle manière que les mouvements et les secousses de la voiture soient amortis et ne fassent pas souffrir le blessé. Il y a des véhicules à deux roues et à quatre roues, proportionnellement au volume et à la capacité; les deux genres devront être munis d'un fût ou dépôt d'eau, de couvertures, brancards, petit matériel de pansement, effets de propreté et entretien et de plus, comme nous croyons l'avoir déjà dit, d'une roue de rechange. Pendant les marches, chaque régiment d'infanterie devra être suivi d'une voiture à quatre roues et chaque bataillon de chasseurs, régiment de cavalerie, d'artillerie ou du génie, d'une voiture à deux roues. Ces voitures seront considérées comme appartenant à l'ambulance divisionnaire respective, à laquelle elles doivent se réunir une fois les marches terminées, et, lorsque le combat est imminent, comme matériel propre à chaque ambulance, signalons encore quatre voitures à quatre roues.

L'ancien type Masson n'est pas à recommander à cause des mouvements excessifs qu'il fait; meilleur serait le type américain, mais il exige un brancard spécial et ceci est un inconvénient, vu les souffrances occasionnées aux malades par les changements et le temps que ces derniers font perdre. Aux deux types nous semble préférable le Lohner qui, avec quelques modifications, deviendrait une voiture assez commode. A Paris et à Londres il y a des maisons qui construisent ce matériel, et dont les modèles récents sont acceptés dans certains pays.

Dans des régions montagneuses, les terrains incultes et montueux, où font défaut les routes et chemins pour le roulage des voitures, il est nécessaire de s'en tenir aux bêtes de somme avec cacolets ou sans eux. Finalement, on aurait des modèles variés de chaises, existant pour ces cas particuliers et dont l'application pourrait parfois avoir son utilité; aussi n'oubliera-t-on pas dans

les fournitures de matériel quelques exemplaires de celles qui
sont les plus commodes et les plus faciles à transporter. Les bè-
tes de trait des voitures d'ambulance pourraient en partie trouver emploi pour les cacolets dont doit se munir l'ambulance et il
ne serait pas excessif d'attribuer à cette dernière seize cacolets et
huit litières en plus.

Nous terminerons ces données particulières en disant que,
d'après des calculs faits pour le service, le quinze pour cent des
blessés ne peut être évacué et doit rester hospitalisé dans l'échelon sanitaire où il est entré; trente pour cent iront couchés, un
nombre égal assis et vingt cinq pour cent pourront marcher.
Pour la marche des voitures, on a calculé qu'il faut, pour un trajet
de trois kilomètres, une heure d'allée, quinze minutes d'arrêt à
l'ambulance, trente minutes pour le retour et quinze minutes de
halte après l'arrivée, au total deux heures.

Des services et du matériel des trains hôpitaux nous ne dirons
rien, parce qu'ils font plutôt partie du service de seconde ligne.

Le paquet de pansement individuel est rejeté par certains
chirurgiens militaires de renom; nous ne le croyons pas moins
à propos et nécessaire comme une réserve utile qui, dans les cas
fréquents aujourd'hui pour les armées nombreuses, pourra être
appliqué comme pansement provisoire et même par le blessé en
personne. Il y aura toujours moins de risques que de laisser le
blessé sans le premier pansement un temps considérable, par défaut de chirurgien.

Bien plus, le soldat peut, de cette manière, diminuer la consommation du matériel de pansement des boutiquins et des trousses de pansement. On a dit qu'il pourrait porter le paquet de pansement dans le casque, dans la partie forée de la culasse du fusil,
dans le ceinturon de la cartouchière ou à l'épaule, ou dans toute
autre partie de l'uniforme; d'après nous, la tunique ou la capote
sont préférables.

Le paquet doit être antiseptique et aseptique à la fois, de peu
de poids et de volume; il sera composé de coton, gaze, bande de
gaze, morceau de linge triangulaire et épingle de sûreté pour le
fixer, enveloppe imperméable; on en a donné différents modèles.

La trousse de pansement devra être en cuir ou en toile imperméable, avec des compartiments, où sont distribués les effets et
objets du matériel nécessaires pour les premiers secours. Dans
cette distribution, comme dans toutes celles du matériel sanitaire, il faut viser à la plus grande simplification possible; on

évitera de multiplier les compartiments et de trop serrer les objets les uns contre les autres. Begin le dit et après lui Roberts accepte la même idée, donnant preuve d'une grande connaissance pratique: on tombe dans de grands écueils, si dans la disposition du matériel sont nombreux les objets, s'ils sont mêlés et disposés sans ordre. Ouate, gaze en paquets de grandeurs différentes, bandage triangulaire, bandes, trousse d'aide (praticant) avec instruments les plus usuels et avec la pince de Péan, épingles de sûreté, éponges, aiguilles de suture, soie, bande hémostatique, sparadrap, flacons ou tubes à médicaments et poudres antiseptiques, chandelle, bougeoir, étuis et épingles, tels sont les objets appropriés aux trousses de pansement. Deux trousses dans ce genre seraient attribuées à chaque compagnie, et chaque aide en porterait une autre. En réglant la quantité d'objets qu'elle devra contenir, il faudra qu'elle ne puisse gêner aucunement par son poids celui qui la portera, sur le côté, suspendue au cou au moyen de courroies croisant la poitrine en forme de bandoulière. On pourra, sans en exagérer le poids, lui faire contenir environ quinze pansements.

Dans les corps montés cette trousse sera double. Des courroies en uniront les deux parties et la suspendront aux flancs de l'animal: d'autres courroies, passant sous le ventre, l'assujettiront de façon à empêcher les secousses qu'occasioneraient, sans cette précaution, les mouvements rapides. Chaque escadron ou chaque batterie devra en porter deux jeux ou paires pour le cas où cette unité devrait se diviser en sections. Nous ne croyons pas indispensable le sac de pansement. D'après le genre des éléments qui entrent dans sa composition, on peut dire qu'avec ce sac, porté par un aide praticant, on aurait un terme moyen entre la trousse et le boutiquin. Mais, loin de pouvoir compter là-dessus, il y a l'inconvénient d'un poids trop exagéré pour pouvoir être porté sur le dos pendant les marches; ceci ne sera pas compensé par l'ensemble des quelques effets qu'il contient de plus, si on le compare avec la trousse. Nous sommes habitués à voir qu'il est nécessaire de le faire porter, comme les boutiquins, dans la voiture du bataillon, ou par des bêtes de somme, et ainsi il ne remplit pas la fin pour laquelle il était fait.

Le boutiquin du bataillon se compose, comme on le sait déjà, de deux caisses transportables à dos et dont l'intérieur, divisé en compartiments, contient les tiroirs, où sont arrangés les effets nécessaires.

Pour l'installation d'un boutiquin il faut placer les caisses à une hauteur convenable, de façon à éviter une position pénible pour chercher, retirer, arranger les divers objets. On pourra atteindre ce but au moyen de pieds, formant partie des caisses ou séparés. Chaque casier ou tiroir portera dans sa partie antérieure son numéro correspondant et une étiquette pour marquer quels sont les objets qu'il renferme. La distribution et l'ordre, dans lesquels il faut placer ces derniers, sont d'une très grande importance; il faudra pour cela tenir compte de leur consommation plus ou moins considérable, du besoin qu'on aura de les vérifier ou de les prendre facilement, sans déranger la disposition. Communément les boutiquins contiennent le matériel nécessaire pour les pansements, simples ou compliqués, des caisses pour les instruments, des bandages pour fractures, des objets pour éclairer et pour écrire, des médicaments et quelques objets utilisés pour leur préparation comme filtre, mortier, spatule, réchaud économique, verres, verres gradués, etc.

Il serait bon de destiner une caisse au matériel de chirurgie de consommation ou d'emploi le plus fréquent, groupant les divers éléments par classes dans les conditions les plus favorables pour l'asepsie. La seconde caisse serait pour les médicaments et les appareils ou effets d'une application moins fréquente. Il ne faudra pas oublier les sondes, tubes de drainage, thermomètres cliniques, bandes hémostatiques, appareils injecteurs de sérum, etc. Quant aux médicaments, nous avons déjà dit qu'ils doivent se réduire aux plus nécessaires, le plus possible sous la forme de comprimés ou de solutions faciles à doser. Les maladies les plus communes, et parmi elles la syphilis et maladie vénérienne, serviront de règle dans ce choix. Les toxiques devront avoir une marque spéciale qui les distingue; une caisse pour amputations, résections et le trépan, seringues de Pravaz et quelques autres instruments d'exploration d'un usage assez fréquent, suffiraient pour compléter les boutiquins.

Il n'est-pas besoin de dire que dans le matériel de pansement nous comprenons non seulement les paquets du pansement individuel, mais du coton, de la gaze, bandes, morceaux de linge triangulaires, plateaux de pansements, bobines de soie, épingles, éponges, étuis, etc.

Pour faire le calcul du matériel qui est nécessité dans ce genre on peut compter qu'une blessure sur six est compliquée. Les boutiquins pour les ambulances et ceux des hôpitaux pourraient être distincts, afin de les munir d'un nombre d'effets plus ou moins grand, selon l'importance plus ou moins grande aussi de la fin à laquelle ils sont destinés.

Les réserves du matériel sanitaire de campagne devront être composées des objets de plus grande consommation qui entrent dans les trousses et boutiquins. Les classes de réserves pourraient se réduire aux suivantes : premièrement, matériel de pansement simple ; deuxièmement, matériel de pansement compliqué d'un et l'autre avec les accessoires les plus indispensables ; troisièmement, matériel pour opérations graves et appareils d'immobilisation ; quatrièmement, médicaments et autres effets divers du genre de ceux que contiennent les unités qu'on aura à ravitailler.

L'inégalité de consommation est si grande qu'il en résulte fréquemment des restes qui embarrassent le transport et restent exposés à se perdre ou à se détériorer tant qu'ils ne sont pas utilisés dans la composition de nouvelles réserves. Cette dernière opération n'est pas le fait de certains échelons de première ligne et il faut ne pas l'oublier en fixant les quantités d'éléments de chaque classe.

L'uniformité, le choix des composants, une bonne classification et leur distribution par séries du plus grand au plus petit, avec des numéros pour chaque compartiment, faciliteront beaucoup la gestion des réserves sanitaires.

Chaque unité organique, bataillon ou régiment, devra être munie d'une réserve de matériel de chaque classe ; les ambulances seront pourvues d'un nombre suffisant de chaque genre pour pouvoir faire les remplacements nécessaires dans les unités qui leur correspondent ; de même en sera-t-il pour les hôpitaux de campagne qui auront à approvisionner les ambulances.

La charrette sanitaire de bataillon d'infanterie ou de régiment d'artillerie et de cavalerie doit contenir les objets de pansements et instruments de chirurgie en boutiquins réserves et trousse de pansement ou secours, ainsi que filtres, verres, vases ; elle portera aussi des brancards, lanternes, chaises suédoises, barrils, et gourdes pour l'eau, objets de bureau, sceaux en fer, table pliante d'opérations, attelages pour la charrette, accessoires et selle pour le boutiquin. Dans le service de l'infanterie, de l'artillerie et du génie on peut employer les voitures à deux roues ; elles seront à quatre roues dans la cavalerie.

Le fourgon mixte de chirurgie et de pharmacie aura sa caisse

divisée en compartiments en nombre suffisant, qui seront disposés de façon à permettre d'en retirer les objets qu'ils contiennent,
avec facilité et sans les mettre en désordre. Il contiendra boutiquins de réserve, caisses à médicaments, filtres pour l'eau, table d'opérations, autoclaves, petite étuve de vapeur et autres objets
divers. La maison Ditman de Berlin et la maison Lefebvre de
Paris ont d'assez bons modèles, susceptibles des modifications
qu'on jugerait convenables.

La tendance que nous avons à simplifier et à diminuer le
bagage sanitaire nous a fait proposer les fourgons mixtes, et ceci
tout en comprenant qu'un fourgon exclusif pour la pharmacie,
contenant médicaments, flacons, ustensiles et autres objets propres au service pharmaceutique serait très utile, tant pour les
ambulances que pour les hôpitaux de campagne. En plus d'une
classification bien faite et d'une distribution bien ordonnée de
tout le matériel des fourgons, il faut une disposition des divers
objets telle qu'il soit facile de les atteindre et de les sortir de la
voiture. Deux fourgons de cette classe devront être assignés à
l'ambulance divisionnaire et à chaque hôpital de campagne.

Le fourgon d'analyse qui sera attaché au matériel du quartier général du corps d'armée comprendra des microscopes, appareils, outils, réactifs, matières colorantes et tout ce qui est nécessaire pour l'examen clinique et bactériologique. Si nous ne
nous trompons, l'armée allemande, sur la proposition de Koch, a
accepté un matériel bactériologique suffisant contenu dans quatre caisses presque égales et une plus petite pour le microscope,
qui, par son poids et son volume, permet d'être transportée à
dos. Dans ce même fourgon on devra placer le matériel de radiographie.

Les fourgons diététiques sont destinés au transport des viandes et des divers genres d'ustensiles de cuisine, dépense et accessoires correspondants. Ils doivent contenir, dans des compartiments appropriés et dans des flacons, de l'extrait de viande, du ca-
fé, du sucre, des légumes en conserves, du lait condensé, des bis-
cuits et autres comestibles, du vin de Jerez, de l'alcool, du co-
gnac, quelques condiments, du savon, des balances, marmites,
assiettes, cuillers, verres, couteaux, objets d'éclairage, cuvette,
tables et chaises pliantes, etc. Ils seront pourvus aussi d'un baril
pour l'eau, et, comme toutes les voitures de santé, des bannières
et des fanaux portant les signes de la neutralité.

Sous le nom de voitures d'administration, la maison Lefebvre, déjà citée, a des modèles qu'on pourrait utiliser. À chaque ambulance on devra donner deux de ces fourgons. Les fourgons d'ustensiles devront aussi, dans des compartiments convenables, contenir un matériel de logement, comme tentes rectangulaires, matelas, oreillers vidés, attelages, courroies et boucles pour réparations, outils de menuiserie et de bourrellerie, haches, pics, cordes, effets de propreté, etc. Ces fourgons feront partie du matériel du second échelon.

Le fourgon tente est destiné à transporter du matériel sanitaire, à porter des malades couchés, une tente de campagne, des réservoirs mobiles pour l'eau, des boîtes à médicaments et instruments, etc., et, à l'avant-train, les ustensiles

La tente, dont nous parlerons dans la suite, peut se monter avec ou sans le char, qui pourra donc rester comme voiture d'ambulance ou de transport. Cette voiture sanitaire peut rendre indubitablement d'excellents services, car elle réunit sur les autres les avantages d'un emploi plus complexe; toutefois elle ne pourra être considérée comme moyen exclusif de transport de blessés ou de matériel.

Lorsque l'installation des ambulances et hôpitaux de campagne ne pourra se faire dans des édifices, on aura recours aux tentes mobiles, baraques, tentes-baraques et tentes fixes. Et même il ne manque pas de gens qui, se basant sur les résultats donnés par les tentes et les baraques dans la guerre d'Amérique, les croient supérieures à l'hôpital, malgré l'inconvénient qu'elles présentent, plus que ce dernier, d'offrir une moindre résistance aux agents atmosphériques. Ce qui est certain, c'est qu'à partir de cette date la chirurgie civile les a acceptées et qu'à Berlin, Vienne, Dresde, Francfort et autres villes, elles fonctionnent comme hôpitaux d'été. La tente mobile est indubitablement une précieuse ressource pour une brève hospitalisation; la baraque a plus de conditions pour un hôpital fixe; la première se prête peu à la caléfaction bien que celles à double toile atténuent le froid et rendent la chaleur moins sensible pendant la période d'été. L'une et l'autre, quand il n'y a pas d'édifices, s'imposent nécessairement et, converties en hôpitaux, elles diminuent les évacuations et les longs trajets exécutés en de mauvais véhicules qui martyrisent le blessé. Les tentes ont aussi l'avantage que leur transport est plus facile et meilleur marché que celui des baraques.

Comme installation d'été, la tente est préférable à la baraque, si le modèle accepté permet de lever ce qui sert de cloison et faciliter ainsi l'aérage et les soins de propreté. Même pendant l'hiver peut-être la tente à double toile serait-elle préférable à la baraque à cloison simple. La désinfection et le lavage en sont plus faciles, l'aération en est plus complète la mise en magasin de ces tentes offre moins de difficultés, le prix en est beaucoup moins considérable et les défauts de caléfaction, s'il y en avait, pourraient être remédiés au moyen de poêles. Quand on fait l'installation de la tente, il convient de remplacer préalablement la terre végétale de l'endroit choisi par du sable, gravier, bitume, etc., afin de diminuer les dangers d'infection.

Divers sont les types de tentes, mais nous n'en ferons pas la description. La tente conique doit être laissée de côté dans le service sanitaire, la tente américaine, bien que défectueuse, lui est préférable; celle des ambulances prussiennes est dans de bonnes conditions; Lefort a des modèles acceptables, bien qu'ils ne soient pas exempts d'inconvénients; acceptables sont encore les types Riant, Follet et Mignon-Mahon, ce dernier est préférable au type Follet. Aujourd'hui l'emploi des tentes Tortoise s'est généralisé, grâce aux résultats qu'elles ont donnés dernièrement dans les guerres des Français à Madagascar et des Anglais dans le Sud africain. Parmi les variétés de types de ces tentes sous le rapport des dimensions, se recommande celle de $24 \times 20$ avec 4800 pieds cub. et couvrant une superficie de 480 pieds. Ces tentes sont stables, leur installation est facile et rapide et leur transport peut se faire en fourgon, comme il a été déjà dit, ou bien à dos de bêtes de somme. Elles sont transformables en hôpitaux de campagne; avec un certain nombre de ces tentes on peut former un hôpital des dimensions que l'on voudra.

Les baraques son rapidement construites et à bon marché; les dangers d'infection sont plus considérables avec elles qu'avec les tentes sur lesquelles elles ont l'avantage d'être plus solides et d'offrir un meilleur abri. Il convient d'en faire l'installation en les élevant de trois à cinq pieds au-dessus du sol; s'il y a quelque probabilité que l'hospitalisation dure un certain temps, il faudra les munir de galeries qui laissent le passage libre et permettent aux malades de se promener.

L'hôpital en baraques que les espagnols avaient à la Havane était excellent et, durant les guerres que nous eûmes à soutenir dernièrement à Cuba, il abrita un nombre considérable de malades, en fonctionnant en troisième ligne. Doeker, Zoellet et Havenez ont des modèles de ces baraques, le 1.er type, vu son poids ne peut servir pour le service de 1re ligne, le second ne peut servir non plus, à cause de son poids et de son prix. La baraque américaine qui n'est autre chose qu'une modification de la baraque anglaise, avec une cloison simple et non pas double comme dans ces dernières, est préférable et les américains l'employèrent dans les grands hôpitaux durant la guerre de sécession.

Les tentes-baraques, comme le dit *Lefort*, tiennent plutôt de baraques que de tentes, et se différencient des premières en ceci qu'une partie des cloisons, au lieu de bois, ont des rideaux de toile. Elles furent employées pour la première fois dans la guerre d'Allemagne en 1866 et on peut dire que c'est à *Stromeyer* qu'est dû son emploi. Les tentes-hôpitaux sont des constructions qui, par l'emploi quasi exclusif de la toile, méritent le nom de tentes, et qui, par leurs dimensions qui permettent de loger d'une manière stable un nombre de malades aussi grand que dans une clinique ou un petit hôpital, peuvent être qualifiées de véritables hôpitaux. Les cabinets d'aisance fixes doivent être bannis et remplacés par d'autres qui soient mobiles, ou bien faut-il les éloigner; les dépôts de réserves, bureaux et autres dépendances, devront être également établis séparément.

Après avoir énuméré les différents systèmes d'hospitalisation de campagne, après avoir indiqué quelques-uns des nombreux types qui ont été proposés, nous dirons que le système des tentes offre beaucoup plus d'avantages que celui des baraques; quant à la mieux appropriée au service de première ligne, il nous semble que c'est la tente *Tortoise*.

Il ne faut pas croire qu'on puisse faire la désinfection du linge et des effets par l'étuve dans les postes de secours; dans les ambulances ce travail ne laissera pas d'offrir de sérieuses difficultés, à moins que s'y prête mieux la permanence de l'installation. Avec plus de probabilité peut-être pourra-t-on la pratiquer dans les hôpitaux de campagne qui sont moins mobiles. De toutes façons il ne faut pas manquer de munir les services sanitaires de première ligne d'étuves locomobiles de désinfection, lesquelles pourront faire partie avec leurs accessoires du matériel des hôpitaux de campagne. Comme il est peu probable que tous les services sanitaires d'un corps d'armée fonctionnent en même temps, le nombre des étuves pourra être moindre, et réduit à la moitié ou même moins de celui des hôpitaux. Pour la destruction des germes pathogènes et de leurs spores il est nécessaire que la vapeur sous pression se mette en contact avec eux, pénétrant dans l'intérieur des objets, où ils se réfugient et que la température oscille de 110° à 115°. Il faudra donc adopter le modèle qui se prête le mieux à cette opération et qui réunisse les conditions les plus avantageuses d'économie, de solidité, de facilité de transport, etc.

Il y a des modèles de voitures pour transporter l'eau potable; elles sont munies d'appareils de distillation, pompe, filtre, et ne seraient pas de trop dans le matériel divisionnaire, car leur emploi pourrait être d'un grand profit en certains cas. On peut les remplacer par toute autre voiture avec une plateforme pour placer la pompe, le filtre clarificateur, les tubes et un stérilisateur d'eau, si on le juge convenable.

Supposons qu'une fois mise sur pied de guerre, une armée a été pourvue de tout le matériel sanitaire qui lui correspond réglementairement. Pour remplacer ce qui se consomme, s'inutilise ou se perd, il est nécessaire qu'un parc accompagne chaque corps d'armée; ce parc s'approvisionnera périodiquement et à mesure qu'il sera nécessaire, grâce à un autre parc situé en seconde ligne, ou bien en faisant appel à la réquisition. Il faut veiller à ce qu'il y ait toujours dans ces dépôts l'approvisionnement le plus complet possible, le plus abondant de tout ce qui est nécessaire, et à ce qu'ils se placent là où leurs services seront, à tous les points de vue, rendus les plus faciles et les plus rapides.

Des règlements qui déterminent la quantité des munitions de matériel correspondant aux corps, aux ambulances ou aux hôpitaux, ou bien des dispositions adoptées en vue de la guerre, ont établi les provisions sanitaires voulues. Elles seront alors ordonnées, disposées dans les parcs, pour que sans retard puissent être livrées les demandes qui sont faites. Cette classification se fera non seulement pour le matériel qui contient des effets hétérogènes comme boîtes, boutiquins, réserves, fourgons, mais encore on classifiera les effets d'une même catégorie, qui séparément recevront chacun une application opportune. Il faudra classer aussi et bien disposer tout le matériel d'infirmeries ou hôpitaux d'un nombre déterminé de lits; on peut en dire autant des médicaments.

Les agents atmosphériques et autres causes peuvent détériorer ou inutiliser le matériel des parcs sanitaires; il est donc nécessaire de prendre toutes ses précautions et de bien surveiller leur bon état de conservation; on évitera de cette manière qu'au moment critique de faire une remise, ou au moment de s'en servir même, on ait à s'apercevoir de certains défauts auxquels on ne peut remédier aussi promptement qu'il serait à désirer.

Le régime établi, et plus spécialement les circonstances, indiqueront dans leurs détails les fonctions de ces parcs. Nous ne nous occuperons pas de savoir si on doit y procéder à la composition ou recomposition des divers effets; nous ne parlerons pas non plus de la manière de livrer les commandes, ni de l'administration et de la comptabilité en général; mais nous n'oublierons pas de dire qu'il convient de limiter la documentation à celle purement nécessaire, pour bien remplir les services et pour en justifier la bonne administration.

## CONCLUSIONS

Il n'est pas possible que toutes les armées soient organisées d'une manière complètement uniforme. Cependant il faut que l'organisation sanitaire de chacune obéisse à un plan le plus général possible et double, pour que les services soient accomplis en campagne avec la même régularité et le même ordre qu'en temps de paix.

La rapidité avec laquelle il faut agir et la somme immense de travail qui vient fréquemment s'accumuler, exigent une connaissance exacte des services, connaissance basée sur une instruction tant technique que pratique. Il est nécessaire aussi de donner au corps de santé plus d'autorité et de lui laisser une plus grande initiative.

L'instruction du personnel auxiliaire de la santé militaire a une importance considérable; elle permet de multiplier les services facultatifs, et de plus, chez un personnel improvisé ou recruté au dernier moment, le manque de préparation est lamentable. Comme unités organisées on devrait former des régiments mixtes de santé, avec des aides (praticants), des infirmiers, des brancardiers et des conducteurs. On compléterait ces unités avec des bêtes de somme ou de trait, les voitures et le matériel correspondant. Ces unités seraient composées de sections à pied et de sections montées, et leurs éléments constitutifs trouveraient une application parfaite, en paix comme en guerre, aux services sanitaires des corps, hôpitaux et dépendances de santé militaire, pouvant se distribuer conformément à la division territoriale ou aux corps d'armée.

En campagne, le service sanitaire, pendant les marches, se

jours et campements, n'offre aucune particularité digne d'une étude aussi spéciale que celle des échelons sanitaires à établir pour secourir les blessés et les malades. On peut admettre trois échelons pour les services de l'avant: ce sont les postes de secours, les ambulances et les hôpitaux de campagne.

Accidentellement, certains échelons pourront prendre le caractère d'autres; dans ces cas il faudra veiller à leur faire reprendre leur caractère primitif au plus tôt.

Les médecins des corps doivent accompagner ces derniers jusqu'au moment qui précède le combat. Les dispositions préliminaires qu'ils ont alors à prendre sont l'installation des postes de secours et la préparation du travail qui leur sera dévolu au moyen du personnel et du matériel disponibles.

Au service régimentaire appartient le soin de ramasser les blessés, de les conduire au poste de secours ou à l'ambulance et de leur donner le premier pansement dans le premier échelon.

Nous ne croyons pas nécessaire une station de transport, où l'on ferait réunir les blessés pour les diriger de là au poste de secours.

Pour lever les blessés et les transporter, les brancardiers, débarrassés autant que possible de l'équipement et des armes, seront distribués sous le commandement d'un officier par bataillon, assisté d'un certain contingent de la troupe. Ce service serait celui des infirmiers qui, instruits aussi comme brancardiers, feraient partie des régiments mixtes dont nous avons fait mention.

En attendant que se résolve d'une façon satisfaisante le problème de l'emploi de l'électricité pour l'éclairage en campagne, pour la recherche des blessés pendant la nuit, on emploiera utilement les moyens usuels, lanternes marines par exemple, ou autres, à moins qu'on ne veuille accepter, comme un progrès, les projecteurs à magnésium et les lanternes à acétylène. L'efficacité des chiens dressés pour la recherche des blessés égarés n'a pas été encore suffisamment reconnue.

Le choix du terrain pour l'emplacement du poste de secours, comme pour celui des autres échelons, pourra être fait par les chefs militaires, mieux au courant des mouvements probables des troupes, ou par les médecins du corps. On tiendra compte dans ce choix de la distance à garder avec les combattants, de la sécurité personnelle, de la facilité qu'aura le blessé à gagner le poste, de la connexion à établir avec les autres échelons, enfin il faudra opter pour l'endroit qui offrira la plus grande somme de ressources, afin qu'on puisse profiter de ces dernières à l'occasion. Le poste sera rendu reconnaissable par les signes de la neutralité. Il y en aura un par bataillon d'infanterie ou par régiment d'une autre arme. On pourra fondre en un seul deux ou plusieurs postes ou les faire aider réciproquement l'un l'autre, si les bataillons opèrent à proximité. En cas de nécessité, les ambulances iront renforcer les services du poste et réciproquement.

Chaque bataillon en campagne doit avoir deux médecins, et tous les régiments et bataillons de chasseurs un médecin chef en plus. Chaque compagnie ou batterie aura quatre brancardiers et quatre brancards ; chaque bataillon un aide praticant et un infirmier et, faisant partie de son matériel, un wagon ou voiture où seront le boutiquin et les autres effets sanitaires. Pendant les marches, chaque régiment d'infanterie sera suivi d'une voiture omnibus à quatre roues et chaque régiment de cavalerie, artillerie ou génie d'une voiture à deux roues ; ces voitures appartiendront à l'ambulance. Les médecins des bataillons serviront dans les postes de secours, le médecin chef du régiment donnera ses soins dans l'ambulance sous le titre d'attaché.

Avec un personnel capable, il n'est pas indispensable que le chirurgien pratique lui-même exclusivement le premier pansement. D'habiles aides praticants pourront en faire un grand nombre de ceux qui ne sont pas compliqués.

À l'arrivée des blessés au poste de secours, on les classera, d'abord pour l'ordre à suivre dans le pansement, ensuite pour le transport ; on marquera sur la carte individuelle de diagnostic les renseignements indispensables et précis sur la blessure, la rectification du pansement, s'il le faut, et enfin on y dira si le blessé est ou non transportable.

On ne peut et on ne doit pas préciser d'une façon absolue les pansements et les opérations à pratiquer dans les postes de secours. S'il y a les moyens, le temps et les conditions favorables, on devra en faire autant qu'on pourra ; il ne faut pas oublier en effet qu'un seul moment peut, selon beaucoup de probabilités, faire affluer les blessés et que le rôle du poste est principalement de faire les pansements simples et d'accélérer le transport vers les autres échelons.

Une fois le combat terminé et les blessés recueillis, on procédera à l'inhumation des morts.

L'ambulance divisionnaire doit être le type adopté ; elle sera susceptible de se fractionner en sections de brigade. Une aubulance sera assignée au quartier général du corps d'armée, une autre à la brigade de cavalerie; cette dernière, toutefois, n'exige pas un matériel ni un personnel aussi considérables que les autres.

Sont applicables à l'ambulance les conditions d'emplacement signalées pour le poste de secours. Comme elle pourra se convertir en hôpital, dans le choix du local il faudra s'arrêter sur un édifice assez vaste qui réunisse de bonnes conditions. Faute d'édifices, on utilisera les tentes ou les baraques. L'ambulance sera toujours prête à avancer ou à reculer; dans ce dernier cas, si elle a des blessés ou des malades non transportables, elle laissera en arrière une section pour en prendre soin. Elle ne recevra pas les blessés qui, sans inconvénient, peuvent aller à l'hôpital le plus proche et on n'y fera pas les opérations qui peuvent être retardées.

La distribution du personnel de l'ambulance en groupes, le jour du combat, pour faire les pansements simples, les compliqués, et les opérations graves, est peu pratique; en tout cas, les deux premiers groupes suffiraient. L'ambulance doit avoir un matériel propre et un personnel qui appartiennent au corps de santé, ainsi que celui qui lui correspond de l'administration et du corps du train.

On ne peut pas connaître la somme de travail qui pourra se présenter, ni prévoir la consommation des effets; aussi faudra-t-il se contenter d'un calcul approximatif de ce qui sera nécessaire, lorsqu'il faudra fixer ce qu'il faudra attribuer comme fournitures à l'ambulance. Encore ne faut-il pas oublier que, si les circonstances l'exigent, l'ambulance doit venir en aide aux postes de secours et remplacer le matériel dépensé dans ces derniers. Comme éléments propres de l'ambulance, il suffira peut-être de 4 médecins chefs avec un personnel subalterne, aides, brancardiers, conducteurs, proportionné au service de pansement, assistance et transport, 8 voitures omnibus, pour conduire les blessés, 50 brancards, 2 fourgons mixtes de chirurgie et pharmacie, 2 fourgons diététiques, autant pour les ustensiles et équipages et, enfin, un nombre égal de voitures-tentes et 16 cacolets, 8 chaises suédoises et les bêtes nécessaires pour traîner les voitures.

Des voitures pour les médecins ne sont pas nécessaires.

Dans les postes de secours et dans les ambulances il est préférable d'employer le pansement sec plutôt que le pansement humide, et les antiseptiques plutôt que la simple asepsie, et, comme les antiseptiques ont une puissance microbicide différente, comme leurs avantages et leurs inconvénients varient aussi, il faut donner la préférence au pansement mixte.

Les hôpitaux de campagne servent à compléter le service des deux échelons antérieurs. Ils doivent être mobiles, au nombre de 12 par corps d'armée, avec des ressources pour 200 blessés chacun; ils doivent être susceptibles de se fractionner et on ne fera fonctionner que ceux qui seront nécessaires. On les établira dans des localités voisines du champ d'opérations et non loin des ambulances; on préférera les endroits qui offriront les plus grands avantages pour le logement, le transport, les approvisionnements et la facilité d'évacuation. A défaut d'édifices, on fera appel aux tentes ou aux baraques, et pour faire un choix entre les unes et les autres, on tiendra compte du climat, de la saison, du terrain et de la durée probable de l'emplacement. Les vicissitudes de la campagne augmentent ou diminuent parfois considérablement le nombre des malades à soigner, et peuvent obliger à convertir les hôpitaux de campagne en hôpitaux provisoires fixes. Leur dotation en fournitures sanitaires sera donc exposée à des variations fréquentes, cependant il faut qu'elle soit déterminée pour chaque hôpital, afin qu'on puisse l'utiliser, en cas de nécessité, là où il conviendra le mieux.

Comme terme moyen pour déterminer le personnel de chaque hôpital, on peut admettre qu'une clinique de chirurgie de 30 malades nécessite un chirurgien, deux aides praticants, trois infirmiers; les cliniques de médecine permettent de diminuer légèrement ce nombre. Le service pharmaceutique de chaque hôpital exige deux pharmaciens, trois aides pharmaciens et un ou deux infirmiers ou servants. Un médecin chef dirigera le service de l'établissement et pourra se charger de la direction d'autres établissements installés dans la même localité, s'il y en a. Relativement au matériel et aux éléments de pansement, on se fixera, pour le calcul, sur le nombre de malades, les dépenses approximatives et autres besoins auxquels on doit subvenir. Du matériel feront partie deux fourgons mixtes de chirurgie et de pharmacie, pour chaque hôpital, deux fourgons diététiques et un fourgon pour les ustensiles.

Le service de première ligne comprendra également des dépôts ou hôpitaux pour les malades sans gravité, les convalescents, les éclopés et malingres; il y en aura même exclusivement pour les hommes atteints de la gale.

Les livres, cahiers, renseignements et services burocratiques

seront réduits au strict nécessaire. Il sera indispensable d'avoir
un livre registre du mouvement individuel; on y consignera les
signalements, les dates d'entrée et de sortie, le diagnostic, terminaison de la maladie, opérations chirurgicales importantes, si on
en a pratiquées, et enfin toutes les observations dignes d'être no-
tées. Chaque clinique devra avoir un cahier à souche, où l'on
notera les mêmes renseignements. Les malades venus d'autres
hôpitaux devront, pour la statistique, être distingués de ceux venus
directement des rangs; sans cette précaution, le nombre des malades serait inexact dans la statistique générale.

La translation des blessés et des malades occasionne des convois qu'on doit munir du personnel, matériel et provisions alimentaires nécessaires. Il sera donné avis au poste de destination,
avant l'arrivée du convoi, de son départ, on lui mentionnera les
malades transportés et on donnera les instructions convenables
au chef ou à l'officier chargé du convoi.

Le personnel facultatif (technique) du service de l'avant doit
appartenir au cadre actif: il faut pour ce service, en effet, une
instruction, une énergie physique et d'autres conditions particulières, à exiger plutôt chez ce personnel que chez le personnel
de réserve, d'associations philanthropiques ou volontaires.

Chaque corps d'armée aura un inspecteur de santé, un second chef et un chef pharmacien, avec leurs secrétaires respectifs,
commis aux écritures et ordonnances.

Lorsqu'une armée se compose de plus d'un corps d'armée, le
commandement en chef du service de santé appartient à un inspecteur général, aidé d'un second chef, ayant chacun leur secrétaire respectif et leur personnel subalterne.

Chaque division aura un chef de santé.

Il n'y a pas à se faire illusion; il ne suffirait pas des médecins des corps et de tous ceux que nous avons indiqués pour assurer un secours immédiat dans ces grandes batailles qui peuvent parfois avoir lieu. Dans ces cas, insuffisants sont les médecins
de réserve et les auxiliaires venus d'associations philanthropiques; de là l'utilité du paquet individuel de pansement, de là la
nécessité pour le soldat d'une certaine instruction lui permettant de s'appliquer ce pansement.

Il est difficile de prévoir, et, en certaines occasions de connaître, même après le combat, le nombre de pertes subies. Cependant on a dit qu'un dixième du contingent sort du combat
avec des blessures graves, et un sixième ou un septième avec des

blessures légères. Détaillons encore: dans une armée composée de 4 ou 5 corps d'armée, on peut compter de 10 à 15 % de pertes, dans un corps d'armée, de 20 à 25 %, dans une division, de 25 à 30 %, et dans un régiment, jusqu'à 40 ou 60 %.

On admet, pour calculer le personnel, qu'un chirurgien peut faire quatre ou cinq pansements par heure.

Dans les règlements du corps de santé militaire on trouvera consignés les devoirs correspondants aux individus qui forment ce corps.

Tout chef de clinique ou officier de santé doit se pourvoir d'une trousse de chirurgie, ou mieux d'un sac à main, de peu de poids, avec des instruments et effets de pansement en vue d'un secours rapide. Il est bon qu'ils portent encore un journal des opérations, avec des notes qui serviront à apprécier la campagne médicale.

On ne doit pas exagérer les fournitures en matériel, bien qu'il convienne d'avoir des approvisionnements suffisants dans les parcs ou dépôts. Le poids, le volume, la place nécessaire, la facilité du transport, de conservation et de logement sont des circonstances très importantes pour le choix des genres et des types qui seront les plus avantageux.

En campagne il suffit d'un nombre restreint des médicaments les plus efficaces et les plus nécessaires. Les comprimés, les solutions concentrées d'un dosage facile offrent de grands avantages. Comme instruments de chirurgie on n'admettra que les plus indispensables; pour ne pas en exagérer le nombre, on se guidera, en campagne, sur les opérations le plus fréquemment pratiquées. On veillera à ce qu'il y ait toutes facilités pour les nettoyer et les stériliser.

Les brancards sans roues sont d'une application très considérable en campagne; il est bon qu'il y ait un type unique, qui puisse s'adapter aux voitures; qu'ils soient légers, larges, peu volumineux, faciles à nettoyer et à monter, qu'ils aient une inclinaison suffisante pour ne pas donner à la tête du blessé la position horizontale.

Les brancards avec roues, quoique d'une application plus restreinte, sont encore très utiles.

Chaque bataillon ou régiment d'artillerie ou de génie doit porter en réserve, pour les rechanges, 8 brancards sans roues, chaque régiment de cavalerie 4, l'ambulance divisionnaire en aura 50 comme matériel propre. On calcule que le quart des blessés peut marcher à pied et que dans une heure, en moyenne, aller et retour, deux kilomètres pourront être parcourus par les brancardiers.

Les voitures omnibus pour le transport des blessés couchés ou assis seront à 2 roues ou à 4 roues; on choisira de préférence celles de petit volume, légères, faciles à charger et à décharger. Ces voitures porteront des dépôts d'eau, des couvertures, des effets de pansement, des brancards et autres fournitures. Pour fixer le nombre nécessaire, on peut calculer que quinze pour cent des blessés ne sont pas évacuables, que trente pour cent doivent aller couchés, un nombre égal assis et que les voitures transportant des blessés demandent deux heures pour l'allée et le retour.

Les cacolets et les chaises suédoises sont des moyens à utiliser pour le transport des blessés; les ambulances en seront donc munies.

Nous admettons l'utilité du paquet de pansement individuel; il doit être antiseptique et aseptique à la fois, de peu de poids et de peu de volume.

La trousse de pansement sera en cuir ou en toile imperméable; elle aura des compartiments pour certains instruments, effets de pansement, médicaments les plus indispensables et les plus communément employés pour le premier secours. Tout sera bien distinct et les objets ne seront pas trop serrés. Pour les corps montés, la trousse sera double avec des courroies d'attache pour la suspendre aux flancs de l'animal. Sans que le poids en soit excessif, elle peut contenir 15 pansements et même davantage.

Quant au sac d'ambulance nous ne le croyons pas indispensable.

Les boutiquins (1) seront composés de deux caisses transportables à dos: elles auront des médicaments, instruments, compresses et effets de pansement, objets d'éclairage, objets pour écrire, etc. Le tout sera distribué dans des tiroirs et disposé dans des conditions qui favorisent l'asepsie, l'entrée, la mise en place des objets, qu'on aura soin de grouper par classes. Pour déterminer la quantité de matériel des pansements, on peut admettre que, sur six, il y en a un de compliqué. Les boutiquins d'ambulances et ceux d'hôpitaux pourraient être distincts; de cette façon, ces derniers pourraient contenir une plus grande quantité d'effets.

Les réserves du matériel de santé contiendraient les effets de

---

(1) Lanternes médicales.

plus grande consommation qui entrent dans la composition des trousses et boutiquins. Elles seraient de 4 classes : 1.ª pour pansements simples, 2.ª pour pansements compliqués, 3.ª pour opérations graves et appareils d'immobilisation, 4.ª pour médicaments et effets divers. Toute unité, bataillon, régiment, ambulance, hôpital, doit être muni des réserves ou matériel de rechange qui le concernent. La voiture sanitaire de bataillon ou de régiment sera à 4 roues dans la cavalerie ; dans les autres armes elle pourra être à 2 roues. Elle sera disposée pour pouvoir transporter boutiquins, effets de rechange, trousses de pansement, brancards, selles et harnais, fût pour l'eau, etc.

Le fourgon mixte de chirurgie et de pharmacie transportera boutiquins, réserves, caisses à médicaments, autoclave, petite étuve de vapeur, tonneau pour l'eau, etc.

Il serait préférable d'avoir un fourgon exclusif de chirurgie et un fourgon de pharmacie.

Le quartier général du corps d'armée doit se pourvoir d'un fourgon d'analyse avec microscope et tout le matériel nécessaire pour l'examen clinique et bactériologique.

Les fourgons diététiques porteront viandes, condiments, vins, alcool, objets de matériel de cuisine et de dépense, ustensiles, matériel pour l'éclairage et soins personnels de propreté, enfin un fût pour l'eau.

Le fourgon-tente est employé pour le transport de malades couchés, d'une tente, de médicaments, d'instruments, d'un récipient pour l'eau et, à l'avant-train, des ustensiles.

A défaut d'édifices, on installe les ambulances et hôpitaux sous des tentes mobiles, tentes-baraques, baraques et tentes fixes. La tente mobile sera de grande utilité pour une courte hospitalisation ; la baraque convient mieux comme hôpital. Comme installation d'été il vaut mieux la tente et, même pendant l'hiver, la tente double est préférable à la baraque à cloison simple. La tente est plus économique et plus facilement transportable que la baraque.

La tente conique de campement est impropre au service de santé. Les types *Lefort* et *Mignon Mahou* offrent beaucoup d'avantages, la tente *Tortoise* jouit aujourd'hui d'une assez grande réputation.

Les baraques favorisent l'infection plus que les tentes, mais elles l'emportent sur ces dernières en solidité et comme abri. La baraque américaine peut être acceptée.

Les hôpitaux de campagne doivent se munir d'étuves locomobiles de désinfection avec tous les accessoires. Un parc mobile de santé militaire accompagnera chaque corps d'armée, approvisionné de tout le matériel qui sera nécessaire. On l'installera dans les endroits les plus avantageux possible au point de vue des locaux, ressources et facilité de transport. Dans ce parc, le matériel doit être classé avec soin et bien disposé. Il sera prudent d'y avoir tout l'approvisionnement du matériel concernant les hôpitaux ou infirmeries d'un nombre de lits déterminé.

## THÈME 7 — ÉDUCATION MILITAIRE DU MÉDECIN DE L'ARMÉE

Par Mr. le Dr. LUCIO GONÇALVES NUNES (Lisbonne)

*Capitaine médecin du 1er Rég. d'artill.*

En commençant mon rapport, j'accomplis le douloureux devoir de rendre hommage à la mémoire regrettable de l'homme illustre, qui fut le premier président de la XV.me section, le dr. Cunha Bellem, ex-chef du Service de santé de l'armée portugaise.

Le sujet qui m'a été distribué afin d'en faire le rapport, quoique ayant dans ses applications pratiques la plus grande et la plus générale importance, n'a pas un intérêt général, parce que les grandes et les petites nations qui s'intéressent réellement à l'installation convenable de l'organisme compliqué, appelé armée, se sont, depuis longtemps, occupées de l'éducation militaire de leurs médecins militaires. Il est donc naturel que les considérations que j'ai à faire, afin de justifier la nécessité de cette éducation, se rapportent principalement à mon pays.

Le médecin militaire a besoin, outre une préparation technique, variée et parfaite, d'avoir des connaissances spéciales, lesquelles, tant dans la vie des casernes que dans celle des hôpitaux et dans le service de recrutement en temps de paix, dans les services des corps de troupe, les marches, les stationnements et les formations sanitaires, en temps de guerre, sont d'une application indispensable et immédiate. Et ce n'est qu'en possédant ces connaissances que le service de santé militaire pourra remplir, avec sollicitude et zèle, la très noble, épineuse et difficile mission qui lui est confiée sur le champ de bataille.

En comparant la façon dont chez nous et à l'étranger on

prépare le médecin militaire pour l'accomplissement de cette haute mission, on voit que le Portugal est un des rares pays, le seul de l'Europe, où le candidat médecin militaire ne reçoive aucune éducation purement militaire, où l'on n'est pas obligé, en s'enrôlant, de posséder des notions sur des sujets et des lois militaires.

Mais en se rappelant un peu l'histoire de la médecine militaire portugaise, on trouve qu'on a déjà tenté quelque chose, dans les temps anciens, pour préparer militairement le médecin militaire. Le 13 mai 1798 un avis fut publié qui ordonnait d'organiser l'hôpital militaire de la cour, à Xabregas. Jusqu'à cette date la clinique militaire avait été confiée à des médecins qui *exerçaient une pratique superficielle sans autre intérêt que celui de recevoir leur solde.*

Et l'on pensa déjà à cette époque à instituer dans l'hôpital mentionné une école royale de chirurgie, destinée à élever le niveau scientifique des chirurgiens militaires, assurant en même temps leur enrôlement, le temps d'études devant durer six ans, deux comme *aspirants*, deux comme *élèves* et deux comme *praticiens*. Il est naturel qu'outre l'éducation technique faite déjà comme militaires et dans un milieu militaire, ces élèves dussent acquérir des connaissances purement militaires, lesquelles, quoique non incluses dans les programmes, seraient un effet de l'éducation reçue dans ce milieu.

Et, quoique parmi nous on ait publié après, en 1805, 1817 et 1852, des règlements relatifs aux fonctions complexes du service de santé de l'armée, on ne pensa en aucun d'eux à donner une éducation militaire au médecin militaire.

Feu le vicomte de S. Januario, étant ministre de la guerre, fit élaborer un projet d'enrôlement de médecins militaires pendant la fréquentation des écoles de médecine, afin de familiariser et instruire dans le service clinique militaire ces élèves pendant leurs vacances, et, le cours terminé, pendant un an d'internat dans les hôpitaux militaires permanents.

On arrive enfin au décret du 21 mai 1896 qui approuva le règlement pour l'admission aux places d'aide-chirurgien de l'armée; et lequel, *étant à peine une des parties du plan général que le respectif ministre de la guerre se proposait de développer, tendant à reconstituer une des plus importantes branches de l'administration, telle que celle des services de santé militaire*, a fini avec l'inadmissible système d'enrôlement par simple concours documentaire.

Par ces paroles on conçoit que l'illustre ministre de la guerre d'alors, le conseiller José Estevam de Moraes Sarmento, esprit vraiment éclairé et écrivain militaire distingué, apprécia à sa juste valeur, en élaborant ce *plan général*, les paroles sensées du célèbre maréchal Thomas Bugeaud, quand, à propos de la brillante armée française, il dit: *En face de l'ennemi, l'honneur, l'exemple des chefs et le drapeau font des prodiges; mais à part cela, seulement la perfection du mécanisme du service médical militaire peut assurer l'emploi de moyens efficaces et sensés de conservation pour une armée.*

Ainsi l'a compris depuis longtemps la Grande-Bretagne et dernièrement le Japon. L'excellence et la perfection de leurs services de santé ont été bien prouvées par la préparation et l'éducation militaires convenables de leur personnel médical et auxiliaire dans les récentes campagnes de l'Afrique du Sud et de la Mandchourie.

Et ce n'est qu'en recevant une éducation militaire convenable que le personnel médical militaire de n'importe quel pays pourra être préparé à toutes les éventualités du service de santé en campagne.

Le manque d'instruction technique, sanitaire, pour le combat, et celui d'un personnel spécial pour aider l'exécution des services, occasionnant le mauvais choix d'endroits pour l'établissement des postes de secours et d'ambulance, la tardive évacuation des blessés, et le manque de contact et de cohésion entre les différentes formations sanitaires, firent que, en 1870 et 1871, de nombreux blessés restèrent de longues heures sans aliments et sans secours cliniques et, en outre, que beaucoup d'autres furent écrasés par d'énormes masses d'artillerie et de cavalerie.

Tous ceux qui ont pris part à quelques manœuvres savent combien il est difficile, sinon impossible parfois, faute d'éducation militaire convenable, d'accompagner les troupes à travers les champs, loin des chemins, en préparation pour le combat, ou, celui-ci engagé, pendant ses phases, lesquelles, quoique combinées d'avance, présentent quelque chose d'imprévu. Et quelquefois nous avons vu les voitures sanitaires d'un côté, les brancardiers d'un autre, se traînant difficilement, isolés, derrière les régiments, sans parvenir la plupart du temps à organiser les postes de secours. Et cela malgré la bonne volonté, le zèle et l'activité des médecins militaires. Mais ces facteurs, importants, sans doute, ne suffisent pas, par eux-mêmes seuls, à remplacer le grand manque d'éducation militaire. Qu'arrivera-t-il un jour de combat réel, quand une marche imprévue, un changement dans la disposition du combat, l'impossibilité du commandement, ne pourra indiquer d'avance à l'ambulance le chemin à suivre pour arriver au champ de bataille? Or ces situations doivent être fréquentes en campagne.

Les officiers médecins des corps de troupe ont besoin d'avoir une grande mobilité pour les accompagner dans leurs mouvements et formations variés; et le combat engagé, le chef de service régimentaire a besoin d'avoir l'éducation militaire pour pouvoir faire une rapide reconnaissance du terrain, afin d'installer le poste de secours du régiment et vérifier si ceux des bataillons sont convenablement placés.

L'officier médecin chef de service a besoin d'avoir une parfaite connaissance de la tactique des troupes; il lui faut savoir lire rapidement une carte; avoir une décision rapide et être cavalier agile pour avoir sous sa vigilance et direction toutes les fractions et formations sanitaires, dispersées sur un long front de combat, pour vaincre enfin les obstacles multiples et imprévus qui peuvent survenir dans un jour de bataille. Et c'est seulement en possédant une grande quantité de connaissances purement militaires qu'il pourra, quand les troupes se préparent pour le combat et que les ordres du commandant général sont reçus, déterminer l'emplacement où doivent être installés les ambulances, les stations de voitures, les hôpitaux de sang; ayant d'abord par la carte la configuration du terrain, il pourra disposer tout de façon à ce que les différentes formations sanitaires maintiennent entre elles les relations de contact qui doivent les lier, afin de pouvoir assurer les secours cliniques et l'évacuation des blessés.

Le médecin militaire a enfin besoin d'avoir l'éducation militaire convenable pour pouvoir garantir que les formations sanitaires qu'il dirige ou commande peuvent s'adapter à toutes les difficultés imprévues du champ de bataille.

Et c'est sans aucun doute après la lutte engagée, dans les circonstances difficiles du moment, que le personnel médical peut montrer sa préparation convenable et que les formations sanitaires dont il fait partie et qu'il dirige sont organisées de façon à pouvoir soustraire les blessés aux nombreux dangers qui les entourent, durant et après le combat, en les pansant et les faisant transporter à l'arrière-garde et en les nourrissant pour les conserver à l'armée et à la patrie.

J'attribue même à la longue paix dont, heureusement, les

Portugais ont joui, le peu d'importance qu'on a attachée à l'éducation militaire et à la préparation convenable du corps de médecins militaires et à l'organisation du service de santé en général. Pourtant il faut avoir en vue que:

*«C'est par l'étendue et la divulgation de l'enseignement médical militaire qu'il est possible d'obtenir une des premières conditions pour l'institution d'un très utile centre de médecins militaires, en temps de paix, qu'une nombreuse réserve acquise pour l'armée de campagne vient ensuite nourrir et fortifier. Les détails d'organisation de ce centre et de cette réserve de manière à satisfaire, en toutes circonstances, les exigences des armées, sont le devoir et la mission de ceux qui sont appelés à diriger et à administrer cette importante branche du service public.»*

Ce n'est qu'en instruisant, élevant et préparant le personnel, en temps de paix, qu'on pourra évaluer les éléments sur lesquels on peut compter pour le service de santé en campagne.

Vu ce que je viens de dire, on conçoit qu'il ne suffit pas au médecin militaire d'avoir la simple instruction professionnelle pour pouvoir, tant en paix comme en guerre, dûment instruit et discipliné, contribuer efficacement à la réussite propice, à l'ensemble de direction et d'exécution qui doit exister dans les multiples engrenages dont se compose une armée.

Les grandes nations, avec de nombreuses armées, telles que l'Allemagne, la France, l'Angleterre, l'Italie et la Russie, et les petits pays, tels que la Belgique, la Bulgarie, le Danemark, la Roumanie, la Suisse, et même la Turquie, tâchent tous d'instruire, d'organiser et de perfectionner en temps de paix le très important service de santé de leurs armées, selon les besoins d'une guerre active.

Pour l'éducation militaire de leurs médecins militaires beaucoup de ces pays ont des écoles pratiques, où, outre l'instruction professionnelle spéciale, les élèves reçoivent l'instruction sur ce qui suit: Service dans les corps de troupe, service de garnison et de campagne, gymnastique, escrime, équitation, topographie, fortification, droit des gens, administration, commandement, discipline et économie des corps sanitaires, connaissance des principales lois militaires et leurs applications pratiques, façon de soigner les solipèdes et d'atteler et de conduire les voitures du service de santé.

Vu que les écoles de médecine ne donnent pas, ni ne peuvent donner par leur organisation, les connaissances spéciales que je viens d'énumérer, il est bien évident qu'il faut créer des écoles spéciales de médecine militaire dans les pays qui n'en possèdent pas encore.

Et outre l'éducation militaire, *ce n'est que dans ces écoles qu'on peut acquérir les habitudes de discipline, le sentiment du décor et l'esprit de camaraderie qui ne se rencontrent pas habituellement parmi les étudiants en médecine qui ont joui de la liberté des universités*, et qui, selon moi, sont aussi des qualités indispensables pour une éducation militaire complète.

Toutes les nations civilisées qui ont égard aux incessants progrès de l'art militaire et aux constantes modifications de la tactique, trouvent indispensable que leur personnel médical militaire ait l'éducation militaire nécessaire et la préparation convenable pour que le fonctionnement des services qui le regardent s'adapte aux exigences du service militaire soit dans la paix soit dans la guerre. Et le cas échéant de la mobilisation n'importe quel citoyen peut compter un fils ou un frère enrôlé dans l'armée; et à cause de cela tous doivent être intéressés au plus haut degré au perfectionnement de ces services.

Le Congrès trouvant indispensable que les médecins militaires reçoivent l'éducation militaire, afin que les services de santé des différentes armées atteignent le degré de perfectionnement qu'ils doivent avoir, émet le vœu que les pays, où actuellement cette éducation n'est pas donnée, s'occupent de la fondation d'écoles de médecine militaire pour le but indiqué.

---

## THÈME I — ORGANISATION DU SERVICE DE SANTÉ DE L'AVANT
### Par M. le Dr. KERN, Generalarzt (Berlin)


#### RESUMÉ

1. Die erste Hilfe inmitten der kämpfenden Truppenteile ist durch das eigene Sanitäts-Personal und -Material der Truppen selbständig zu leisten.
2. Hierzu sind den Truppen zweispännige Sanitätswagen von leichter Konstruktion beizugeben, deren Inhalt nur den Gefechtsbedarf umfasst.
3. Die Sanitätswagen sind gleichzeitig für den Materialbedarf und für den Verwundetentransport einzurichten.
4. Das eine Wagenpferd ist mit einem Tragesattel auszustatten und unter schwierigen Geländeverhältnissen, als Packpferd mit Satteltaschen behängt, selbständig zu verwenden.


Unter den mannigfaltigen Aufgaben des Kriegssanitätsdienstes ist die *erste Hilfe* auf dem Schlachtfelde immer diejenige gewesen,

welche das anteilnehmende Volksgefühl am schwersten belastet
und beschäftigt hat. Mögen die zeitlich später liegenden Aufgaben
der vorläufigen Unterkunft der Verwundeten in pflegeverbürgenden
Anstalten und ihre Entfernung aus dem unmittelbaren Kriegsge-
biet auch inhaltsreicher und bedeutungsvoller sein, — in der heutigen Zeit, wo in den Kriegsheeren nicht mehr angeworbene Söld-
ner, sondern die Blüte der Nationen enthalten und diese dem Wohle
der Nation ihr Leben hinzugeben berufen und bereit ist, da haben
die Schrecken des Schlachtfeldes, die hilfsbedürftige und doch
hilflose Lage der Verwundeten das allgemeine Humanitätsgefühl
der Völker machtvoll ergriffen und den Kulturstaaten die morali-
sche Pflicht immer eindringlicher zum Bewusstsein gebracht, jenen
Schrecken mit aller denkbaren Macht zu wehren. Die Schrecken
selbst liegen nicht in der Verwundung, die der Soldat nicht fürchtet,
sondern in dem Elend, welches der Verwundung folgt, wenn die
erste Hilfe und deren möglichste Beschleunigung nicht mit den
höchsten Kulturmitteln der Technik und der Wissenschaft vor-
sorglich bereitgestellt und organisiert ist.

Sanitätspersonal und Sanitätsmaterial für den Krieg in vol-
lendeter Weise vorbereitet zu halten und auf dem Kriegsschauplatze
ausreichend und rechtzeitig in Wirksamkeit treten zu lassen, darin
haben Heeresleitung und freiwillige Krankenpflege in den letztver-
gangenen Jahrzehnten erfolgreich mit einander gewetteifert. Aber
für eine wirkungsvolle Massenhilfe auf einem engbegrenzten Kampf-
gebiet, für eine frühzeitige Massenhilfe ohne Störung der Gefechts-
operationen ist das Entscheidende die *Organisation*. Dankbar werden
wir die heutige so auch alle späteren Generationen auf die grosse
Kulturtat der Genfer Convention zurückblicken, welche eine solche Organisation erst möglich und wirksam gemacht hat durch
den in ihr verkörperten Grundsatz, dass der Sanitätsdienst auf dem
Schlachtfelde, auch inmitten der kämpfenden Heere nicht gestört
werden soll. Nicht der Schutz des Sanitäts*personals*, sondern der
Schutz des Sanitäts*dienstes*, die Sicherung seiner Funktion und
Erhaltung seiner Organisation, das sind die unerschütterlichen
Grundzüge der Genfer Convention, auf welchen der heutige Kriegs-
sanitätsdienst sich mit bereits bewährten Erfolgen aufbaut. Aber
er hat bei alledem doch auch zu rechnen mit den physischen
Grenzen, welche das Wesen und das Ziel des Kampfes ihm aufer-
legt und zwingend ihm für seine Organisation vorzuschreiben
berechtigt ist. Das Wollen und das Können müssen in der Organisation ihren Ausgleich finden.

Wie dieser Ausgleich sich in der Gegenwart vollzogen hat
und wie er für die Zukunft immer weiter zugunsten des Sanitätsdienstes verschoben und ausgebaut werden kann, das sind die
Fragen, die uns auf diesem Arbeitsgebiet beschäftigen.

## I. ALLGEMEINE GRUNDSÄTZE

Die Kriegsheere der gegenwärtigen Kulturstaaten haben
durchweg die Organisation des Sanitätsdienstes auf dem Gefechtsfelde vollzogen durch die Trennung des Dienstes *innerhalb* der
kämpfenden Truppenteile und des Dienstes in deren unmittelbarem
*Rücken*. Dem ersteren entspricht das in den kämpfenden Trup-
penkörpern verbleibende Sanitätspersonal und die kleineren sanitä-
ren Einzelgebilde der aus jenen hervorgehenden Truppenverbandplätze oder Hilfsplätze, dem letzteren die grösseren einheitlichen
Formationen der Divisions-Sanitätsanstalten und der von ihnen zu
errichtenden Hauptverbandplätze.

Meine eigene heutige Aufgabe will ich nicht auf den ganzen
Umfang des Dienstes auf dem Schlachtfelde ausdehnen, sondern
mir *beschränken* auf die erste Hilfe *inmitten* der kämpfenden Truppenteile, auf deren unmittelbares Sanitätspersonal und die Trup-
penhilfsplätze, also auf die am meisten vorgeschobenen Posten
des Sanitätsdienstes.

Dabei tritt sofort die vielerörterte Frage in den Vordergrund,
ob es ein richtiges organisatorisches Prinzip ist, überhaupt Sanitätspersonal während des Gefechts bei den Truppen zu belassen,
ob nicht vielmehr das gesamte Sanitätspersonal auf die Truppenverbandplätze heranzuziehen sei. Erfahrungsgemäss wird vom militärischen Standpunkt aus meist das erstgenannte, vom militärärztlichen Standpunkt aus dagegen meist das letztgenannte Prinzip
vertreten. Tatsächlich sprechen gewichtvolle Gründe sowohl für
das eine als für das andere Prinzip, und die Kulturstaaten haben
in ihren Organisationen und Dienstvorschriften dazu eine ver-
schiedenartige Stellung eingenommen. Die einen lassen einen Teil
des Sanitätspersonals zerstreut unter den kämpfenden Truppen
verbleiben, die andern ziehen bei Beginn des Gefechts das gesamte
Sanitätspersonal auf grössere Hilfsplätze der vordersten Linie
zurück und verstärken diese von rückwärts her systematisch mit
weiteren Hilfskräften und Hilfsmitteln.

Zuzugestehen ist unbedingt, dass die *Truppenärzte* ohne die
Hilfsmittel des Verbandplatzes nicht in der Lage sind, eine sachlich

nutzbringende Tätigkeit zu entfalten, aber ebenso muss zugestanden werden, dass das Volksbewusstsein gefühlsgemäss eine Hilfsbereitschaft inmitten der kämpfenden Truppen und möglichst unmittelbar nach erfolgter Verwundung unbedingt verlangt.

Diese *vordersten Hilfsplätze oder Truppenverbandplätze* entsprechen in ihrer jetzigen Beschaffenheit keineswegs den notwendigen und erreichbaren Anforderungen. Sie sind zu umfangreich gedacht und zu schwer beweglich, um während der veränderlichen Gefechtslagen immer rasch in dem geeigneten Zeitpunkt und an den geeigneten Geländestellen zur Hand zu sein und rasch auch ihre Tätigkeit wieder abbrechen zu können. Ferner ist ihre Wirksamkeit — wenigstens wenn sie durch vereinigende Zusammenziehung eines grösseren Personals und Materials einen beträchtlicheren Umfang angenommen haben — derjenigen der Hauptverbandplätze der Sanitätstruppen so gleichartig und trotzdem doch so minderwertig, dass sie immer nur ein dürftiger Notbehelf bleiben. Ich bin der Ansicht, dass diese Art von Hilfsplätzen aus der Organisation des Sanitätsdienstes gänzlich ausgeschaltet werden sollten, dass vielmehr der Sanitätsdienst der vordersten Linien sich nur auf die selbständig bleibenden Hilfsmittel der kleineren Truppeneinheiten (Bataillone u. s. w.) einerseits und auf die starken, geschlossenen Sanitätsanstalten der Divisionen andererseits stützen sollte. Uebrigens lässt die moderne Gefechtsweise, insbesondere die grosse Breitenausdehnung der auseinander gezogenen Fusstruppen, eine Vereinigung des Personals und Materials der Truppen zu grösseren Verbandplätzen in der Regel gar nicht zu, sowohl aus Tunlichkeits wie aus Zweckmässigkeitsgründen, so dass die beabsichtigten Vorteile des vereinigten Zusammenwirkens tatsächlich nicht zur Geltung kommen.

Aus allen diesen Erwägungen ergeben sich für den Sanitätsdienst der vordersten Linien als allgemeine Richtschnur mit Notwendigkeit die folgenden *Grundsätze:*

1. Die erste Hilfe im unmittelbaren Anschluss an die Verwundung soll und kann nur das Ziel erstreben, die Verwundeten an Ort und Stelle in eine gesicherte und den Transport vorbereitende Lage zu bringen (nötigenfalls nach lebensrettenden Operationen) und in nächster Nähe des Verlustgebiets Verwundetennester zu bilden, welche später ohne weiteres dem Hauptverbandplatz zugeführt werden können.

2. Diese Aufgabe ist nur zu erfüllen durch zahlreiche, kleine, leicht bewegliche Sanitätsgebilde, welche in möglichster Nähe der

Truppen jeden geeigneten Zeitpunkt zur Tätigkeit benutzen und diese Tätigkeit sofort auch wieder abbrechen können. Diese kleinen Formationen werden, auch wenn der Hauptverbandplatz in Tätigkeit tritt, nicht aufgelöst, sondern bereiten fortdauernd den Transport zum Hauptverbandplatz vor.

3. Der Personal- und Materialbedarf hierfür muss, in Rücksicht auf die Forderung der steten und sofortigen Hilfsbereitschaft, bei den Truppen selbst vorhanden sein und nicht erst von rückwärts her beordert werden. Die Sanitätsoffiziere und Sanitätssoldaten der Truppen, deren Krankenträger und deren Sanitätswagen, wie sie die meisten Staaten vorgesehen haben, reichen zur Deckung jenes Bedarfs tatsächlich auch aus, zumal da dem verfügbaren Verbandmaterial auch noch von Seiten sämtlicher kämpfender Mannschaften die Verbandpäckchen hinzutreten, welche jetzt als nutzbringend und notwendig allgemein anerkannt, in allen Heeren eingeführt und in fortschreitender Vervollkommnung begriffen sind.

4. Die von mir der Organisation zugrunde gelegten Sanitätswagen der Truppen müssen als solche nach Möglichkeit leicht und beweglich, ihr Inhalt lediglich für den Gefechtsbedarf berechnet sein ohne Rücksichtnahme auf den Bedarf für Märsche, Lager oder Ortsunterkunft.

5. Das sämtliche Sanitätspersonal der Truppen verbleibt denselben bei dieser Organisation durchweg und darf nicht zur Bildung grösserer Verbandplätze herangezogen werden. Die rasche, den kämpfenden Truppen stets nahe Hilfsbereitschaft, wie sie vom Volksgefühl instinktiv und lebhaft gefordert wird, bleibt auf diese Weise grundsätzlich gewahrt. Da der erste Verband im allgemeinen über den weiteren Verlauf der Verwundung entscheidet, ist der Grundsatz einer von vornherein sachkundigen ersten Hilfe von besonderem Wert und durch diese Organisation in weittragendem Masse gleichfalls gesichert.


II. — DIE SANITÄTSWAGEN DER TRUPPEN


In dem Gefüge der hier aufgestellten Forderungen bleiben die *Sanitätswagen* der Truppen stets in Einzelfunktion. Sie werden grundsätzlich nicht zu vereinigen sein, sondern einen Dienst zu leisten haben, wie er etwa den Patronenwagen der Infanterie entspricht. Sie bilden das wesentlichste Hilfsmittel des Sanitätsdienstes in der vordersten Linie. Dadurch fallen die sogenannten

Truppenverbandplätze der bisherigen Organisation fort, die Verwundeten werden nicht nach den Truppenverbandplätzen transportiert, sondern die Sanitätswagen suchen ihrerseits die Verwundeten an Ort und Stelle auf. Einen stabilen Verbandplatz bildet nur die Divisions-Sanitätsanstalt in der Form des bisherigen Hauptverbandplatzes.

Die Sanitätswagen halten sich in möglichster Nähe der kämpfenden Truppen, benutzen jede geeignete Deckung, jede Gunst des Geländes, jede Feuerpause und jeden Wechsel des Kampforts, um sofort sich in die unmittelbare Nähe von zurückgebliebenen Verwundetengruppen zu begeben und die Verwundeten in einen gesicherten Zustand zu bringen, in welchem diese die Abholung zum Hauptverbandplatz abwarten können. Sie bedürfen dazu allerdings der sachverständigen unmittelbaren Führung durch einen Sanitätsoffizier.

Aber die Lage der Verwundeten verlangt noch mehr, sie erfordert unter den meisten Umständen auch eine Entfernung derselben aus der Gefechtszone und ihre vorläufige Umlagerung nach solchen Stellen, welche gegen feindliches Feuer, gegen den Ansturm von Fahrzeugen und Pferden, sowie gegen Witterungsunbilden den unerlässlichsten Schutz bieten. Diesen Forderungen kann nur die Vorsorge für Beigabe von Transportmitteln gerecht werden.

Vom alleinigen Gesichtspunkte des Sanitätsdienstes aus würde die getrennte Zuteilung von Fahrzeugen mit dem erforderlichen Sanitätsmaterial und von Krankentransportwagen zu der kleinen Bagage zwar unleugbare Vorteile bieten, besonders auch den, dass der Bau der Fahrzeuge ein einfacherer und für den Sonderzweck vollkommenerer sein könnte. Die tunlichste Beschränkung der Bagage ist aber ein so schwerwiegender und als zwingend anerkannter militärischer Grundsatz, dass er für das Sanitätsmaterial mit doppeltem Nachdruck ins Gewicht fällt.

Es könnte scheinen, als ob die blosse Ausstattung der Materialwagen gleichzeitig mit Krankentragen, wie sie tatsächlich gegenwärtig in allen Heeren durchgeführt ist, ein gangbarer Ausweg wäre. Aber diese Krankentragen dienen nur dem Transport durch Menschenkräfte, und das ist der Punkt, welcher einer Besserung bedarf, weil Gefechtsplätze mit weit zerstreuten Verlusten unüberwindliche Anforderungen an solche Menschenkräfte stellen und die Wirkungskraft trotzdem immer eine sehr dürftige und unzureichende bleiben wird. Ein wirkungsvoller Transport kann immer nur durch Fahrzeuge erzielten werden.

*Beitreibung* von Fahrzeugen für den Verwundetentransport
ist zwar mitunter möglich; aber nie ist mit Sicherheit auf solche
Möglichkeit zu rechnen. Hauptsächlich jedoch ist es die Notwendigkeit eines schnell bereiten und schnell wieder auszuschaltenden
Transportdienstes, welche bei dem trägen Gang von Beitreibungen
auf deren rechtzeitige Bereitschaft nicht zählen lässt. Vorbereitende
Beitreibungen andererseits werden gänzlich ausgeschlossen durch
die Unzulässigkeit einer auch nur vorübergehenden Vermehrung
des Trosses, besonders durch unbeholfene Landwagen. Es würde
ein organisatorischer Fehler sein, den Sanitätsdienst auf solche
Beitreibungen stützen zu wollen.

Auch *Improvisationen* jeder Art sind unverwendbar, weil ihre
Herstellung zeitraubend ist und niemals Massenbedürfnisse befriedigen kann.

Ich komme damit auf eine Forderung zurück, welche in gegenwärtigen und in früheren Zeiten bei einzelnen Heeren schon
berücksichtigt war, auf die gleichzeitige Einrichtung der Sanitätswagen zum Verwundetentransport. Eine solche Einrichtung bietet
den weiteren Vorzug einer Unterstützung der Divisions-Sanitätsanstalten in der Heranholung der Verwundeten zum Hauptverbandplatz, — ein Vorzug, welcher um so wesentlicher ist, als auch die
Transportmittel der Divisions-Sanitätsanstalten im Interesse der
Einschränkung des Trosses immer nur sehr beschränkte sein
können.

Der Schwerpunkt dieser Art der Organisation des Sanitätsdienstes liegt hiernach in den Sanitätswagen, deren *Einrichtung
und Ausstattung* deshalb durchaus in den Rahmen der Organisation
des Sanitätsdienstes gehört und in ihren allgemeinsten Grundzügen
hier noch der Erörterung bedarf.

Die bisherige Einrichtung der Sanitätswagen der Truppen
widerspricht nahezu in allen Heeren noch gänzlich dem militärischen Grundsatz der Trennung der kleinen Bagage (des für das Gefecht nötigen Vorrats) von der gossen Bagage (dem nur in der Ruhe
nötigen Vorrat), da die (der kleinen Bagage zugeteilten) Sanitätswagen nicht nur den erstgenannten Vorrat, sondern auch alles das
Material enthalten, welches nur bei Reisemärschen, Ortsunterkunft
und dergl. gebraucht wird. Besonders die Masse der schweren Arzneigefässe und deren Füllungen, dazu der Bedarf an Sicherungsvorrichtungen gegen das Zerbrechen und an Apothekengeräten,
ist für den Gefechts-Sanitätsdienst ein unerträglicher Ballast, der
die Wagen in zweckwidrigster Weise schwer und unbeweglich

macht. Das hiernach im Gefecht entbehrliche schwere Material der jetzigen Sanitätswagen muss bei dieser Umgestaltung der Wagen, in einem getrennten und selbständigen Sanitätskasten verpackt, auf den Gepäckwagen der Truppen untergebracht werden und mit letzteren bei der grossen Bagage verbleiben.

Die bereits betonte Notwendigkeit eines schnell bereiten und schnell wieder auszuschaltenden Sanitätsdienstes erfordert *leichte Fahrzeuge*, welche nicht nur gut chaussierte Strassen, sondern auch Knüppeldämme, sumpfige und Sandwege unkultivierter Landesteile, Gebirgswege und wegloses Gelände zu überwinden imstande sind, welche auch unter solchen Schwierigkeiten die Verbindung mit der kleinen Bagage, zu der sie gehören, aufrecht erhalten können; dies müssen sie, um nicht gelegentlich isoliert zu werden oder sich ganz zu verlieren. Für alle schweren Fahrzeuge liegen unüberwindliche Schwierigkeiten darin, dass die Truppen sich nicht an feste Strassen halten können, dass sie auch weiche Wege benutzen und querfeldein die Wege kreuzen; bei allen solchen Bewegungen bleiben schwere Fahrzeuge an irgend einer Wegestelle hilflos zurück oder finden ihre Truppen überhaupt nicht wieder.

Die hiernach zu stellenden Anforderungen würden grundsätzlich ja wohl leichte zweirädrige Karren am besten erfüllen, wie sie im preussischen und in anderen deutschen Heeren noch im Kriege 1870/71 vielfach im Gebrauch waren, wie sie bereits seit längerer Zeit in der französischen und in der italienischen Armee eingeführt und teilweise auch in der russischen Armee im Gebrauch sind. Die Brauchbarkeit derselben für den Materialtransport ist erprobt. Aber für den Verwundetentransport, wie er hier gleichzeitig beansprucht wird, sind sie nicht stabil genug und den Stössen und Schwankungen in unebenem Gelände zu sehr ausgesetzt. Ich halte deshalb die Wahl von vierrädrigen Wagen für vorziehenswert.

Bezüglich der *Bespannung* dürfte die Entscheidung unter diesen Umständen wohl unbedingt zugunsten zweier Pferde fallen. Sie lässt auch Pferde von geringerer Fahrdisziplin verwenden und gewährleistet mit grösserer Sicherheit die Forderungen der Ausdauer, der Schnelligkeit und der Ueberwindung von Wege- und Geländeschwierigkeiten.

Eine vorübergehende Aushilfe, eine Ergänzung der Leistungen der Sanitätswagen oder ein Ersatz derselben könnte auch darin gefunden und angestrebt werden, dass zwischen dem Hauptvorrat und dem Gefechtsgelände, dem engeren Verlustgebiet, ein beweglicher Verkehr hergestellt wird durch Verwendung von Handkarren, tragbaren Körben, Bandagentornistern, Verbandmittelsatteltaschen und dergleichen. Zweifellos kann mitunter durch derartige Zwischenglieder eine wertvolle Unterstützung und Vervollkommnung des Sanitätsdienstes erreicht werden. Aber bei Verwendung von Handkarren, Tragekörben oder Bandagentornistern für das Sanitätsmaterial müssen die Entfernungen durch einen übermässig hohen Aufwand von Zeit und von Menschenkräften überwunden werden, welcher den Erfolg und den Wert dieser Art der Hilfsleistung auf ein mehr als bescheidenes Mass herabdrückt. Die weiter in Betracht kommenden Verbandmittelsatteltaschen, welche im Bedarfsfalle durch Tragetiere auf das Gefechtsfeld heranzuholen wären, sind an und für sich nicht unzweckmässig, falls Pferde, mit Tragesätteln ausgerüstet, für diesen Zweck zur Verfügung stehen oder verfügbar gemacht werden können.

Es tritt hier der andere Gedanke nahe, auf Fahrzeuge überhaupt zu verzichten und nur *Tragetiere* zu verwenden. Dem steht jedoch entgegen, dass die Menge des so zu tragenden Sanitätsmaterials eine verhältnismässig geringe, dass ausser dem Gewicht auch das praktisch zulässige Volumen des Gepäcks ein sehr begrenztes ist und dass hierdurch allerlei hindernde Beschränkungen in der Art der mitzuführenden Gegenstände und der Art der Packung entstehen. Auch Vorschläge, zum *Verwundetentransport* Tragetiere zu verwenden, sind vielfach gemacht worden; wirklich angestellte Versuche haben jedoch stets zu wenig befriedigen Ergebnissen geführt und immer wieder von einer allgemeinen Verwendung dieses Hilfsmittels absehen lassen. Nur für den eigentlichen Gebirgskrieg wird mit Recht an die Verwendung von Tragetieren (besonders Mauleseln) ernstlich gedacht im Hinblick auf die anders unüberwindlichen Schwierigkeiten des Geländes, sowie auf die weniger zahlreichen und die zerstreuten Verluste dieser Gefechtsform. Für grosse Truppenmassen und für zahlreiche Verluste lässt sich auf das alleinige Hilfsmittel von Tragetieren wegen seiner Dürftigkeit ein ausgiebiger und wirkungsvoller Sanitätsdienst nicht gründen.

Günstiger gestaltet sich das Urteil, wenn die Verwendung von Packpferden nur für beschränkte Ziele und für gewisse Umstände in Aussicht genommen oder als bloss gelegentliche Möglichkeit vorbereitet wird, wie es durch Ausrüstung des einen der beiden Zugpferde des Sanitätswagens mit einem leichten

Tragesattel geschehen kann, zu welchem ein Paar stets gefüllte, nicht zu grosse Verbandmitteltaschen in den Sanitätswagen mitgeführt werden. Da das eigentliche Gefechtsfeld und Verlustgebiet unter Umständen selbst leichten Wagen noch Schwierigkeiten bereiten kann, so kann es oft von Wert sein, die Wagen an einer geeigneten Stelle stehen zu lassen, das mit dem Tragesattel ausgerüstete Nebenpferd auszuspannen und nur dieses mit den übergehängten Satteltaschen auf das Gefechtsfeld selbst heranzuziehen. Die Wagen selbst bleiben dann nicht hilflos zurück, sondern sind vermittels des Hauptpferdes marschbereit zu halten. Die Erneuerung der Taschenfüllung ist durch Vermittelung des Packpferdes vom Wagen aus stetig nach Bedarf zu bewirken. Auch besteht die Möglichkeit, in Gebirgsgegenden den Wagen zeitweilig bei der grossen Bagage zurückzulassen und von vornherein nur die Packpferde den Truppen unmittelbar folgen zu lassen. Bei der englischen Armee ist dies System bereits im Gebrauch gewesen. Wenn auch nach den literarischen Berichten davon wenig Gebrauch gemacht worden ist, so kann diese Vermehrung der Aushilfen unter gewissen Verhältnissen doch von sehr beachtenswertem Nutzen sein, besonders für die berittenen Waffengattungen. Für letztere wäre es sogar noch mehr zu empfehlen, ausser den Sanitätswagen eigene Sanitätspackpferde zu etatisieren, welche einem Reiter als Handpferd beizugeben sind.

Und nun noch ein dringliches Wort zur Ausrüstung der Wagen mit *Sanitätsmaterial!* Nicht die Reichhaltigkeit des mitgeführten Sanitätsmaterials, sondern die Steigerung der Beweglichkeit dieses Materials ist der springende Punkt, um den es sich handeln muss. Der Gefechtssanitätsdienst kann und muss auf die schweren Massen von Arzneimitteln nach Möglichkeit verzichten zugunsten der wesentlich leichteren Verbandmittel. Das kommt der Beweglichkeit zu gute.

Demgegenüber ist es als ein dringendes Bedürfnis zu erachten, jedem Sanitätswagen zwei leere *Wassersäcke* beizugeben, gefertigt aus wasserdichtem Stoff, welche durch einen Verbindungsgurt mit einander verkoppelt in gefülltem Zustande am Kammdeckel des Wagenpferdes befestigt und diesen übergehängt werden können.

### III.— DIENST-ORGANISATION (in kurzer Zusammenfassung)

In Zusammenfassung der gegebenen Darlegungen sind an die Sanitätsausrüstung der Truppen folgende Anforderungen zu stel-

len; vierrädrige Wagen von möglichst leichter Bauart; in deren
unterem Teil eine von aussen zugängliche Schubkasteneinrichtung
zur Aufnahme des auf dem Gefechtsfelde erforderlichen Verband-
und Medikamenten-Materials, eines militärärztlichen Instrumen-
tenbestecks, einiger Krankendecken, von Beleuchtungsgegenständen,
Wassersäcken und sonstigem Zubehör; im oberen Teil der Wagen
2 Krankentragen von gleichfalls leichtester Bauart und Aufhän-
gevorrichtungen für die gefüllten Satteltaschen; auf dem Verdeck
der Wagen einige weitere Krankentragen; Bespannung mit 2 Pferden,
deren eines mit einem leichten Tragesattel versehen ist; für berit-
tene Truppen die Beigabe selbständiger Packpferde.

Der *Sanitätsdienst* während des Gefechts bei den Truppen
in vorderster Linie würde auf dieser Grundlage in seinen allgemeinsten Umrissen nach folgenden Grundzügen zu regeln
sein:

1. Bei zerstreuten Verlusten oder unsicherer Gefechtslage
werden die Verwundeten an Ort und Stelle mit der ersten Hilfe
versehen, Schwerverwundete an geschützten Geländestellen ge-
sammelt und vorläufig gelagert unter genauer Verzeichnung der
betreffenden Oertlichkeiten behufs späterer Herbeiführung des
Abtransports und der endgültigen Unterkunft.

2. Bei erheblichen Verlusten werden überall, wo die Gefechtslage dies zulässt, die Sanitätswagen von der kleinen Bagage
nach den Verlustgebiet herangezogen, die Verbandmittelschub-
kästen, Instrumente, Krankendecken und Krankentragen von den
Wagen entnommen, an zweckentsprechenden Orten aufgestellt
und ein geregelter Verwundetentransport eingerichtet, entweder
zum Haupt-Verbandplatz oder zum Unterkunftsorte unter Benu-
tzung der geleerten Wagen.

3. Erfordert und ermöglicht die Gefechtslage die Einrichtung
eines festen Hilfsplatzes und einen umfassenderen Krankentrans-
portdienst, so ist die entsprechende Anzahl von Mannschaften,
welche im Hilfskrankenträgerdienst ausgebildet sind, vorübergehend aus der Truppe zum Zweck des Krankentransportdienstes
herauszuziehen. Die Beitreibung von Landwagen zur Ergänzung
des Transports ist gleichzeitig anzustreben.

4. In besonders schwierigem Gelände ist das gesattelte Wagenpferd vorübergehend auszuspannen und, mit den Verbandmittelsatteltaschen behängt, an der Hand zu führen. Der Wagen ist
dann einspännig marschbereit zu halten oder auch von vornherein
bei der grossen Bagage zurückzulassen. Zweckmässig ist unter

solchen Umständen die Beitreibung von Pferden, welche mit den
verfügbaren Tragesätteln ausgerüstet und als Packpferde verwendet werden können.

---

## THÈME : — ORGANISATION DU SERVICE DE SANTÉ DE L'AVANT

### Par M. PIERRE IMBRIACO (Florence)

Col. méd., directeur du service de santé du VIII<sup>e</sup> corps d'armée

(Avec planches)

Au sujet de l'organisation et du fonctionnement du service
de santé de l'avant dans les guerres modernes, j'eus l'occasion
de faire une communication [1] au Congrès international des médecins militaires, de St. Louis (10-15 octobre 1904), auquel j'eus
l'honneur de prendre part en qualité de délégué du ministère de
la guerre italien.

Maintenant, ayant accepté, sur la flatteuse invitation du Comité exécutif et de la section de Médecine militaire du XV<sup>e</sup> Congrès international de médecine, de faire un rapport officiel sur le
même thème, je ne puis me dispenser de rappeler plusieurs points
du précédent travail.

La récente guerre russo-japonaise qui, on le sait, a mis en
présence pour la première fois depuis l'adoption des armes de
petit calibre d'énormes masses de combattants, tous armés de
fusils de petit calibre, ne pouvait manquer de fournir les plus
précieux enseignements quant au grave problème des premiers
secours aux blessés et de leur évacuation du champ de bataille.

Nous sommes donc fondés à attendre de ceux de nos collègues qui assistèrent et même prirent part au grand et terrible
drame qui vient de se dérouler dans l'Extrême-Orient, la réponse
pratique — fondée sur les faits et non sur des hypothèses plus ou
moins vraisemblables — aux questions qui se rattachent à ce complexe problème.

Quoi qu'il en soit, des nouvelles — encore incomplètes, il est
vrai — que nous avons recueillies quant aux résultats de cette
guerre au point de vue médico-chirurgical, on peut déduire qu'elle
n'a fait que confirmer le besoin, déjà rendu évident par les guerres précédentes, de perfectionner les institutions sanitaires pour
le temps de guerre, en les conformant aux exigences nouvelles

---

[1] V. Journal of the Association of Military Surgeons of the United States — August 1905

qui dérivent des circonstances suivantes: changements survenus dans la stratégie, la tactique et la logistique des colossales armées belligérantes, nécessaire perfectionnement des armes à feu, progrès des sciences médicales et en même temps de la civilisation.

La prophylaxie des maladies et les secours aux blessés et malades, voici les deux grands postulats qui se présentent au service de santé dans les guerres modernes, et auxquels il est tenu de répondre, non seulement au nom de l'humanité, mais dans l'intérêt même de l'issue finale de la guerre.

Dans les guerres passées, sauf quelques exceptions, le nombre des malades surpassait de beaucoup celui des blessés et les morts par suite des maladies furent plus nombreux que les victimes des armes ennemies. Or, la victoire sourit presque toujours à l'armée qui sut le mieux préserver les hommes des maladies et des épidémies et qui sut aussi le plus promptement et le plus efficacement secourir ses blessés.

Ce n'est pas là seulement une question d'effectif des combattants. Il s'agit aussi de l'influence morale extrêmement déprimante et même décourageante qu'exercent toujours sur les masses les épidémies qui les déciment, et surtout le triste spectacle des blessés gémissant sur le champ de bataille, tandis que le secours, même tardif, qu'ils invoquent n'arrive pas.

Et c'est pourquoi, ainsi que je disais dans la communication précitée, dans tous les pays civilisés, les techniciens, les philanthropes, les gouvernements et les sociétés de secours se sont occupés et s'efforcent par leurs études et par leurs soins de rendre les institutions sanitaires des armées aussi conformes que possible aux exigences modernes. Et la partie de ces institutions qui a trait au service de santé sur le champ de bataille et dans les premiers lieux où les blessés sont secourus et soignés, est certainement la plus importante; à cause des difficultés spéciales d'organisation et d'exécution qu'elle présente, c'est celle qui a appelé et appelle encore le plus l'attention des gens compétents.

L'action chirurgicale sur le champ de bataille doit nécessairement être envisagée à un double point de vue: d'abord les premiers secours à apporter aux blessés et, en second lieu, les moyens à employer pour les leur apporter. Je me propose d'examiner ici, conformément au thème que je dois développer, seulement la seconde partie de ce problème si complexe et précisément l'organisation et le fonctionnement des échelons sanitaires auxquels incombe la mission d'apporter les premiers secours aux blessés et de procéder à leur évacuation.

Je dois cependant déclarer dès à présent que je n'ai pas l'intention d'examiner ici en détail l'action chirurgicale dans les différentes formations sanitaires de première ligne, les modes et les moyens de transport et d'évacuation dans les guerres de plaine et de montagne, etc.; je dépasserais trop ainsi les limites que doit se tracer ce rapport.

Notre littérature médico-militaire est riche en travaux récents et très méritants, qui traitent de l'importante question de la tactique du service de santé en campagne, selon l'heureuse expression qu'on a employée pour désigner la mise en pratique, même à titre expérimental, des études relatives à l'organisation et au fonctionnement du service sanitaire de première ligne. Mais je ne peux ni ne veux passer en revue ces publications, connues de tous les médecins militaires. Je me bornerai presque exclusivement à exposer mes appréciations personnelles, trop heureux si elles sont jugées dignes d'être prises en considération.

*Service sanitaire de première ligne dans l'armée italienne<br>et dans les autres armées*

Qu'il me soit permis de commencer par quelques notions sur l'organisation actuelle du service sanitaire de première ligne dans certaines armées et en particulier dans l'armée italienne (dont je considère surtout les formations sanitaires en développant le thème actuel) et dans les armées japonaise et russe, à cause de l'importance spéciale qu'a acquise la connaissance des institutions sanitaires de ces armées depuis la récente guerre d'Extrême-Orient.

*Armée italienne.* Dans l'armée italienne, le premier lieu où se donnent les soins et les secours aux blessés est constitué par les *postes de pansement* que l'on établit sur les derrières des corps ou fractions de corps combattants (régiments d'infanterie, bataillons isolés, compagnies alpines, etc.) avec le personnel et le matériel sanitaire des corps mêmes. Le seconde échelon est représenté par les *sections de santé* qui sont de trois espèces: *d'infanterie*, divisibles en deux demi-sections capables de fonctionner indépendamment l'une de l'autre; *de cavalerie*, sections réduites tant pour l'effectif que pour le matériel, et non divisibles; *de montagne*, destinées aux grandes unités opérant en montagne. Ces dernières sections sont constituées de manière à pouvoir se diviser en trois

# Service de santé de l'avant de l'armée italienne

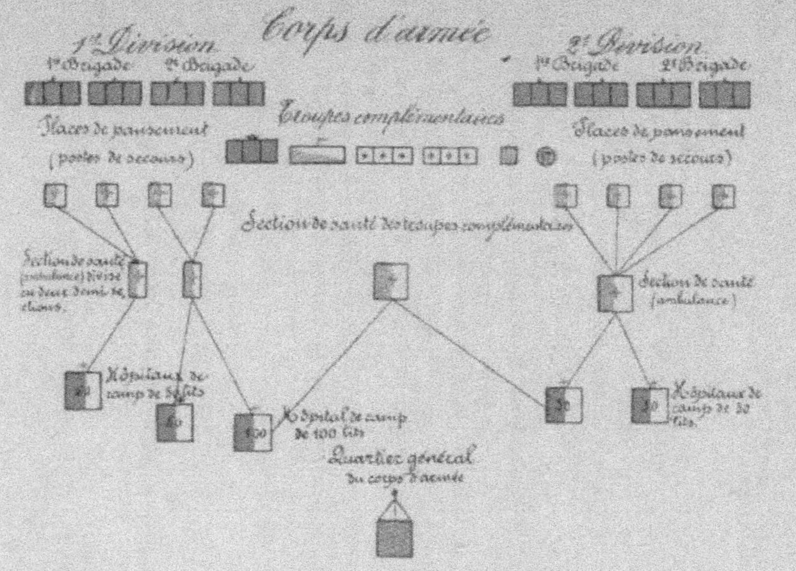

détachements, un qui reste au siège de la section et deux autres plus légers et plus mobiles, susceptibles de se déployer plus en avant et de pourvoir au service sanitaire en fonctionnant indépendamment de la section dont ils sont détachés.

Les *petits hôpitaux de campagne* de 50 lits forment le troisième échelon sanitaire de première ligne. Ils peuvent être transportés sur des voitures ou à dos de mulet; ce dernier mode pour les grands détachements dont on prévoit l'emploi en montagne. Les petits hôpitaux de campagne attribués aux corps d'armée à raison de deux par division, sont essentiellement destinés à s'installer presque au même niveau que les sections sanitaires ou un peu plus en arrière, de façon à recevoir les blessés réclamant un secours à la fois prompt et débiles.

Outre les petits hôpitaux de 50 lits, peuvent encore être éventuellement affectés aux corps d'armée des hôpitaux de campagne de 100 ou de 200 lits, qui passent ainsi de la seconde à la première ligne.

*Armée japonaise.* Les médecins de l'armée ont le grade effectif d'officier et le corps sanitaire a une autonomie complète, tant au point de vue technique qu'au point de vue administratif et disciplinaire.

En temps de guerre, le service sanitaire des corps de troupe est assuré, comme dans les armées européennes, par un personnel et avec un matériel propre au corps lui-même. Il présente les particularités principales suivantes: le personnel auxiliaire comprend, outre les brancardiers, qui sont au nombre de 48 par régiment, une quantité appropriée d'infirmiers; le matériel est porté en partie par des bêtes de somme, en partie par le personnel auxiliaire; le matériel porté à dos de mulet est contenu dans des paniers excessivement légers et résistants et jouit ainsi d'une grande mobilité tout en se fractionnant très facilement; quatre brancards portés eux aussi à dos de mulet sont attribués à chaque bataillon.

Au moment du combat, la moitié du personnel opère au poste de pansement dès qu'il est installé, l'autre moitié, entre les files des combattants, en employant de préférence le paquet de pansement individuel.

À chaque division indépendante d'armée japonaise n'est pas répartie en corps d'armée) est attribuée une formation sanitaire spéciale dite *noyau ou groupe sanitaires* qui comprend, outre un nombre convenable d'officiers médecins, de pharmaciens, d'infirmiers, etc., deux compagnies de brancardiers.

Au groupe sanitaire sont attachées les ambulances (4 à 6 par division), dont chacune peut assurer le traitement de 200 blessés. Le matériel sanitaire des ambulances et celui des hôpitaux de campagne est, lui aussi, contenu dans les paniers et transporté à dos de cheval.

Le groupe sanitaire avec son personnel et le matériel des ambulances installe une ou plusieurs *stations de pansement*, selon les besoins, et constitue aussi les postes de secours ou de pansement, en remplacement de ceux que les corps de troupe ont éventuellement installés.

Dans chaque division mobile, un laboratoire bactériologique doté du personnel et du matériel nécessaires pour les différents examens, est mis à la disposition du médecin-chef.

Les *hôpitaux de campagne*, généralement au nombre de 6 par division et capables de recevoir 200 malades ou blessés, sont établis en seconde ligne, mais quelques-uns, les trois premiers en général, se portent en première ligne. Ils se substituent aux *stations de pansement* et reçoivent les blessés, non seulement de celles-ci, mais encore directement du champ de bataille.

Dans le graphique ci-joint j'ai voulu représenter la disposition et l'enchaînement des différents échelons sanitaires pendant le combat.

A côté des formations sanitaires réglementaires de l'armée, la «Croix Rouge» qui est, on le sait, merveilleusement organisée et florissante au Japon, a, ainsi que les autres associations de secours aux blessés, une action des plus importantes, et toutes ont rendu pendant la campagne de Mandchourie les plus signalés services.

Grâce à son excellente organisation, à la pleine liberté d'action de ses organes dirigeants, à sa bonne préparation, unie à l'activité inlassable et à la grande abnégation du personnel médical et auxiliaire, le service sanitaire japonais s'est montré dans cette guerre capable d'affronter avec succès les difficultés de tous genres, provenant du climat, du sol, des impérieuses exigences militaires. Il a pu ainsi — si nous nous en tenons aux nouvelles qui nous sont jusqu'ici parvenues — apporter aux blessés les premiers secours avec une régularité et une promptitude suffisantes; effectuer l'évacuation rapide des blessés et des malades, surtout au moyen de navires-hôpitaux; leur fournir un abri convenable et un traitement efficace dans les hôpitaux, installés et aménagés pour la plupart selon les exigences modernes. En outre, grâce aux

# Service de santé de l'avant de l'armée japonaise

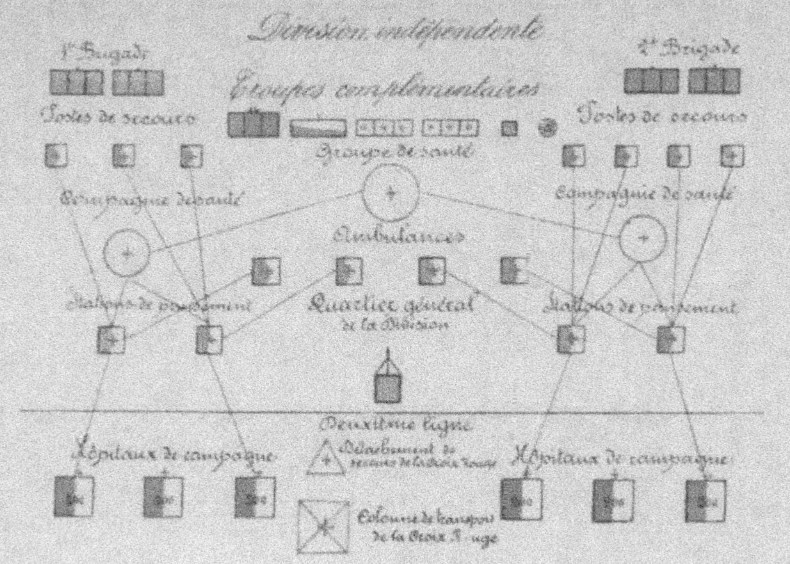

mesures hygiéniques et prophylactiques les mieux entendues et les mieux appliquées, il a pu obtenir ce résultat que, comme dans l'armée allemande pendant la guerre de 1870-71, les pertes résultant de maladies fussent (Seaman) de beaucoup inférieures à celles que causèrent les armes.

*Armée russe.* — En Russie, le service sanitaire de l'armée est, comme on sait, entièrement subordonné à l'autorité militaire; aux médecins — qui sont des fonctionnaires civils avec simple rang militaire — n'est attribué qu'un rôle technique. Même dans les infirmeries régimentaires (lazarets de troupes) la gestion disciplinaire et administrative est exercée par un officier.

En temps de guerre, la situation est encore compliquée par l'intervention d'un autre élément, l'inspecteur des hôpitaux en campagne, lequel est ordinairement un général, mais peut être aussi un fonctionnaire civil.

Le service sanitaire de première ligne est effectué, comme dans les autres armées, au moyen de formations sanitaires qui se constituent avec le personnel et le matériel des corps de troupe et au moyen de formations sanitaires des divisions.

Les corps de troupe russes comptent parmi les mieux fournis de personnel auxiliaire, surtout de brancardiers, ainsi que de matériel de pansement et de transport. Ils possèdent les éléments nécessaires pour l'organisation de postes de secours, le transport des malades et des blessés ainsi que l'établissement, si le besoin s'en fait sentir, d'un hôpital provisoire.

Pendant le combat, le régiment installe un ou plusieurs *postes de secours*. Les brancardiers quittent leurs compagnies respectives et, guidés par des sous-officiers et un officier par régiment, commencent le transport des blessés au poste de secours. Lorsqu'entre en fonctionnement l'*ambulance divisionnaire*, le transport des blessés est effectué par la compagnie des brancardiers, aidée ou non par les brancardiers du corps.

L'unité sanitaire de la division est ce qu'on appelle le *train sanitaire*. Celui-ci est divisé en deux sections, l'une composée d'un lazaret ou ambulance divisionnaire et d'un hôpital mobile qui suivent immédiatement les troupes, l'autre formée par un second hôpital mobile qui suit les troupes à une demie journée de marche.

À chaque ambulance divisionnaire est attachée une compagnie de 200 brancardiers, commandée par l'inspecteur-chef du personnel administratif de l'ambulance même, inspecteur qui prend sur le lieu du combat la direction du service sanitaire et fait installer la *grande place de pansement*.

Quand l'ambulance divisionnaire ne peut pas intervenir, ou n'arrive pas à temps, un régiment est chargé de constituer *la grande station ou la grande place de pansement*.

Les *hôpitaux mobiles* du train divisionnaire s'établissent dans le voisinage des grandes places de pansement et se substituent à l'ambulance; mais l'un d'eux au moins doit être évacué au plus vite pour pouvoir rejoindre sans retard sa division. Ils peuvent être fractionnés en cas de besoin.

Des hôpitaux mobiles, généralement à raison de deux par division, peuvent passer de la zone de l'arrière à la zone de l'avant pour remplacer dans les divisions ceux qui ont été immobilisés.

Il y a pour chaque corps d'armée un convoi sanitaire qui peut transporter sur les voies de l'arrière 200 malades ou blessés, dont 60 couchés.

Dans le graphique ci-joint sont représentés, avec leur dispositions et leur enchaînement, les échelons sanitaires de première ligne, au moment du combat.

Cette organisation, qui a le défaut fondamental d'ôter au corps sanitaire militaire toute initiative et toute liberté d'action, comme le dit Köcher, qui fut médecin en chef de l'armée de Plewna dans la guerre de 1877-78, donna dans cette campagne les résultats les plus désastreux. Et pourtant, c'est avec la même organisation sanitaire que la Russie entra en compagne contre le Japon!

Le général Kouropatkine fit son possible pour corriger les défauts et éliminer ou atténuer les conséquences de cette organisation. Il chercha à donner une unité de direction au service sanitaire; il fit plus largement appel au concours de la Croix Rouge et des autres Associations de secours; il chercha à augmenter les moyens sanitaires pour soigner et abriter malades et blessés; son attention se porta spécialement sur les désinfections, la prophylaxie des maladies épidémiques, l'évacuation des malades et des blessés par les voies de terre et les voies fluviales.

Et, en réalité, il atteignit en grande partie son but en obtenant de l'initiative éclairée et gigantesque du peuple russe ce qu'on aurait attendu en vain du service sanitaire officiel. Cette initiative, se donnant cours au moyen de la Croix Rouge et d'innombrables autres associations de secours, réussit à rendre plus faciles et plus profitables les premiers secours et le traitement des malades et des blessés, en organisant des colonnes volantes, des détache-

# Service de santé de l'avant de l'armée russe

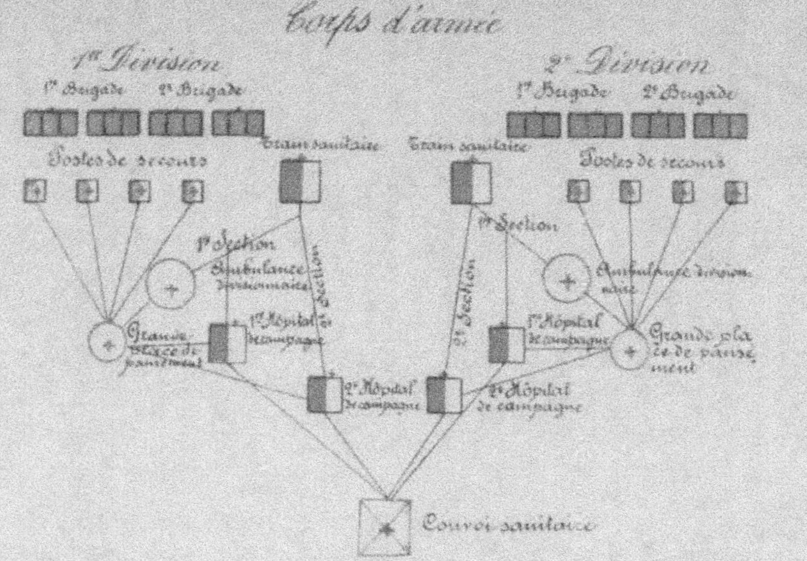

ment sanitaires mobiles et des hôpitaux en grand nombre; elle
réussit à faciliter l'évacuation par les voies de terre et les voies
fluviales en frétant des trains et des bateaux à vapeur; elle en-
gagea une lutte efficace contre la dysenterie et les autres maladies épidémiques, grâce à des mesures d'hygiène et de prophylaxie inspirées par les plus récentes découvertes de la science (vacci-
nations, sérothérapie, désinfections, etc...) adoptées par les labora-
toires mobiles de bactériologie et les colonnes volantes de désinfection. On sait que le service sanitaire a été effectué pour les
$\frac{3}{4}$ par les organes de la charité privée et pour $\frac{1}{4}$ par le corps de
santé officiel auquel il ne resta qu'une partie du service de pre-
mière ligne, le service des malades dans les corps de troupe et
une partie complémentaire du service aux lieux d'étape.

Mais il est juste de remarquer qu'aux difficultés résultant de
l'organisation défectueuse du service de santé officiel et à celles
dérivant de l'action militaire, vinrent s'ajouter en Mandchourie,
spécialement pour l'armée russe, les difficultés inhérentes à la
nature du terrain et du climat, ainsi qu'au manque de ressources
locales. Ces difficultés furent aggravées, de l'avis même des médecins russes (Köcher, Koslowski), par l'absence, dans le personnel médical et auxiliaire, d'instruction pratique pour ce qui concerne directement le service de santé en campagne et par
l'ignorance de la situation militaire où était tenu le personnel
lui-même.

Le terrains montueux et pierreux et l'état déplorable des
routes rendaient les véhicules presque inutilisables. Dans beaucoup de localités, les seuls moyens de transport possibles pour
les malades et les blessés furent des brancards; c'est ainsi que
beaucoup de blessés restèrent abandonnés à eux-mêmes quand ils
avaient le plus grand besoin de secours, et que des hommes blessés grièvement durent se traîner à pied jusqu'aux postes de médication lointains ou aux hôpitaux encore plus éloignés. Le
transport, quand il était possible par les voies ordinaires, était
fait presque exclusivement avec des véhicules fournis par la
bienfaisance privée: voitures à deux roues (dwukolka, arba) dans
lesquelles les malades ne pouvaient ni se coucher ni s'asseoir et
dont les grands cahots faisaient mourir en chemin les pauvres
soldats blessés au ventre, ou bien aggravaient irréparablement
leur état.

Le transport par voie ferrée lui-même ne fut pas exempt de
graves inconvénients: les trains sanitaires spéciaux étant insuffi-

sants, on dut se servir de trains de marchandises sommairement ou même pas du tout aménagés en vue de leur nouveau service.

L'évacuation des blessés sur Kharbin exécutée en octobre 1904 fut, dit Koslowski, absolument désastreuse. À ce moment il neigea abondamment et la température descendit à — 12° ou — 14° C. Le transport fut effectué au moyen de vagons de marchandises ou au moyen de véhicules appelés «teplouchka» garnis de feutre. Près de 30,000 blessés furent transportés dans les «teplouchka» et 3000 dans les wagons de marchandises.

Les blessées, mal vêtus et presque sans défense contre le froid, manquaient même de soins médicaux: un train de 1300 blessés avait un seul médecin; d'autres n'en possédaient aucun. Beaucoup de blessés durent subir l'amputation de membres gelés. Dans un train qui arriva à Kharbin le 12 octobre, tous les blessés avaient les extrémités gelées. Ils durent ensuite rester trois jours dans les wagons avant qu'on pût les transporter à l'hôpital et pendant deux jours ils ne purent avoir ni boissons ni aliments chauds. Tout était en défaut; personnel, moyens de transport, abris, aliments, matériel de pansement. Koslowski s'écrie: « Les tristes expériences de la guerre de 1877-78 ne nous ont rien enseigné! »

Nous avons de plus appris par d'autres sources (Dr. Marcou, de St. Pétersbourg) que les premiers secours manquaient au point qu'en réalité on ne pansait que ceux qui pouvaient se traîner à pied à la *station de pansement*, située généralement à 5 ou 6 kilomètres du champ de bataille. Les blessés les plus grièvement atteints restaient presques tous sur le terrain et gelaient, si c'était en hiver; ceux qui étaient atteints dans les grands vaisseaux mouraient d'hémorrhagie.

Après Moukden, les hôpitaux de Kharbin ne suffirent plus, et beaucoup de blessés durent attendre jusqu'à 10 jours pour être pansés. Le Dr. Pezoldin, un autre médecin qui se trouva sur le théâtre de la guerre, énumérant tous les inconvénients relatifs à l'évacuation, au transport, à l'alimentation, et aux abris contre les intempéries, des malades et des blessés, fait remarquer que dans les hôpitaux militaires on manquait d'instruments de chirurgie et même de ceux de première nécessité, comme les pinces hémostatiques et les seringues pour injections hypodermiques; peu de matériel antiseptique et absolument aucun matériel aseptique.

J'ai cru devoir rappeler quelques détails de la guerre russo-japonaise, choisis parmi les plus saillants, parce qu'il me semble

qu'ils ont l'avantage de faire mieux ressortir l'opportunité et
l'importance des propositions que je vais faire et, en général, le
besoin d'études ultérieures sur le sujet qui nous occupe.

Il n'est pas nécessaire de nous arrêter à l'organisation sanitaire des autres armées, puisque la répartition du service de santé
de l'avant est, dans ses points principaux, à peu près la même
dans toutes les armées bien organisées : un échelon dans le voisinage immédiat des troupes et le plus souvent constitué avec le
personnel et le matériel des troupes mêmes (*place de pansement,
poste de secours, Hilfsplatz, Truppen-Verbandplatz, etc....*); un
autre un peu plus en arrière et formé par le personnel et le matériel attribués à la division ou au corps d'armée (*ambulance,
Verbandplatz, Hauptverbandplatz, etc....*); enfin un troisième représenté par les hôpitaux mobiles affectés aux grandes unités de
troupes (*hôpitaux de campagne, Feldlazareth, etc....*).

En conséquence, dans les considérations où je devrai entrer
j'envisagerai le service de santé de l'avant tel qu'il est organisé
dans l'armée italienne, d'autant plus justement qu'il me faut, à
mon grand regret, déclarer que l'armée italienne figure parmi les
moins riches en moyens sanitaires de première ligne.

### Considérations générales

La ligne de conduite de la chirurgie dans les guerres modernes est réglée, d'une part, par l'appréciation des effets du nouvel
armement, et, d'autre part, elle est déterminée par les règles générales du traitement curatif des blessures, autant que ces règles
peuvent s'appliquer à la chirurgie de campagne.

Si je voulais développer amplement ces deux points, je
m'éloignerais trop de mon sujet; je me bornerai donc à les traiter brièvement.

Quant aux effets des nouvelles armes, nous pouvons prendre,
pour les juger, les bases fondamentales suivantes :

a) Augmentation des pertes, sinon par rapport à l'effectif des
troupes engagées, du moins relativement au temps pendant lequel
les pertes sont subies, c'est-à-dire à la durée des combats et à
l'intervalle de temps entre un combat et le suivant.

b) Proportion plus grande de blessures légères résultant de
l'action des projectiles de petit calibre; mais, d'autre part, quantité
plus considérable de blessures causées par l'artillerie et blessures
bien plus graves que celles des armes de l'infanterie, contaminées

ou susceptibles de contamination et par conséquent ayant un cours non aseptique (¹).

c) Fréquence des hémorrhagies requérant un prompt secours, bien qu'il soit permis d'affirmer qu'en général la proportion des blessures des vaisseaux sanguins se trouve diminuée avec les petits calibres.

d) Fréquence des fractures comminutives diaphysaires, celles-ci pouvant se produire à des distances beaucoup plus grandes qu'avec les anciennes armes.

e) Lésions des organes cavitaires, en général, moins graves et moins fréquemment mortelles que par le passé.

f) Fréquence de lésions multiples chez le même individu et lésions graves même à la distance de 3500-4000 m. et à travers des obstacles qui constituaient dans le passé un abri efficace.

Tous les détails qui précèdent s'appuient sur l'expérience des dernières guerres, y compris la guerre russo-japonaise (²); c'est seulement au sujet de la proportion des pertes qu'on pourrait peut-être élever quelques objections. Beaucoup ont affirmé, en effet, que les guerres actuelles, malgré la haute puissance balistique des armes, sont moins meurtrières que les guerres anciennes. La rapidité même, dit-on, avec laquelle les pertes se produisent et l'impressionabilité plus grande du soldat moderne, nous induisent à croire que l'effet moral des armes à tir rapide doit avoir pour conséquence chez les masses une résistance moins grande au feu, d'où, au total, proportion moindre de pertes.

Mais, sans discuter ici cette question épineuse, ni vouloir rechercher si le pourcentage des morts et des blessés a été plus grand ou moindre à Moukden qu'à Borodino, à Eylau ou à la

---

(¹) A cette catégorie de blessures peuvent être rattachées les lésions de diverses espèces causées par les *bombes à main* et par les *mines terrestres* dont les russes et les japonais firent un large usage dans la guerre en Extrême-Orient.

(²) Je résume les plus importantes nouvelles concernant les blessures dans la guerre russo-japonaise :

Blessures causées par les projectiles de fusil (japonais calibre 6,5; russe 7,62) pour la plupart légères, presque dans la proportion de 75 %/; blessures causées par l'artillerie dans la proportion de 8 à 13 %, et par les armes blanches atteignant dans quelques combats la proportion de 7 %; celles causées par l'artillerie, pour la plupart graves et suivant un cours non aseptique; très fréquents de blessures multiples chez le même individu, et de plusieurs individus frappés par le même projectile; fréquents anévrismes, spécialement dans les artères des extrémités; blessures des gros vaisseaux du cou pas toujours immédiatement mortelles; opérations mutilantes assez rares; usage fréquent et avec succès des appareils plâtrés, même dans la chirurgie de première ligne; lésions des viscères relativement peu graves, spécialement celles des poumons; intervention opératoire plus rare que dans les guerres précédentes; pour les blessures des viscères abdominaux; effets explosifs plus limités et ne dépassant pas 200 à 300 m., surtout avec le projectile de 8ᵐ/₆.

Moskowa, on peut affirmer que la résistance des russes n'a pas été moindre dans la dernière guerre que dans les précédentes et n'a pu être brisée que par le mépris de la mort, l'obstination à mourir, si l'on peut dire, des japonais; il n'en est pas moins certain que jamais, comme après les journées de Moukden, de Liao-Yang et des autres grandes batailles de Mandchourie, le problème des secours aux blessés, de leur évacuation et de leurs abris ne s'est présenté dans toute sa brutale évidence, entouré de toutes ses insurmontables difficultés. Quand après une seule bataille plusieurs dizaines de mille blessés gisent sur le terrain et qu'on a la perspective d'une autre bataille également sanglante pour le lendemain, comme le fait s'est produit dans la guerre russo-japonaise et comme il peut se produire dans toutes les guerres d'aujourd'hui, il est inutile de discuter au sujet de la proportion des pertes, relativement à l'effectif des troupes; ce sont les chiffres absolus qui s'imposent dans leur effrayante énormité.

Venons-en maintenant à la seconde partie de la question: il me semble qu'en se basant sur les études expérimentales et sur les faits recueillis pendant les guerres les plus récentes, on peut formuler les règles de conduite suivantes (¹):

a) Puisqu'il est prouvé que les blessures de guerre, bien que n'étant pas antimicrobiques, ont pour la plupart un cours aseptique si des circonstances spéciales ne viennent pas favoriser le développement des bactéries restées vivantes dans les tissus, le premier pansement doit être simplement occlusif et absorbant, suivi ou non, selon les cas, de l'immobilisation de la partie atteinte.

b) Sur le champ de bataille et dans les lieux de traitement de l'avant, l'intervention opératoire est absolument inopportune, sauf dans les cas d'une urgence extrême; inopportuns aussi en général les débridements, la recherche et l'extraction de corps étrangers, les lavages et les irrigations antiseptiques et généralement tous les moyens énergiques de traitement qui pourraient porter atteinte à la vitalité des tissus ou rendre plus virulents les microorganismes.

c) Il est nécessaire de mettre à la disposition de la chirurgie militaire, dès les formations sanitaires de campagne les plus avancées, le matériel antiseptique ainsi que le matériel aseptique.

---

(¹) V. P. Imbriaco, «L'azione chirurgica sul campo di battaglia e nelle prime formazioni sanitarie delle guerre moderne,» Giornale medico del R. Esercito. Nov. 1905.

Il est cependant préférable que le paquet individuel de pansement et, en général, le matériel que doit employer le personnel auxiliaire, soit préparé antiseptiquement.

d) Il est désirable que dans les lieux de premier secours, le matériel de pansement soit réparti en *autant d'unités typiques* correspondant aux différents groupes présumables de lésions: le modèle le plus petit devrait en être le paquet individuel de pansement.

Cette répartition réaliserait un double *desideratum*: elle permettrait plus de rapidité dans le pansement et assurerait l'uniformité internationale de la première médication.

e) Le temps et les modalités employés pour l'évacuation des blessés ont la plus grande influence sur le cours et sur la guérison des blessures.

Conformément à ce qui précède, nous pouvons donc affirmer que la chirurgie de l'avant doit aujourd'hui répondre principalement aux postulats suivants:

1) pourvoir, au plus tôt, d'un pansement occlusif absorbant toutes les blessures pour les protéger contre les agents infectieux et mécaniques.

2) intervenir activement dans les hémorrhagies graves et dans tous les autres cas qui réclament d'urgence une opération chirurgicale.

3) rendre *les blessés transportables* au moyen de toutes les pratiques de la chirurgie, capables d'éliminer ou tout au moins d'atténuer les aggravations et les dangers résultant du transport.

4) évacuer le champ de bataille de la manière la plus rapide et la mieux appropriée aux besoins des blessés, en tenant compte des exigences particulières des blessures cavitaires.

Avant d'examiner (en prenant comme type, ainsi que je l'ai dit, le service de santé de l'armée italienne) comment les diverses formations sanitaires de l'avant répondent dans les limites de leur rayon d'action aux postulats susdits, j'estime opportun d'entrer encore dans quelques brèves considérations.

Et d'abord, il faut tenir compte que durant le combat avec l'armement moderne à tir rapide, un secours efficace aux blessés est impossible et le transport des blessés au premier poste de secours peut être considéré comme à peu près inexécutable, on pourrait même dire inopportun.

Il n'est certainement pas conforme à l'esprit philanthropique de notre époque d'abandonner à leur sort jusqu'à la fin d'une ba-

taille un grand nombre de blessés réclamant un prompt secours
et impuissants à se soustraire par eux-mêmes aux dangers de nouvelles lésions. «Le premier et le plus grand soulagement pour un
blessé, disait *Percy*, est d'être éloigné du champ de bataille; et
quiconque a fait campagne a pu vérifier la justesse de cet axiome.

C'est pour cela que, non seulement les règlements de toutes
les armées, mais aussi un grand nombre de nos généreux collègues voudraient que, sans attendre les arrêts momentanés du tir
ou la cessation du combat, les médecins et les brancardiers se
portassent sur le terrain de la lutte, les premiers pour apporter
des secours rapides, parfois même par la ligature d'une artère
fémorale ou d'une artère sous-clavière, les seconds pour mettre
les blessés à l'abri tout au moins du feu le plus meurtrier. Mais
je ne pense pas qu'il me faille beaucoup insister pour démontrer
qu'il n'y a là qu'une noble utopie, pour ne pas dire une vraie
folie.

Dans la guerre anglo-boer (comme du reste dans toutes les
guerres précédentes, aussi bien que dans celle qui vient de prendre fin en Extrême-Orient) nos collègues ont payé bien cher leurs
tentatives aussi courageuses qu'inutiles: à Paardeberg, sur 300
morts, on a compté trois officiers médecins tués. Et quant aux
brancardiers, ces «enfants perdus du poste de secours» comme
on les a nommés avec raison, qui pourra jamais exiger qu'ils cir-
culent imperturbables, sous la pluie des projectiles, alors que les
combattants eux-mêmes doivent chercher à être le plus possible
à couvert? Et ceci, sans compter que la circulation libre, sur le
champ de l'action, des groupes de brancardiers est absolument
contraire aux exigences de la tactique moderne.

Mais je déclarais également inopportun le transport des blessés:
pour ceux atteints de *plaies cavitaires*, il peut être fatal; d'autre
part, le blessé qui se relève pendant le combat court danger d'être
frappé de nouveau et tué.

Les exemples de ce genre ne sont pas rares dans les dernières guerres: Hildebrandt cite le fait d'un soldat qui, à Paardeberg,
atteint d'une balle dans la région scapulaire, s'était relevé pour
se mettre à l'abri, et tomba de nouveau frappé de quatre autres
projectiles. Des cas semblables n'ont pas manqué non plus de se
produire dans la guerre de Mandchourie.

On peut toutefois faire quelque chose pendant les périodes
de cessation du tir. «Les moments d'accalmie, de trève tacite, dit
Mr. Choux, ne sont pas rares, dans les guerres actuelles où les

combats ne constituent plus comme au dix-huitième siècle, une action ininterrompue sur un terrain qui ne change pas». Et c'est vrai. Cependant, on ne doit pas exagérer l'importance et l'efficacité de l'intervention du service de santé dans ces circonstances. Si les troupes se portent en avant, le tir reprend à une distance telle que le terrain où gisent les blessés se trouve à peu près hors de la portée des projectiles, et dans ce cas les conditions sont presque les mêmes qu'au terme de la lutte. Mais si les files des combattants restent déployées sur le même terrain, la grande extension du champ de bataille, l'énorme portée des armes modernes, la distance qui doit nécessairement être réservée pour l'établissement des premiers postes de secours, et enfin l'incertitude au sujet de la durée de la trêve, s'opposent à ce qu'on puisse déployer un service de secours et de transport vraiment efficace et utile.

Il y aura plus de chances de voir se former ces *nids de blessés* ne pouvant quitter le terrain de la lutte, dont parlent Lehrnbecker et Nimier. Ces blessés seront ensuite pansés et transportés aux ambulances ou aux hôpitaux dès que le feu aura définitivement cessé, et on pourra mieux organiser et discipliner le *mouvement d'évacuation* vers l'arrière des blessés légers capables de marcher.

Ainsi donc, même dans les guerres modernes (et nous avons l'exemple des plus récentes), une action chirurgicale large, continue et bien réglée ne peut se donner carrière qu'après la fin de la bataille; elle commencera souvent vers le déclin du jour pour se continuer la nuit et le jour suivant ou même plusieurs jour de suite.

Une circonstance dont il y a lieu de faire mention concourt à aggraver les inconvénients du retard dans les pansements, inconvénients dont on s'est, d'ailleurs, longtemps exagéré l'importance en attribuant bien à tort à l'air un grand rôle dans l'infection des plaies. C'est que, là où n'arrivent pas et où ne peuvent se porter de suite le médecin et le personnel auxiliaire, les blessés eux-mêmes et leurs camarades s'empressent de suppléer à leur absence; de là un grand nombre de pansements mal faits, avec des mains malpropres et la contamination par contact des blessures.

Ce n'est pas le moindre des avantages du paquet individuel de pansement que celui de remédier, au moins en partie, à ce grave inconvénient. Mais pour constituer un remède vraiment efficace, le paquet de pansement devrait avoir des qualités que l'on ne trouve pas toutes réunies dans les divers paquets de pansement adoptés aujourd'hui. J'en indiquerai les principales. Il devrait avoir une composition uniforme dans toutes les armées; il devrait représenter, comme je l'ai déjà dit, la première et la plus petite des «unités typiques» (¹) de pansement dont, à l'heure qu'il est et d'un consentement presque unanime, on reconnaît l'utilité et l'opportunité; il devrait contenir le matériel suffisant pour l'occlusion de deux blessures; il faudrait le constituer de façon que la partie du matériel destinée à être mise en contact avec la blessure ne pût pas être contaminée par les mains de celui qui procède au pansement. Une bande élastique pour hémostase devrait être ajoutée au moins aux paquets de pansement des brancardiers et à ceux des gradés des corps de troupe. En outre, il serait nécessaire que déjà, en temps de paix, le soldat fût instruit de l'importance de son paquet de pansement, des dangers qu'il y a à ne pas le conserver intact, du moment propice pour son emploi et de la manière de s'en servir.

Ceci me rappelle un besoin auquel on n'attribue pas dans toutes les armées l'importance qu'il mérite: celui de donner en temps de paix aux brancardiers une bonne instruction théorico-pratique. Beaucoup de mes collègues ont fait ressortir cette nécessité; je citerai parmi eux deux officiers médecins de l'armée italienne: Bernardo et Brezzi (²) qui ont, comme aides mnémoniques à fournir à chaque brancardier, composé un *album* et fait exécuter un *mouchoir* sur lequel ils ont ingénieusement dessiné les principales figures relatives aux différentes manières de porter les premiers secours aux blessés, et d'en effectuer le transport.

Une autre question dont il n'est pas besoin de signaler l'importance est celle qui a trait à l'éclairage du champ de bataille. Comme on le sait, beaucoup s'en sont occupés et de nombreuses propositions et expériences ont été faites.

Il ne m'appartient pas d'énumérer ici les multiples appareils proposés. Qu'il suffise de rappeler qu'essentiellement deux systèmes sont en présence: celui des lampes-phares et celui des lumières portatives à main.

Au premier appartiennent les appareils à éclairage électrique expérimentés à Paris, à Genève, à Berlin et récemment encore en Angleterre; l'appareil mis à l'essai en 1892 dans les environs de

---

(¹) Cette répartition, outre qu'elle garantit mieux l'asepsie du matériel, offrirait l'avantage très important de permettre un calcul exact du nombre des pansements que chaque formation sanitaire pourrait exécuter avec sa propre dotation.

(²) L. Bernardo e G. Brezzi. Lo sgombero dei malati e feriti in guerra. Memoria onorata del premio Riberi del 1912-913. Roma 1915.

Rome par le capitaine médecin Mendini, de l'armée italienne ; c'était une lampe Wells à huile minérale avec projection d'air chaud ; la lampe à magnésium expérimentée en France ; les appareils à acétylène proposés dès 1896 par Mendini en Italie et expérimentés ensuite en Allemagne en 1898 et plus tard en Autriche et en France ; la lampe Brenot-Maréchal fondée sur le même principe que le thermocautère Paquelin et qui fut récemment expérimentée dans les environs de Paris, etc.

Au second système se rattachent les lanternes portatives Edison qui firent depuis 1888-1889 l'objet d'expériences dans les jardins de l'hôpital militaire du Val de Grâce à Paris, et toutes les différentes espèces de lumières à main, y compris les anciennes et communes torches à vent.

Les lampes-phares avec la projection si grande et si étendue de leurs rayons lumineux, offrent l'avantage de servir de guide et de rendez-vous aux blessés qui sont en état de marcher comme aussi à ceux qui doivent être transportés par les brancardiers. Tous ces blessés pourraient même trouver près du phare un poste de premier secours et de premier pansement.

Les lumières portatives offrent d'autre part le grand avantage, qui manque à l'autre système, de faciliter la recherche des hommes grièvement blessés, hors d'état de rejoindre tout seuls le poste de secours.

Les deux systèmes, tout en ayant un but différent, se complètent l'un par l'autre. Il faut donc les adopter tous deux [1], sauf à trouver les appareils plus pratiques, c'est-à-dire plus simples, plus maniables, de poids et de volume moindre, moins susceptibles de se détériorer dans le transport et aussi moins coûteux.

### *Formations sanitaires de l'avant*

*Places de pansement* — Voyons maintenant le fonctionnement des formations sanitaires de l'avant tel qu'il est et tel qu'il devrait être.

Selon le règlement du service sanitaire en campagne de l'armée italienne — conforme en ceci, sauf quelques différences de détail, à celui des autres armées — le poste de secours constitué

---

[1] L'emploi des chiens de guerre pour la recherche des blessés — qui, paraît-il, a donné de bons résultats, non seulement dans les expériences, mais encore pendant la guerre russo-japonaise — n'infirme pas ce que j'ai dit sur l'importance du double système d'éclairage du champ de bataille.

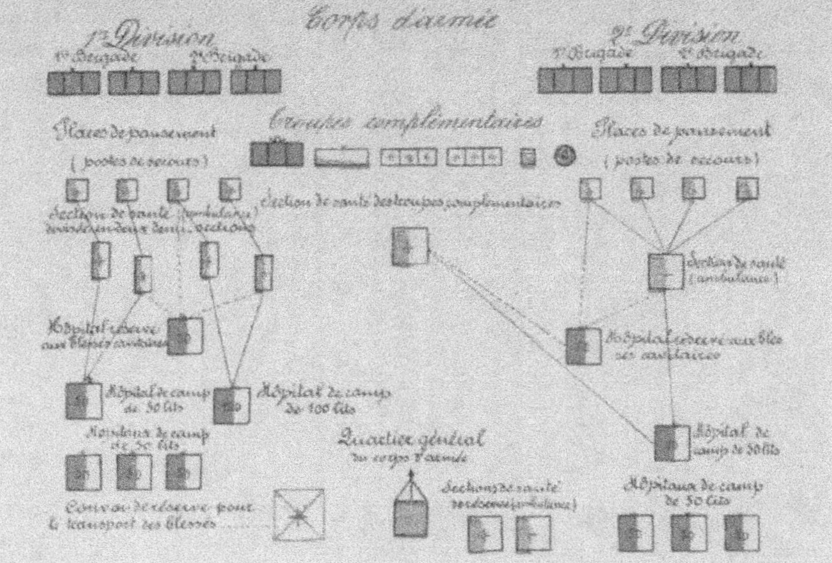

Service de santé de l'avant de l'armée italienne
avec les modifications proposées
Corps d'armée
1re Division
1re Brigade
2me Brigade
2e Division
1re Brigade
2e Brigade
Places de pansement
( postes de secours )
Troupes complémentaires
Places de pansement
( postes de secours )
Section de santé des troupes complémentaires
Section de santé (ambulance)
divisée en deux demi-sections
Section de santé
( ambulance )
Hôpital réserve
aux blessés contusionnés
Hôpital réserve aux blessés
non contusionnés
Hôpital de camp
de 50 lits
Hôpital de camp
de 100 lits
Hôpitaux de camp
de 50 lits
Hôpital de
camp de 50 lits
Quartier général
du corps d'armée
Sections de santé
de réserve (ambulance)
Hôpitaux de camp
de 50 lits
Convoi de réserve pour
le transport des blessés

vraiment une place de secours et de pansement des blessés où on peut faire, dans les cas de grande urgence, même des *opérations chirurgicales graves*. Il ressort cependant de ces mêmes dispositions réglementaires que la durée de son fonctionnement ne devrait pas régulièrement dépasser celle de l'action militaire, étant donné qu'il lui est prescrit de suivre toujours le corps de troupe auquel il appartient.

Le *poste de secours* est certainement le plus discuté de tous les échelons sanitaires de l'avant. Certains le voudraient très près des files des combattants (800 à 1000 m); d'autres, tenant compte de la portée et du pouvoir vulnérant des armes actuelles, le voudraient très loin (3500 à 4000 m); d'autres, enfin, ne croient pas qu'aucune distance doive être déterminée, puisque ce poste s'installera pour ainsi dire de lui même, là où les blessés s'amoncelleront pour se mettre à l'abri du feu de l'ennemi. Quelques-uns voudraient un poste de secours par bataillon; d'autres un par régiment; d'autres un par brigade, selon les prescriptions officielles pour l'armée austro-hongroise et comme on fit dans l'armée des Etats-Unis durant la guerre hispano-américaine de 1898. Un grand nombre s'opposent à l'installation trop hâtive des postes de secours, soutenant avec raison que, pour avoir une stabilité relative, ils ne devraient s'installer que quand le combat est entré dans sa période de plein développement. Enfin tel autre affirme (Tunann) que la tâche des postes de secours sera plus lourde dans les guerres futures; la majorité au contraire considère comme impossible le fonctionnement de ces unités sanitaires tel qu'il est prévu et établi par les règlements; l'un voudrait donc qu'elles fussent surtout des postes de recueil et d'attente des blessés, et qu'on en limitât le fonctionnement, comme le prescrit le règlement allemand, à l'entrée en action de l'ambulance; l'autre considère le poste de secours comme ne pouvant réellement fonctionner que dans les intervalles du feu ou à la fin du combat; et certains enfin, plus radicaux, pensent qu'il devrait constituer un «embryon de service médical» destiné bien moins à donner des secours que du courage.

Il est hors de doute que la principale mission du service sanitaire régimentaire durant la bataille devrait être de restaurer promptement les blessés, de leur prêter les secours les plus urgents et de les mettre autant que possible hors du danger de recevoir d'autres lésions. Si l'on pense, comme l'expérience des guerres l'a constamment démontré, que le blessé sur le champ de bataille désire ardemment deux choses: être désaltéré et être soustrait au péril de nouveaux coups, au piétinement des troupes qui se précipitent à l'assaut ou qui battent en retraite, à la fureur de l'ennemi vainqueur; et si d'autre part on considère qu'il n'est aucune formation sanitaire dont les blessés puissent recevoir ce soulagement mieux et plus vite que du poste de secours, on comprendra l'importance du service sanitaire régimentaire et en particulier de l'organisation largement comprise, bien ordonnée et tout à fait moderne du personnel des brancardiers, auquel est dévolue cette mission difficile et hautement humanitaire.

Mais malheureusement, de même qu'on ne peut exiger que les brancardiers s'avancent entre les files des combattants sous la pluie des projectiles, de même on ne peut pas compter sur le fonctionnement des postes de secours durant la bataille. Selon les calculs bien connus de Wolozkoï, ils seraient installés dans la zone la plus dangereuse, celle qui est comprise entre 900 et 2100 m. de la ligne du feu, où viendraient tomber 50 % des projectiles; et même s'ils étaient établis plus loin, entre 2100 et 3000 m., ils se trouveraient dans la zone correspondant à 25 % des projectiles. Donc, durant le transport, les brancardiers et les blessés seraient gravement exposés au feu de l'ennemi; le poste de secours serait également exposé, à moins que des reliefs appréciables du terrain ou des obstacles artificiels ne constituent des abris assez efficaces.

Si l'on ajoute à ce qui précède la mobilité de cet échelon sanitaire, l'absence du calme et de la tranquillité nécessaires, le peu de convenance du lieu où il est le plus souvent contraint de s'installer, on peut aisément se convaincre des grandes difficultés que rencontre son fonctionnement dans les guerres modernes.

C'est seulement au début du combat, alors que l'action se déroule lentement et avec de fréquentes interruptions, que le secours chirurgical régimentaire pourrait être apporté avec quelque succès, mais *sans aucune installation*, sans la création d'un véritable poste de secours, tel que les règlements le prescrivent.

Après la bataille, même s'il ne devait pas se mouvoir avec le corps de troupe à qui il appartient, mais pouvait, au contraire, s'immobiliser à peu de distance du terrain de la lutte, le poste de secours n'aurait plus de raison d'être comme formation sanitaire indépendante; il serait un intermédiaire, non seulement inutile mais nuisible, entre le champ de bataille et la section de santé ou l'hôpital de campagne: on ne pourrait comprendre son fonc-

tionnement qu'en le considérant comme une partie, une émanation
de la section de santé.

Je ne veux pas dire par là que le poste de secours soit une
formation sanitaire à supprimer. Pour en justifier la conservation,
il suffirait du seul effet moral qu'il exerce sur les troupes habi-
tuées à voir dans le régiment l'unité qui doit être en état de
pourvoir à tous leurs besoins. Cela a la plus grande importance
au moment du danger, puisque, comme observe Nimier, le soldat
fera d'autant mieux abstraction du sentiment de conservation
vitale, qu'il conservera au fond de la conscience la conviction
que, au moment opportun, les soins ne lui feront pas défaut.
Mais de plus, les contingences de la guerre sont telles qu'un
régiment ou un bataillon peut être appelé à opérer isolément,
loin des grandes unités et à ne pouvoir ainsi compter que sur ses
propres ressources sanitaires pour les besoins du moment. D'autre
part je crois que, dans les guerres futures, on devra viser au plus
grand dissémnnement possible et non à la concentration des ressources sanitaires afin de ne pas voir se reproduire les faits fréquemment observés même dans les guerres les plus récentes où, au
moment où le besoin s'en faisait sentir, il arrive de trouver le
médecin sans le matériel nécessaire pour prêter son concours, ou
vice-versa. Il conviendrait plutôt d'alléger le plus possible le matériel sanitaire des corps de troupe en employant partout des
corbeilles, des paniers ou des sacs au lieu des ces caisses si
pesantes et si incommodes; et il faudrait aussi débarasser les
postes de secours des entraves réglementaires actuelles, en laissant au chef du service de santé le soin d'établir à chaque fois
si, où, quand et comment ils doivent s'installer et fonctionner.

Quant à leur fonctionnement, une distinction est nécessaire
entre les blessés qui sont capables d'aller réclamer des secours et
ceux qui doivent être emportés du lieu où ils sont tombés. Pour
les premiers, dont on peut estimer la quantité à plus de la moitié
du chiffre total des blessés, la mission du service de santé du corps
ne rencontre pas de difficultés: il doit consister à assurer l'envoi
régulier, dans un lieu de *rassemblément* et de pansement, des *blessés pouvant marcher*; si ce lieu n'a pas été fixé, on les enverra à
l'ambulance, en tâchant de les faire marcher autant que possible
à couvert du feu. Pour la seconde catégorie des blessés subsistent
toutes les difficultés dont nous avons parlé.

En somme: se contenter pendant le combat de tâcher que les
blessés se groupent ou soient groupés dans des endroits abrités

du feu le mieux possible; établir les postes de secours quand l'action militaire a nettement pris tout son développement; leur donner pour mission d'apporter dans les intervalles où le feu cesse les secours nécessaires aux blessés qui en ont le plus besoin, soit en les transportant au poste de secours, soit, de préférence, en les laissant là où ils se trouvent; faire affluer les hommes blessés légèrement et en état de marcher, non pas au poste de secours où ils causeraient un encombrement inutile, mais à proximité d'une ligne de marche latérale, afin qu'ils soient, la bataille finie, convenablement secourus et dirigés vers l'endroit où ils seront définitivement soignés; enfin chercher à placer le poste de pansement dans des localités aussi abritées que possible du feu de l'ennemi, et en même temps le plus près possible des files des combattants.

*Section de santé*. La section de santé, *l'ambulance* proprement dite, constitue dans toutes les armées un échelon sanitaire transitoire pour les blessés, où il doit être donné pleine satisfaction aux quatre postulats énoncés au début comme s'imposant au service sanitaire de l'avant.

Partout les dispositions réglementaires dérivent de la conception que cet échelon sanitaire peut régulièrement fonctionner pendant le combat.

Voici, dans les grandes lignes, ce qu'on exige: que la section de santé d'une division s'installe partiellement ou totalement quand on commence à subir des pertes ou, avec plus d'opportunité, quand le combat s'est bien dessiné et localisé; que le lieu de l'installation soit abrité du feu de l'ennemi (de préférence un bâtiment bien construit); qu'il soit le plus près possible des postes de secours (à 1800 ou 2000 m. de la ligne du feu), postes avec lesquels l'ambulance doit se maintenir en contact; qu'il soit aussi à proximité de routes où puissent facilement circuler les véhicules, mais qui d'autre part ne doivent pas être parcourues par les troupes ou le matériel de guerre. Comme on le voit, tout cet ensemble de circonstances n'est pas seulement difficile, mais je dirai impossible à réaliser durant l'action militaire.

D'un autre côté, les difficultés de fonctionnement que j'ai mentionnées pour le poste de secours s'appliquent à la section de santé. L'ambulance se trouverait, elle aussi, selon les calculs de Wolozkoi, dans la zone où tombent 50 % des projectiles ou au moins dans celle de 25 % et, pour comble, plus exposée que le poste de secours au feu des batteries ennemies. Lehrubecker affirme que dans la guerre de 1870-71 les seules, limites, dans lesquelles les ambulances allemandes purent se soustraire au feu de l'ennemi et aux vicissitudes de la bataille, étaient de 3000 à 6000 m. Et il est à remarquer que le fusil Chassepot n'avait pas la portée et la puissance balistique du Lebel et des autres fusils de petit calibre. Le péril, d'ailleurs, ne serait pas seulement couru par l'ambulance, mais aussi par les troupes de réserve qui seraient sans cesse révélées à l'ennemi par le mouvement de va et vient des hommes et des véhicules.

Donc, par la force des choses, dans les guerres modernes, cette formation sanitaire ne pourra pas, elle non plus, avoir un fonctionnement constant, régulier et vraiment profitable avant la fin du combat. Cette opinion se généralise de plus en plus chez les chirurgiens militaires. C'est pourquoi beaucoup préconisent une réforme radicale dans l'organisation du service sanitaire de l'avant.

Cependant, si nous considérons la grande extension et la profondeur qu'a aujourd'hui le champ de bataille; les accidents du terrain où d'ordinaire se produisent les rencontres; les conditions de viabilité presque toujours défavorables à l'évacuation des blessés; le fait que les vainqueurs sont astreints par la convention de Genève à recueillir les blessés de l'adversaire et à leur donner des soins, il est impossible de ne pas reconnaître que les ambulances, telles qu'elles sont constituées, répondent imparfaitement à la mission qui leur est confiée.

J'ai fait un calcul sommaire: en supposant que les coups qui portent soient dans la proportion bien connue de Wolozkoi, c'est-à-dire à raison de 1 pour 400, une division d'infanterie d'environ 14000 hommes engagée dans une bataille où chaque combattant de l'armée ennemie brûlerait en moyenne cent cartouches seulement aurait 3500 hommes atteints, c'est-à-dire 25 % de l'effectif. Et cette proportion — surtout si l'on y fait entrer aussi les pertes causées par l'artillerie et par les armes blanches — ne peut pas être taxée d'exagération puisqu'elle correspond à peu de chose près au pourcentage admis par la plupart des auteurs (Benech, Werner, Roskievicz, Grossheim, Bernardo et Brezzi), et qu'elle est confirmée encore par les résultats des dernières guerres, y compris celle d'Extrême-Orient (1).

---

(1) Dans la guerre russo-japonaise, d'après ce qu'on peut déduire des données qui nous sont parvenues jusqu'ici, la proportion des pertes varie beaucoup d'un combat à un autre, allant de 3.5 % jusqu'à 30 à 33% de l'effectif des combattants; la proportion des morts et des blessés de la grande bataille de Liao-Yang fut pour l'armée russe de 15%; celle de la bataille de Moukden n'est pas

Tenons compte ensuite de la formule suivante, admise elle aussi par la majorité des auteurs et confirmée par les guerres faites avec les armes modernes: sur 100 hommes atteints, on a approximativement: 20 morts sur le champ de bataille; 25 hommes grièvement blessés, non transportables à distance; 15 non gravement atteints, mais ayant besoin de moyens de transport; nous aurons donc sur 2800 blessés (déduction faite des morts, au nombre de 700), 875 blessés grièvement, non transportables à distance; 525 non gravement atteints mais ayant besoin de moyens de transport; 1400 capables d'aller à pied aux premiers lieux de secours et de traitement. Il y aurait par conséquent 1400 blessés à panser, sans compter les hommes légèrement atteints pansés avant la fin du combat avec le paquet de pansement individuel ou avec le matériel sanitaire des corps de troupe.

Or, si on compte une moyenne de 15 minutes par pansement (selon Heuyer, il faut au moins 8 minutes pour un pansement simple et 20 pour un pansement compliqué, tandis que, selon Benech, un médecin fait quatre pansements à l'heure), on obtiendra ce résultat: 350 heures de travail, au moins, seront nécessaires pour panser les 1400 blessés, c'est-à-dire qu'une section de santé, telle qu'elle est constituée dans l'armée italienne, n'en viendrait à bout qu'en trois jours et demi, au plus vite, en travaillant 12 heures par jour et en ayant même recours à la coopération du personnel auxiliaire pour les pansements.

La situation par rapport à l'évacuation du champ de bataille serait-elle meilleure? Non. En admettant que, de tous les blessés de la division, 1400 seulement aient besoin de moyens de transport; même en supposant que la distance entre les groupes de blessés et le lieu où s'est établie l'ambulance (et respectivement l'hôpital de camp pour les blessés qui doivent y être transportés directement) ne dépasse pas en moyenne 1000 à 1200 mètres (¹), et en comptant pour l'aller et retour de chaque brancard, y compris le chargement et le déchargement, 40 minutes, et 30 pour chaque véhicule parcourant, avec les blessés qui peuvent être

---

encore connue. Quoi qu'il en soit, il nous est permis d'affirmer que la guerre russo-japonaise a confirmé les rapports précédemment établis; et même dans quelques rencontres les pertes s'élevèrent à un chiffre qui n'a d'équivalents que dans les guerres épiques de l'antiquité. Ceci s'explique d'une part par le terrain très accidenté où se sont livrées les batailles et d'autre part par l'acharnement extraordinaire avec lequel combattirent les adversaires.

(¹) Étant donné l'extension et la profondeur du champ de bataille dans les guerres actuelles, la supposition d'un intervalle de 1000 à 1200 mètres, en moyenne, entre l'ambulance ou l'hôpital de camp et le terrain où gisent les blessés, ne paraît pas exagérée.

évacués par ces moyens de transport, la partie de route accessible aux voitures, une section de santé de l'armée italienne mettrait à évacuer 1400 blessés presque deux jours et demi, en travaillant 12 heures par jour, avec tous les moyens de transport (32 brancards et 8 voitures) dont elle est munie.

Et notez que dans ces calculs on n'a pas tenu compte des blessés de l'armée ennemie, dont les plus gravement atteints resteraient fatalement sur le terrain de la lutte, dans le cas favorable que nous avons supposé.

Comment remédier à une aussi grande lenteur des secours et de l'évacuation des blessés du champ de bataille?

Avant de répondre à cette question, veuillez encore me permettre, messieurs, une brève observation.

Une des plus grandes difficultés du service de santé de l'avant résulte de la nécessité d'évacuer au plus vite l'ambulance afin qu'elle puisse rejoindre le corps de troupe auquel elle est attachée. Les règlements prescrivent, dans ce but, de faire relever les ambulances par les hôpitaux de campagne qui, pour cette raison, doivent se porter en toute hâte sur le champ de bataille. Mais il suffit de considérer le temps que demande l'installation et la mise en mouvement de ces formations sanitaires, leur tâche différente, leur matériel et leur personnel si dissemblables, pour mesurer les difficultés d'exécution et les inconvénients d'une telle prescription. «Comment, observe à juste titre Duval, comment un hôpital de campagne peut-il se substituer à l'ambulance, dépourvu qu'il est de brancards, de voitures et de brancardiers pour le relèvement des blessés?» Et c'est pourquoi l'on a fait diverses propositions, toutes basées sur le principe de l'*interchangeabilité*, des formations sanitaires de l'avant.

L'une de ces propositions consiste à multiplier le nombre des ambulances de sorte que deux d'entre elles puissent demeurer en réserve avec le groupe des parcs du corps d'armée, pour se porter près des troupes le soir ou le lendemain du combat, pendant que les autres s'organiseraient solidement sur le champ de bataille, à la place des hôpitaux de campagne qui disparaîtraient comme formation sanitaires de l'avant.

On constituerait, en outre, une colonne de transport des blessés avec un type unique de voitures (Nimier).

Une autre proposition tendrait à réduire les formations sanitaires de l'avant, à un seul type, l'hôpital de campagne, en lui donnant le matériel nécessaire pour fonctionner comme ambulance sur le champ de bataille. Un certain nombre de fourgons du matériel sanitaire seraient aussi attribués aux corps d'armée, près desquels des compagnies de santé (3 par corps) avec les voitures nécessaires et les éléments du train seraient affectées au transport des blessés (Duval).

D'autres enfin voudraient que le service de santé de l'avant fût uniquement représenté par le service régimentaire, mais très simplifié: «un embryon de service», comme le qualifie Choux, «destiné à donner moins des secours que du courage».

Au lieu des ambulances et des hôpitaux de campagne, un grand nombre de formations sanitaires de seconde ligne, identiques entre elles, petites, légères, mobiles, de façon à pouvoir s'installer sur le champ de bataille le soir même du combat.

Je n'entends point faire ici un examen critique de ces propositions toutes dignes d'être prises en sérieuse considération. J'exprime seulement ma pensée, que voici: *Il est nécessaire de conserver tous les trois échelons sanitaires actuels de l'avant, en les modifiant d'une manière opportune, afin de les mieux adapter aux nécessités de la guerre moderne.*

Ambulance et hôpital de campagne ont chacun des missions et des moyens d'action trop différents, pour qu'on puisse les fusionner sans s'exposer à de graves inconvénients, et sans former, qu'on me permette l'expression, «une alliance monstrueuse». On a dit de l'ambulance que «c'est un atelier d'emballages doublé d'un bureau d'expédition.» La phrase ne pèche point par excès, d'idéalisme, mais elle exprime bien le caractère d'un échelon sanitaire de passage; tel est le rôle de l'ambulance.

Comment concilier ce caractère avec celui que doit avoir l'hôpital de campagne, qui en est tout l'opposé?

Le nouveau type résultant de la fusion de deux échelons sanitaires devrait forcément être doté du matériel approprié au double fonctionnement. Et alors, si l'on voulait éviter qu'une telle formation sanitaire unique ne devînt compliquée et lourde à l'excès, on devrait en multiplier le nombre et même créer d'autres formations, comme les *colonnes de transport* de Nimier, *les compagnies de santé* et *les fourgons du service de santé*, de Duval. Quel avantage en retirerait le service? C'est ce que je ne saurais dire.

Aussi peu acceptable me paraît la proposition de supprimer presque totalement les formations sanitaires de l'avant. En revenir à l'époque de Schmucker et de Bilguer, alors que médecins et philanthropes ont peiné et peinent encore pour trouver le moyen de porter promptement secours au blessé à l'endroit même où il a été frappé, me semblerait une reculade déplorable. Et puis, au milieu des orageuses péripéties de la guerre, pourrait-on compter sur l'arrivée, *le soir même du combat*, des formations sanitaires de l'arrière, si mobiles et si légères qu'elles soient? Nous ne devons point perdre de vue que, même à notre époque, en dépit du grand développement des idées humanitaires, blessés et malades et tout ce qui s'y rapporte, sont encore les *impedimenta bellica*, comme au temps de la Rome antique. Mais, tout en exigeant, ce qui est juste, que le service de santé n'entrave point les opérations militaires, *personne ne consentirait à voir le service de secours, ne fût-il que virtuel, ne pas se tenir tout près du danger.*

Pour concilier le service du champ de bataille avec le souci de ne point laisser les grandes unités de combat dépourvues de leurs ambulances, de deux choses l'une: ou on attribuera à chaque corps d'armée un nombre d'ambulances de réserve égal à celui des divisions afin de suppléer les ambulances immobilisées, ou bien on installera une moitié seulement de l'ambulance et l'on fera marcher l'autre moitié à la suite de sa division. Bien que différents en apparence, les deux modes d'opérer sont au fond équivalents, puisque évidemment dans le premier cas l'ambulance pourrait être plus légère et, dans le second cas, elle devrait être plus largement dotée de personnel et de matériel.

J'arrive à la question qui vient d'être posée. La lenteur du secours aux blessés et du déblaiement du champ de bataille peut provenir, soit de la mauvaise répartition et de l'emploi défectueux du personnel et des moyens d'action, soit encore de leur insuffisance. Souvent les deux causes réunies y contribuent, comme par exemple dans les sections de santé de l'armée italienne, lesquelles ne sont divisibles qu'en deux fractions, ont un effectif insuffisant de brancardiers et ne peuvent transporter sur leurs véhicules que 48 blessés assis et 32 couchés (¹).

Pour que les ambulances puissent répondre complètement à leur destination dans les guerres futures elles doivent être allé-

---

(¹) Je crois opportun de fournir ici quelques données sommaires sur le personnel de brancardiers et les moyens de transport et d'abri pour un corps d'armée, dans les armées italienne, française, allemande et austro-hongroise.

Armée italienne: brancardiers 881; brancards 379; voitures 24; places-lits 708.
Armée française: brancardiers 758; brancards 725 (plus les litières); cacolets 120; places-lits 890.
Armée allemande: brancardiers 984; brancards 894; voitures 24, places-lits 1400.
Armée austro-hongroise: brancardiers 760, brancards 550; voitures 30; places-lits 806.

gées, tant dans leur train que dans leur matériel, pour être en mesure de se porter à proximité des groupes de blessés même sur un terrain très accidenté ou montueux; avoir un matériel assez maniable et fractionnable pour pouvoir être réparti en plusieurs petits postes de secours indépendants et pouvoir ainsi aider ou remplacer les postes de pansement régimentaires, même, au besoin, pendant l'action; être largement pourvues de brancards et de voitures de transport, et ces dernières de types variés pour pouvoir mieux s'adapter aux diverses conditions de viabilité; enfin, elles doivent posséder un personnel médical et auxiliaire en proportion égale au rôle que ces unités sanitaires doivent jouer et aux services qu'on en attend.

C'est ainsi, je le crois, qu'il pourra être donné réellement satisfaction au *desideratum* de Larrey et de Percy: *porter secours au blessé dans l'endroit même où il est gisant*; en même temps, pourront être évités ou réduits au minimum les dangers qui résultent du retard apporté au relèvement et au transport.

*Hôpitaux de camp*. Les hôpitaux de camp, affectés aux corps d'armée et aux divisions, doivent, on le sait, s'installer sur le champ de bataille, et autant que possible au même niveau que les ambulances, afin de recueillir les hommes blessés grièvement qui ne sont pas transportables à distance. Ils ont donc, par suite, pour mission de parer à un inconvénient dont la gravité n'a été que trop clairement démontrée par l'expérience des dernières guerres; je veux dire les maux et les dangers auxquels, en raison du lieu et des incommodités du transport, sont exposés tous les blessés grièvement, et en particulier, ceux que l'on désigne sous le nom de blessés *cavitaires*.

*L'hospitalisation sur place est le système que l'on doit mettre en pratique dans la plus large mesure possible pour cette sorte de blessés*. Et c'est pourquoi, dans l'armée italienne spécialement, le nombre des hôpitaux qui concourent à réaliser ce desideratum est beaucoup trop limité.

Les hôpitaux de campagne doivent eux aussi posséder certaines qualités déterminées, pour pouvoir remplir leur mission. D'abord, ils doivent être, eux aussi, légers et mobiles: ce résultat serait obtenu en partie du moins si on les débarrassait de certaines parties du matériel qui ne sont point de stricte nécessité et qui pourraient trouver place, pour les cas éventuels, dans des dépôts de réapprovisionnement.

Il conviendrait, ensuite, de les pourvoir d'un personnel technique proportionné à la tâche à remplir, tant pour le nombre que pour la qualité.

Delorme déplore, avec raison, la pénurie de médecins dans les hôpitaux français de campagne; il demande qu'on augmente leur nombre et qu'on y place des chirurgiens de carrière. Que devrais-je dire des hôpitaux italiens de camp, où se fait sentir bien plus vivement encore la pénurie du personnel médical? Ces établissements avancés sont appelés à exécuter d'urgence les opérations chirurgicales les plus compliquées et les plus difficiles; comment y peuvent suffire trois médecins? (chiffre attribué aux hôpitaux de camp italiens de 50 et 100 lits). Notez de plus que ces hôpitaux peuvent et doivent encore s'agrandir indéfiniment, si les ressources locales le permettent.

En outre, les hôpitaux de campagne sont dépourvus de voitures pour le transport des blessés et n'ont que très peu de brancards. Le règlement italien dit, il est vrai, que régulièrement ce transport doit s'effectuer au moyen de charrettes du train civil, ou de véhicules réquisitionnés.

Certes la réquisition des véhicules pour le transport des malades et des blessés est une ressource dont il faut toujours tenir compte, surtout dans les guerres actuelles. Mais elle est aléatoire et on ne peut jamais compter absolument sur un tel élément sans s'exposer à des inconvénients désastreux. Pour les éviter, ou du moins les atténuer, la mesure la plus logique serait de doter au moins les hôpitaux de campagne affectés aux corps d'armée et aux divisions d'un certain nombre de voitures pour blessés, semblables à celles des ambulances.

Peut-être et d'une façon plus opportune encore pourrait-on constituer *des convois de réserve*, à raison d'un convoi par corps d'armée, suivant la proposition du général médecin Port, et leur confier la mission de concourir, d'abord avec les ambulances au déblaiement du champ de bataille, et de procéder ensuite à l'évacuation graduelle des hôpitaux de campagne.

Un autre besoin qui s'impose trop pour qu'il soit nécessaire d'y insister, c'est de voir les hôpitaux de camp pourvus de tentes-abris pour loger les blessés, et de tentes-baraques pour les opérations et les pansements.

Enfin puisqu'il est démontré que les blessés *scavitaires*, et principalement ceux atteints au ventre, devraient être soignés sur place ou n'être déplacés que le moins possible, considérant en outre que si une intervention chirurgicale est nécessaire elle de-

vrait s'effectuer au plus tôt et, si possible, dans les douze premières heures, je voudrais qu'à cette catégorie de blessés on affec-
tât des hôpitaux spéciaux. Le combat terminé ces hôpitaux
devraient pouvoir se porter promptement sur le terrain de la lutte,
être largement pourvus d'un matériel chirurgical bien approprié,
et posséder un *personnel médical doué d'une adresse spéciale dans
la technique des opérations au ventre et aux autres grandes cavités
du corps.*

A ce prix seulement, j'en suis convaincu, on pourrait éviter
les insuccès de la laparotomie, constatés dans les guerres hispano-
américaine et anglo-boer.

## *Conclusions*

De ce que je viens d'exposer, je crois pouvoir tirer les conclusions suivantes:

1. Il convient que le matériel de pansement des formations
sanitaires de l'avant, et en particulier des postes de secours et des
ambulances, soit, dans toutes les armées, réparti en autant *d'unités
typiques* de différents modèles, suivant les différentes dimensions
des blessures, et corresponde pour le nombre, dans chaque formation sanitaire, aux besoins à prévoir de l'unité tactique à laquelle il est affecté ([1]).

2. Le paquet individuel de pansement, qui devrait être le plus
petit modèle des *unités typiques*, devrait contenir le matériel suffisant pour l'occlusion de deux blessures; et il serait aussi fort
utile d'ajouter à une partie au moins de ces paquets une petite
bande élastique pour l'hémostase.

3. Les moyens d'éclairage du champ de bataille devraient être
empruntés au double système des lampes-phares et des lumières
portatives à main.

4. Le matériel sanitaire des corps de troupe devrait être réduit et organisé de manière à permettre l'établissement de postes
de secours d'un déplacement facile.

5. Il convient que les ambulances soient toutes du même type,
allégées et pouvant se fractionner en plusieurs petits postes de
secours.

6. Il faudrait que le nombre des ambulances même fût aug-

---

[1] Selon le général médecin Tosi, le matériel de chaque section de santé d'infanterie devrait
être suffisant pour 3500 pansements au moins, calcul qui ne me semble pas exagéré.

menté, ou bien qu'elles fussent constituées de manière que si elles s'immobilisent sur le champ de bataille, celles qui suivent les grandes unités puissent être remplacées sans retard.

7. Il est nécessaire que le personnel et les moyens de transport des blessés soient augmentés dans une proportion convenable et qu'aux voitures actuellement en usage soient adjoints quelques véhicules d'un type plus léger.

8. Les hôpitaux de campagne devraient être, dans toutes les armées, tant pour le nombre que pour la capacité, appropriés aux besoins probables de l'unité tactique à laquelle ils sont affectés; ils devraient être aussi légers et aussi mobiles que possible, pourvus de tentes-abris pour loger les blessés, de tentes-baraques pour opérations et pansements; et dotés d'un personnel nombreux et versé dans la pratique chirurgicale.

9. Il faudrait que ces mêmes hôpitaux fussent convenablement pourvus de moyens de transport pour les blessés, ou bien que des convois spéciaux auxiliaires des ambulances fussent constitués.

10. Il convient d'instituer des *hôpitaux spéciaux réservés aux blessés crâniens*, avec personnel technique et matériel bien approprié.

11. Enfin il importe que les officiers médecins, non seulement soient au courant de la situation tactique sur le champ de bataille, mais que, déjà en temps de paix, ils soient habitués à étudier le terrain au moyen d'exercices techniques du service de santé.

Telles sont, je crois, les principales mesures et règles de conduite qui devraient présider à l'organisation et au fonctionnement du service sanitaire de l'avant, afin qu'il puisse satisfaire également et aux exigences de la chirurgie moderne et aux grands et difficiles devoirs que lui imposent l'organisation militaire actuelle et l'esprit de notre époque.

Mais je ne pourrais considérer ma tâche comme terminée si je ne traitais, même rapidement, quelques questions qui ont une importance capitale pour le bon fonctionnement du service sanitaire en temps de guerre comme en temps de paix.

La première concerne *l'autonomie du service de santé*. Cette question, agitée déjà au temps des deux grands chirurgiens des guerres napoléoniennes Larrey et Percy, paraissait résolue après la guerre de 1870-71 et quand eut été reconnue et proclamée la haute valeur de l'œuvre du médecin militaire dans le champ de l'hygiène et de la prophylaxie. Et l'on s'attendait à voir la réforme qui s'imposait, bientôt effectuée dans les quelques armées, comme l'armée russe par exemple, où elle n'avait pas encore été introduite, quand on a inopportunément tenté de soulever de nouveau la question. Mais après l'expérience de la guerre russo-japonaise où les deux systèmes se sont trouvés en face l'un de l'autre, donnant les résultats que nous connaissons, il est à espérer que toute tentative insensée viendra échouer contre l'évidence des faits.

On est venu dire que le médecin militaire, à cause de ses études et de ses habitudes professionnelles même, est un mauvais soutien de la discipline et un piètre administrateur et que, même s'il n'en était pas ainsi, ses attributions disciplinaires et administratives le distrairaient de ses études techniques. Ceci est en *contradiction flagrante* avec les faits: dans l'armée italienne comme dans les autres armées, la situation des établissements sanitaires s'est indiscutablement améliorée au point de vue administratif et disciplinaire depuis la nouvelle organisation et, d'autre part, on a vu s'élever considérablement le niveau scientifico-professionnel des médecins militaires.

Une autre mesure nécessaire est d'attribuer au médecin *une position militaire bien définie et égale dans toutes les armées* et cette position ne peut être que celle *d'officier effectif*, telle qu'elle est déjà dans plusieurs armées. Cette mesure s'impose pour répondre aux exigences du service soit en temps de paix, soit surtout en temps de guerre; et la grande importance qu'a acquise de nos jours l'œuvre du médecin, aussi bien que la haute considération dans laquelle il est tenu dans la société civile, en expliquent la justice et l'opportunité.

Et il me faut encore, messieurs, exprimer ici un autre vœu: c'est que la distinction, vraiment peu heureuse, qu'on a voulu faire dans certaines armées entre combattants et non-combattants n'atteigne pas le corps de santé. Le médecin, certes, ne gagne pas les batailles: mais combien de fois n'a-t-on pas vu, surtout dans les guerres coloniales aujourd'hui si fréquentes, l'officier de santé contraint à lâcher le bistouri pour l'épée? Et de plus, sans parler des multiples et continuels périls professionnels, qui donc est exposé plus que le médecin au feu de l'ennemi? Si les milliers de médecins militaires glorieusement tombés sur les champs de bataille pouvaient se lever dans leur tombe comme le spectre d'Hamlet, ils protesteraient d'une voix unanime contre une qualification aussi imméritée.

Il serait enfin opportun, à mon avis, de fixer définitivement et d'une manière uniforme dans toutes les armées la sphère d'action des associations de secours en temps de guerre. Le haut mérite des sociétés de secours de tous les pays ne fait aucun doute; mais il ne faut pas perdre de vue qu'en temps de guerre elles ont la mission d'aider le corps de santé officiel à secourir, soigner et évacuer les malades et les blessés. Leur action doit donc être coordonnée avec celle du service de santé officiel et lui être même parfois subordonnée, sans quoi il s'établirait inévitablement un pénible dualisme et une déplorable rivalité.

Et je ne crois pas qu'on doive favoriser la tendance, si louable qu'elle soit, qu'ont ces associations à se porter sur les premiers rangs et à se substituer, comme il est advenu à l'armée russe de Mandchourie, au service de santé officiel dans les postes de secours et les ambulances. Une intromission aussi accentuée est inopportune, même au point de vue militaire. «La Croix Rouge, dit avec beaucoup d'à-propos un chirurgien russe non militaire, doit cueillir ses lauriers sur les voies de l'arrière et non sur le champ de batailles.»

Messieurs, dans la troisième réunion annuelle de l'Association des médecins militaires des États Unis, tenue à St. Louis en octobre 1904, fut, on le sait, proclamée, sur la proposition du colonel médecin Senn, l'institution d'un Congrès international permanent de médecine militaire et navale devant se réunir tous les trois ans pour traiter les graves et complexes questions concernant notre service en temps de paix et en temps de guerre. Or, je crois qu'un vote de cette éminente Assemblée au sujet des questions que j'ai eu l'honneur de poser aurait une haute valeur et constituerait de plus un précédent des plus précieux qui aplanirait beaucoup la voie à l'œuvre du susdit Congrès.

---

## THÈME — LA CHIRURGIE DE GUERRE AU POSTE DE SECOURS
*(First aid on the battlefield)*

### Par M. le Dr. colonel NICHOLAS SENN
*Surgeon General of Illinois; Lieutenant Colonel and Chief of the
Operating Staff during the Spanish-American War*

The responsibilities of military surgeon grow with the advance of civilization. The millennium of peace is as yet not in sight. The surface of the earth will have to undergo many changes in establishing permanent boundary lines between the different countries according to race, religious convictions, language, customs, etc., before the children of the school-rooms will be supplied with a geography destined to remain as a permanent record of the final division of the inhabitable parts of the globe in accordance with the best interests of the people inhabiting them regardless of the personal interests of the favored few in power by inheritance or selection. Arbitration in the near future will contribute much in bringing about an equitable redistricting of arable and mineral-yielding lands and sea rights with a view of the greatest benefit to the masses, but before this is accomplished the world will witness many bitter and bloody conflicts. The time has fortunately gone by and never will return again when a single person in power can provoke a war. An honorable cause of war means more now than in the past. The one who conducts the affairs of a nation consults his advisers and feels the pulse of the press and listens to the voice of his people before he decides to assume the grave responsibilities of a war. While great wars will be of rare occurrence in the future, the interest in perfecting military surgery should rather grow than diminish so as to render warfare when it becomes inevitable more and more humane. Civilization begets a spirit of humanity and humanity in peace and war as an individual and national virtue is being appreciated and encouraged more keenly and earnestly than ever before by all enlightened nations. We as military surgeons form the most important element of the non-combatant integral part of every army, and as such upon us rests largely the comfort, health and welfare of the soldier. The medical profession as a whole most unselfishly is laboring now more earnestly and persistently than ever before in the noble work of preventing disease and in minimizing the dangers of accidents and operative procedures by improved hygienic measures and sanitary precautions and by rendering the wounded prompt, rational first aid, and by performing all operations under strictest antiseptic and aseptic precautions. The military surgeon must imitate the example of his colleagues in civil life. This most important function consists in making ample preparations for war in time of peace. It was the preparedness of the Medical Departments of the Japanese Army and Navy which accounted for the excellent health of the fighting men on land and sea, and the unprecedented success in the treatment of the wounded. No other country has improved the time of peace to make such adequate preparations for war with a view of preventing disease and care of the wounded like Japan. The military and naval surgeons of Japan have won a victory over preventable diseases and wound infection well calculated to stimulate other nations to follow their example. Conservatism will characterize the military surgery of the future. The two great sources of danger that face the wounded upon the battlefield — hemorrhage and infection — will be minimized by additional and improved hemostatic measures, and the more general and effective applications of the principles of aseptic and antiseptic precautions. Amputations will be limited to injuries with extensive destruction of the soft parts and complications involving large vessels and nerves which in themselves are sufficient to arrest the nutrition of the limb. Gunshot injuries of bones and joints will no longer determine the propriety of primary resection and amputation, and the danger of penetrating wounds of any of the large cavities of the body will be greatly diminished by the prompt employment of measures calculated to guard against septic infection, and other immediate and remote complications. I take it for granted, that I am expected on this occasion to discuss briefly the most salient topics which will engage the attention of the military surgeons of future wars, and which will enable them to reduce the death rate, diminish suffering, save limbs, and prevent painful remote complications in cases of bullet and other wounds inflicted on the battlefield. The success of military surgery depends largely on the care with which preparations for war are made, the degree of general intelligence of the soldier, and on the amount of knowledge pertaining to first aid inculcated in the minds of officers and men, and more especially on the degree of efficiency of the Sanitary Corps.

*1. As the fate of the wounded depends so much on the time and thoroughness with which first aid is rendered, the military surgeons must make ample provisions in time of peace to secure effectiveness of this service in war.*

Since the knowledge of asepsis in the practice of surgery has become common property, many military surgeons have contended that the first aid dressing, in order to be effective, must be applied only by professional men, claiming if it is done by laymen that it will be productive of more harm than good. This position is untenable both in theory and practice. It is now generally conceded, as the result of ample clinical experience in the field that gunshot wounds inflicted by small arms are practically aseptic, and that the best results are obtained by making no attempts at disinfection, but guarding simply against post-injury infection by the prompt application of an efficient first aid dressing. The men who argue in favor of limiting the first aid work to skilled hands advocate the speedy transportation of the wounded to the first dressing station. If this were done, in spite of the additional risks incurred in crossing the field beyond the range of bullets, this course would still remain impracticable during any great battle when the number of wounded exceed by far the working capacity of the limited number of surgeons at the front, to say nothing of the increased risks of infection and unnecessary suffering inflicted on the uncared for wounded. Under the fire of a French Brigade at St. Privat 6,000 officers and men of the Prussian guard, or a third of their total number, were killed and wounded in ten minutes at a distance of 1,500 yards, during the Franco-Prussian war. During the Russo-Turkish war the Russians in many instances suffered losses from aimless fire at 3,000 yards, while instances occurred not infrequently of divisions of 10,000 men losing half their number at one mile from the enemy. We had a similar experience on a small scale during the battle at St. Juan Hill, and during a few of the great battles of the Russo-Japanese war the number of wounded far exceeded the immediate working capacity of the available medical officers. These instances and other numerous experiences during great conflicts cannot fail to convince those who are placed in charge of the wounded of the utter impossibility of rendering timely aid, if this function should be limited to medical officers exclusively.

The battles of the future will be fought at greater range than in the past, and will cover a much larger territory, another important argument in favor of a larger force of non-combatants, trained for the first aid work. But in engagements on a large scale, even the duplication of the number of members of the Sanitary Corps, as it exists at the present time in all countries, would not suffice in discharging the duties which the governments of the contending armies owe to the wounded. The soldier has a right to expect to receive assistance and proper care the moment he is disabled, be this in camp, on the march, or in the firing line. When a soldier is struck down by a bullet in the discharge of his duty, he is no longer a combatant, and has a claim on humanity which no nation can ignore. The height of humanity in warfare will be reached when every soldier can carry the convi-

ction with him to the front that the moment he is wounded, he
will receive by his own efforts, or by assistance within easy reach,
the essential benefits of modern surgery. This means that every
officer and soldier should be familiar with the elementary principles of first aid, with the means of which he should be supplied,
and with the use of which he should be conversant. The instruction of the Army as a whole in hygiene, sanitation, is a task
that belongs to the medical officers. It is only by patient and
persistent work in this direction that the wounded of future wars
can expect to receive the timely attention and care to which they
are so well entitled. From my own personal experience, I know
that the soldier is anxious to learn what he should do to maintain his health, and how to act in case of an emergency. He is a
willing and attentive pupil when he is given an opportunity to
learn what pertains to his well-being, and how to take care of
himself and his comrades in case of injury. A consciousness of
knowing what to do when he or one of his comrades is struck
down by a bullet imparts confidence and additional courage when
he takes his place in the firing line. To the average soldier the
thought of sudden death is less terrible than of being wounded
and left helpless on the field for hours or days without any hope
of receiving the necessary care. In the tumult of battle the risk
to life is soon forgotten, but when the soldier is disabled from
taking further part in the fight, his thoughts naturally turn to his
injury and means of obtaining immediate relief. If by previous
instructions he has been made familiar with first aid work, he at
least will know not what to do, a matter of greatest consequence
in emergency cases, and he himself or with the aid of a near-by
comrade can meet intelligently the most urgent indications, and
when this has been done he can place himself, or can be con-
veyed to a sheltered place, if such can be found near by, until
the firing ceases, when he can be transported with safety to the
nearest dressing station. In large battles the speedy removal of
the wounded beyond the range of bullets is only feasible when
the terrain is especially adapted for such a procedure, but in the
majority of major engagements lives will be saved and much suffering spared by making ample provision for first aid at or near
the firing line. It would be useless and even dangerous to attempt
to teach the soldier all the details described in handbooks on First
Aid. All that we can ever expect from him is to master and be
able to put into safe practice the essential principles which should

govern his action in case of emergency. Such elementary instruction he should receive when he is taught the art of war, and should not be postponed, as has been done only too often in the past, until war clouds make their appearance. A few lessons illustrated by drawings, demonstrations, and practice on the living subject will accomplish the desired object and will be of inestimable value to the men as citizens and soldiers.

2. *The first aid dressing should combine simplicity with safety against post-injury infection.*

The first aid dressing in general use that should be on the person of every combatant must necessarily be of the simplest kind, in order to become efficient and useful in the hands of the non-professional. It must be compact and of easy application. No soldier will encumber himself for any length of time with a bulky dressing, and the simpler its make-up, the better use he will make of it when needed. At the Madrid International Medical Congress, I had the honor to present a paper before the Military Section on «First Dressing on the Battlefield.» The first aid package which I described and illustrated in that paper appeared to me to answer the essential requirements and has been favorably commented upon in different journals devoted to military surgery. Its simplicity, compactness, and ease of application by instructed laymen should speak in its favor. If, at this time, I had any criticism to offer, it would be regarding the two strips of adhesive plaster intended to hold the dressing securely in place. In the course of time adhesive plaster even of the best quality loses its adhesiveness. It has occurred to me that instead of adhesive plaster two thin capsules of glass containing collodium and incorporated in the dressing in opposite margins might prove preferable. These capsules are broken under finger pressure when the dressing is to be applied, and the liberated collodium would hold the dressing securely in place. Such a substitute for adhesive plaster would maintain indefinitely the permanency of the first aid package as far as a means of fixation is concerned, and the antiseptic incorporated in the dressing, boric and salicylic acids, 4:1, are not liable to undergo detrimental chemical changes in the course of time.

The dressing consists essentially of two antiseptic pads of cotton, wrapped in gauze, and fastened together by two stitches and continuous with a gauze roller which is made use of instead of the triangular bandage for holding the dressing in place, and for immobilizing the injured part. The gauze roller should take the place of the triangular bandage in every first aid dressing as it requires much less space and is more serviceable as a means of fixation and support. The brown iodin spot in the center of the pad on the side to be brought in contact with the wound corresponds with the location of the antiseptic powder incorporated in the absorbent cotton and serves as an infallible guide in applying the pad in the right place.

*3. The first aid must have in view the treatment of shock, hemorrhage, dressing of the wound, and immobilization of the injured part.*

The treatment of shock in the field is necessarily very unsatisfactory, but fortunately the infliction of wounds by the small caliber bullet is not often productive of this symptom to any serious extent. Rest in the recumbent position, a hypodermatic injection of $\frac{1}{4}$ of a grain of morphine with the internal use of spirits are the most available limited means, and answer the most urgent indications.

The treatment of hemorrhage at the front, more especially in the hands of unprofessional help, must be conducted with the greatest caution. I fear the employment of elastic constriction has been championed with too much enthusiasm. Death from external hemorrhage from wounds of the extremities are comparatively infrequent, as has been shown by statistics of a number of great wars during the past. It cannot be denied that the new small caliber bullet inflicts wounds in which large vessels are implicated that are more prone to give rise to dangerous hemorrhage than the old leaden missile. But even with this additional element of increase of hemorrhage, the danger to life is small as compared with the sufferings and remote risks which attend circular elastic constriction practiced by men who have no realization of the ill effects of prolonged constriction practiced under circumstances where the time-limit cannot be predicted. Elastic constriction is an exceedingly painful procedure, and cannot be continued for more than two hours without incurring the risk of gangrene and other more remote serious complications. I have no hesitation in expressing my conviction that elastic constriction, if too generally practiced, will do vastly more harm than good, and for this reason, the elastic constrictor should be excluded from the general field practice, and in the exceptional cases in which its employment becomes a necessity, it should be applied by a competent member of the Hospital Corps or a medical officer, who must make it his duty to send the case as quickly as possible to the first dressing station, where the ligature or aseptic tamponade will take the place of the elastic constrictor in the hands of the medical officers on duty. The instructed privates and the non-

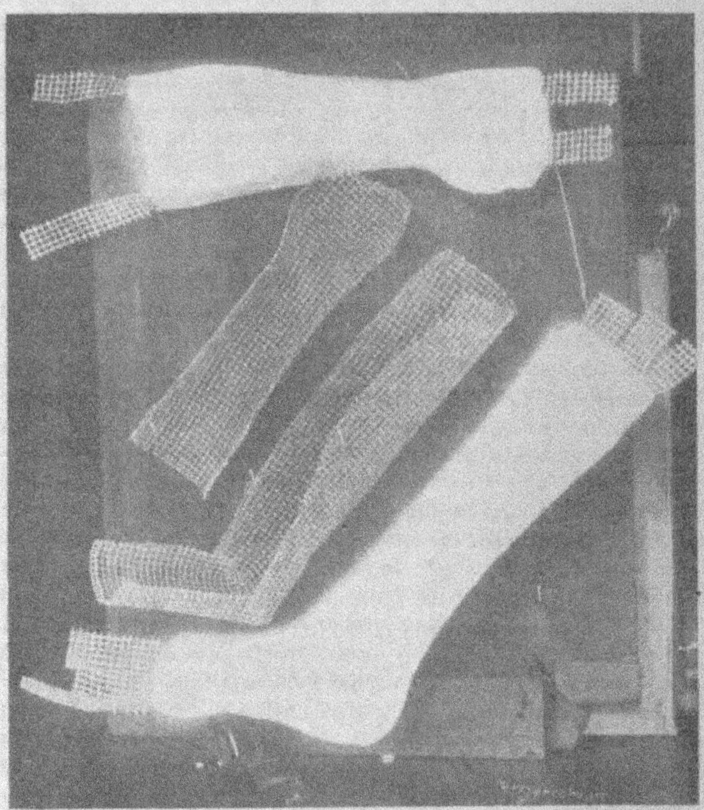

Plaster-of-Paris fixation Splints strengthened with wire netting

professionals of the Sanitary Corps can do much in arresting and diminishing primary hemorrhage by a resort to less harmless means of hemostasis. Elevation of the limb will often succeed not only in arresting profuse venous, but also free arterial, hemorrhage. Acute flexion of the joint above the wound will accomplish the same. Digital compression over the antiseptic dressing can be employed to great advantage, and should always be made

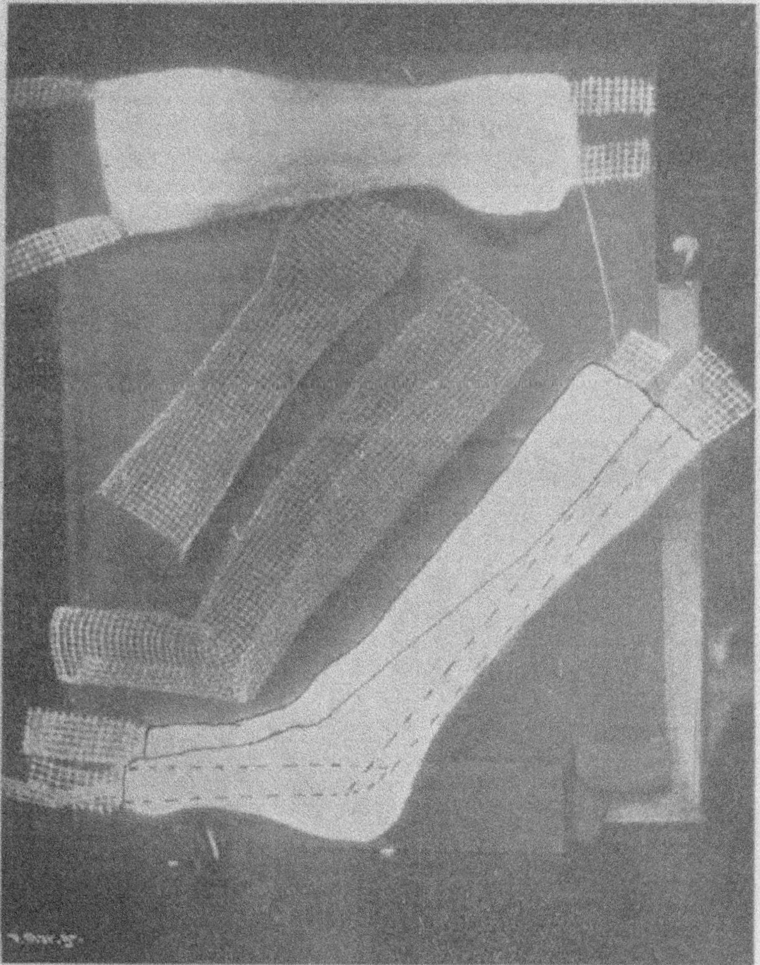

Plaster-of-Paris fixation Splints strengthened with wire-netting.

use of if the hemorrhage is not controlled by the dressing. In very profuse hemorrhage digital compression should be continued until a surgeon can be summoned. In large open wounds the cavity is packed with the antiseptic compresses, and if hemorrhage threatens life, digital or manual pressure should be made over the antiseptic tampon. Vessel injuries treated by antiseptic tamponade will seldom require ligation, as the tampon, if the wound remains aseptic, is allowed to remain until the lumen of the vessel has become obliterated permanently by thrombosis and cicatrization.

Direct treatment of internal hemorrhage of any of the large cavities of the body is entirely out of question at or near the firing line. The cartridge belt, suspenders, or gunstrap can be used to the greatest advantage in limiting respiratory and abdominal movements, and thus secure for the vascular bleeding organs, as near as can be done by external mechanical means, a condition of rest conducive to effect spontaneous arrest of hemorrhage.

From these and other considerations it becomes apparent that the most important function of those who are in immediate charge of the wounded on the battlefield consists in the early and effective application of the first aid protective dressing, and in making use of safe temporary hemostatic measures which favor and expedite spontaneous arrest of hemorrhage without touching the wound. Fixation of the injured part constitutes one of the important indications of first aid, and it is conducive to healing by primary intention, and serves a useful purpose in averting unnecessary pain, and constitutes an important aid to the prophylactic measures against infection by immobilizing the injured tissues, and as an additional safeguard against displacement of the antiseptic dressing. In gunshot wounds of the soft parts, immobilization of tissues by the well applied dressing and muscle rest by slings, body bandage, etc., will suffice. In gunshot wounds of the chest and abdomen, firm circular compression by a cartridge belt, or gunstrap, will limit the movements of the chest and abdominal walls, and by doing so will diminish or arrest the bleeding, and expedite later the healing process. Immobilization is of the utmost importance in the treatment of gunshot wounds of the long bones. The ideal fixation splint in such cases would be the plastic plaster-of-Paris splint, but this method of fixation is entirely out of question at and immediately behind the firing line and must be reserved for the first dressing station or the field hospital. The fixation dressings on the field must be extemporized and must necessarily consist of material which is always at hand.

In fracture of the long bones of the extremity, the opposite limb can be made use of as a splint, using a cartridge belt, gun-trap, suspenders, handkerchief, and articles of clothing for bandages. The rifle, bayonet and saber are always available, and can be used to advantage as temporary fixation splints. A fractured humerus can be immobilized by fastening the arm to the side of the chest. A well padded bayonet and sling will meet the mechanical indications in fractures of the forearm. Tin, gutta percha, wooden and tin splints should never be employed in military surgery. The only splint worthy of consideration at the front is the wire netting splint which can be cut in proper shape and molded to the injured part, and later can be utilized in the form of strips in strengthening the plaster-of-Paris splint. The wire netting cut in the shape corresponding to the fixation of the different fractures of the limbs should be carried to the front by the Sanitary Corps in sufficient quantity to answer the expected requirements. Splints made of this material, well padded, will answer an excellent purpose as a first aid fixation dressing, as they can be made to fit the surface of the limb by moulding them into the desired shape. They are cheap and light, and can be cut into the desired shape with an ordinary wire-cutting scissors. At the first dressing station or in the hospital, when a permanent fixation dressing takes the place of the temporary one, they can be cut into strips, about an inch in width, and of the desired length, which are incorporated in the plaster-of-Paris dressing. I know of no material better adapted for this purpose, as the meshes of the wire netting permit of intimate incorporation of this material in the plaster, and it is easily moulded into proper shape, and contributes much to the firmness and durability of the permanent splint.

So far we have been considering the most essential first aid service which should be rendered at or near the firing line. For reasons which have been stated before, the major part of such service in all great battles must be performed by non-professionals, by the combatants and the Sanitary Corps. All available military surgeons will always consider it a duty and a privilege to take care of the most important cases and supervise the work at the front; but the most important place for skilled aid is at the first dressing station, the primary depot of the wounded. This should be established in a sheltered place as near as possible to the fighting line. The value of the services of medical men in battle cannot be overestimated, and they should be protected as far as possible against the fire of the enemy. Here the wounded will receive the full benefits of modern military surgery, as they will be brought under the care of medical men, assisted by well-trained members of the Sanitary Corps. Among the things which should never be done here, much less where wounds are inflicted, I wish to emphasize the next proposition:

*4. Probing of recent gunshot wounds must be prohibited by the most stringent regulation.*

A recent gunshot wound is not to be touched under any circumstances, as the undisinfected finger is a much more dangerous means of infection than the bullet itself. If modern surgery condemns the touching of the wound with the finger, it prohibits even in a more emphatic tone the use of the probe. Long usage has made the employment of the probe in searching for bullets such a common and fixed practice, that it is exceedingly difficult to eliminate it entirely as a diagnostic aid on the battlefield. Probing a practically aseptic gunshot wound in the light of recent war experience must be regard as a grave infringement on the best methods of treatment of such injuries. Its diagnostic value is of little consequence, and at the present time overshadowed entirely by the use of the X-ray. The present use of the probe in the examination of gunshot wounds must be limited exclusively to suppurating wounds, and if a bullet or other foreign substance is lodged in the tissues, and then only as a subordinate diagnostic aid to the employment of the Roentgen ray. The layman of to-day has as much faith in the use of the probe as a means of detecting and locating a bullet lodged in the tissues as our ancestors had a hundred and more years ago, and manifests the same anxiety for the extraction of the foreign substance. The people, and more especially the soldiers, must be made to understand that the presence of a bullet is not necessarily a source of danger to life and function of the organ or part in which it is lodged. The probe should be excluded from the limited instrument supply in the pouch of the members of the Sanitary Corps and should never be employed by the surgeons except in exploring fistulous tracts of suppurating gunshot wounds, when such method of examination is deemed advisable for the detection and location of foreign substances, and to determine the direction and extent of the fistulous tract or suppurating cavity.

*5. Under no circumstances should attempts be made to remove bullets until this can be done under strict aseptic precautions in a hospital, and then only in such cases in which such operation is clearly indicated, and the exact location of the bullet has been determined by palpation through the intact skin, or by the use of the X-ray.*

The military surgeon as well as the surgeon in civil life must educate his clientele to the effect that bullets can remain in the tissues and become encysted, where they can remain indefinitely without causing any serious disturbances, and that any attempt at its extraction is often out of question as the bullet may be lodged in a locality inaccessible to a successful and safe operation. For instance, it is never advisable to search for and make attempts to remove a bullet from the cranial cavity in a recent gunshot wound of the skull, as the conservative treatment in such cases has proved more successful than a resort to operative measures. On the other hand, in suppurating gunshot wounds grave operations are often justifiable in reaching the suppurating focus and in removing the cause of the infection in the form of fragments of clothing, detached or necrosed bone, or a bullet. The Roentgen apparatus has become an indispensable diagnostic aid to the military surgeon, and as such should constitute an essential part of the equipment of every military hospital and hospital-ship, and men especially trained in radiography should always be available.

6. *The most important duties of the surgeons at the first dressing station.*

a) *Inspection of first aid dressing.* The first aid dressing applied in the field needs inspection and, if need be, revision when the wounded reach the receiving or ambulance station. If the dressing is found in proper place, and the injured part or limb properly immobilized, a label to this effect is affixed to the dressing, in order that the dressing may not be unnecessarily removed when the patient reaches the hospital. The highest aim of military surgery must ever be to attain healing of the wound by primary intention under the first dressing, and change of dressing must be reserved for cases in which the nature of the wound or failure of the first dressing has resulted in infection. If the dressing is found defective, it must be renewed and more securely fastened in place.

b) *Permanent Fixation.* The first dressing station is the proper place to make use of plaster-of-Paris as a fixation material for fractured limbs, more especially in cases of fracture of the lower extremities. The wire netting splints are cut into strips which are incorporated in the plaster-of-Paris dressing, thus securing as nearly as can be done by external support perfect and permanent immobilization of the fractured limb, a matter of the greatest importance in securing rest for the injured tissues and placing them at once in the most favorable condition for a speedy and satisfactory repair.

*c) Emergency Operations.* The operative treatment of gunshot wounds in the field outside of the hospitals must necessarily be limited to the most urgent cases. The definitive arrest of dangerous external or internal hemorrhage stands preeminent in the list of emergency operations. If elastic constriction has been made use of in the field, the constrictor must be removed and hemorrhage arrested by ligation of the bleeding vessels or aseptic tamponade. Iodized catgut is the proper ligature material for field service. Intra-cranial and intra-thoracic hemorrhage should not be interfered with outside of a well-equipped hospital. In cranial wounds the perforations are exposed by cutting the hair short to the scalp, by displacing it in all directions away from the wound when the first aid dressing is applied over the perforation, and held in place by a gauze bandage, which can be made more secure by rubbing into its meshes on the external surface cream of plaster-of-Paris. Penetrating gunshot wounds of the chest are protected against infection by careful dressing of the wound, and the respiratory movements reduced to a minimum by immobilizing the chest with circular strips of adhesive plaster or a gauze bandage snugly applied. In penetrating gunshot wounds of the abdomen life-threatening hemorrhage from any of its vascular organs or vessels of the mesentery calls for prompt operative interference. Abdominal section under such circumstances in a tent may contribute much in lessening the mortality from hemorrhage by a resort to ligature, suture, or aseptic tamponade. By pursuing this aggressive course some lives will be saved by prompt interference which would be lost by the let-alone treatment. Wounds of the larynx and trachea which have given rise to respiratory difficulty either from emphysema or hemorrhage call for an immediate tracheotomy. Resection as a primary operation for penetrating gunshot wounds of joints has become for substantial reasons an obsolete operation. Amputation must be reserved for cases in which a limb has become mangled by a common ball, fragment of shell, and in cases in which the gunshot fracture is complicated by severing of the principal bloodvessels and nerves. Laparotomy in the field for gunshot wounds of the abdomen, with a view of finding and suturing perforations of the gastro-intestinal canal, has not yielded in practice the anticipated results, and hence must be restricted to exceptional cases. Experiments, as well as clinical experience, have shown that in a fair percentage of cases penetrating wounds at and above the level of the umbilicus, inflicted in an antero-posterior direction, do not implicate the gastro-intestinal canal, and in such instances conservative treatment yields better results than operative. On the

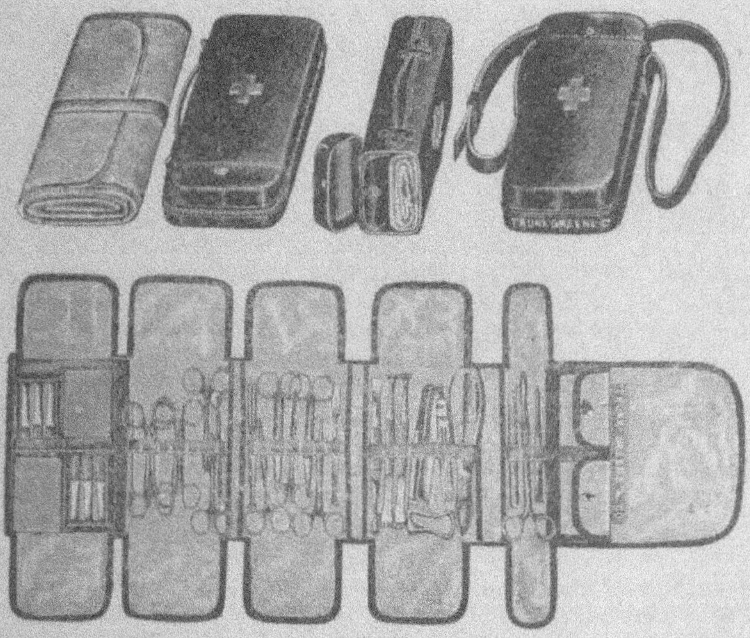

Author's Field Case (?)

other hand, wounds in the small intestine area, more especially when the bullet has taken an oblique or transverse course, we may confidently expect to find from three to fifteen perforations, and it is in this class of cases that immediate laparotomy offers the only chance of saving life.

*7. Instrumentarium of the Surgeon in the Field.*

*The surgeon's field case should be light, compact, and the ins-*

*truments wrapped in a canvas roll, so that instruments and enve-
lope can be quickly sterilized by boiling in soda solution.*

The surgical work of the surgeon in the field must of necessity be done with as few instruments as possible, and which he must carry in a compact aseptic case, which, with its contents, can be sterilized in the simplest manner and in the shortest possible space of time. Wooden and metallic cases are impraticable for this purpose. Canvas cloth is the proper cover for the instruments. A number of years ago I devised and described a compact operating case, which I take the liberty to present to you for inspection. It consists essentially of two washable canvas rolls, with the names of the instruments stamped on the cloth with indelible ink, in order to facilitate the replacing of them after use. One of the rolls is kept in reserve in the case, and as it is sterilized it can take the place of the one which has just been used. Sterilization of roll and instruments, after exposure to infection, can be effected in less than ten minutes by boiling in a one per cent. carbonate of soda solution. The form and character of the outer wrapping of the canvas roll holding the instruments are of the greatest importance. It should be light, soft and flexible, without any sharp corners, and small enough to be carried in the coat pocket. The outer cover of my fieldcase is made of soft leather, with rounded ends and corners, with a double compartment, one for the roll of instruments, the other for the empty canvas roll. A slip handle, also of leather, is provided, so that the case can be carried like a hand-bag. For military service a leather strap is attached, so that the case can be carried over the shoulder. The six knives to protect the edges are included in two metallic plates that rest side by side, forming one fold of the canvas roll. The case with contents weighs 4 ½ pounds. All of the instruments are small, and the selection has been made with to answer the requirements of all emergency operations. Special attention has been given to provide a sufficient number of hemostatic forceps. This operating case recommends itself for field service and all kinds of emergency work, on account of its small size, compactness, lightness, aseptibility, and the simplicity with which the canvas roll and contents can be sterilized and the ease with which the instruments after using them can be returned to their proper places in the canvas roll.

## THÈME 4 — RATION PORTATIVE DU SOLDAT EN CAMPAGNE

*(A portable ration for soldiers in battle and on the march)*

### Par M. le Dr. LOUIS L. SEAMAN

*Surgeon-Major, U. S. V. — New-York*

So many and so complex are the considerations involved in this question, that it can be readily seen no uniform standard can be made applicable to all armies or to all countries. Climate, season, custom, fixed tastes of different nationalities inherited through generations, distance from base of supplies, cost of preparation, are all factors that materially influence the selection of a portable ration, and also indicate the impossibility of uniformity.

It is therefore not my purpose to advocate any single standard ration, but rather to point out the advantages of certain articles of food that may be added to or replace others in already existing standards, as gathered by an experience with different armies in various lands.

An efficient dietary requires that its constituents shall furnish the proximate principles in amounts necessary for the economy; that they shall be easily digested as well as palatable; and that they shall fulfil their requirements with the minimum of waste.

Briefly, the nutritive substances in food are the proteids, the carbo-hydrates, and the hydro-carbons or fats. To these are added the mineral salts, water and accessory foods. The function of the proteids consists principally in the repair of waste; and they also supplement the carbo-hydrates and hydro-carbons in the generations of heat and energy.

The inorganic salts and water, although not foods, since they neither repair waste nor produce energy, are absolutely necessary to the chemical and metabolic changes which take place in living organisms.

Muscular energy requires for its generation a far more complicated process than mechanical force, just as the human machine is much more complex than the mechanical. In the steam engine the transformation of force from fuel to heat, and heat to power, is rapid and can be measured with mathematical exactness. In the animal machine this is not the case. A complicated process of digestion and assimilation is necessary, and they are often influenced by surrounding conditions which affect the nervous state of the individual and impair the production of energy and the repair of tissue. Nature provides for this by conserving the animal forces and storing them so they may be available when needed. No more striking example of this conservation of energy in muscle can be found than in the hunting dog, who works from morning till night on his stored muscular power, often covering a hundred miles without a morsel of food until his day's work is done, when he is given a full meal before his rest. During the night his food becomes thoroughly digested, absorbed and stored, so that he is ready next morning to repeat his labor. Feeding during the day impairs his keenness of scent and produces heaviness and desire to rest.

All animals naturally rest after eating. It is by following these dictates of nature that the most beneficial results are obtained.

A portable military ration for soldiers on the march or in battle requires special elements which are not demanded in the dietary of those in other walks of life. Such a ration must be small in bulk, compact so as to be easily carried by the soldier in sufficient amounts for several days' use; it must be previously prepared or capable of being prepared with facility by the individual soldier, often under the most adverse condition, and it must be non-irritating, and of such character that it will keep under varying conditions of climate and weather.

That these requirements are not easily fulfilled is apparent by the varied rations in use in different armies, and the frequent changes made in them.

For many years the data deduced by Voit as to the amounts of the proximate principles of food necessary to maintain health and to produce heat and energy have been accepted as a standard. He estimated that a man of 154 to 156 lbs. working at moderately hard labor for 9 or 10 hours per day, required 118 grams proteids, 105 of which shall be absorbable, 56 grams fat, and 500 grams carbo-hydrates; the food values of these principles being equivalent to 3054 calories.

Chittenden, in an elaborate series of careful investigations carried on for many months with students, soldiers and athletes, has demonstrated that Voit's estimates were excessive; that less than half the amount of proteids is ample under ordinary conditions, and that with this diminution in proteids no increase in

carbo-hydrates is necessary. He also showed that 3000 calories is
in excess of the real needs of the economy, in other words that
the average individual consumes double the amount necessary for
the maintenance of health, and that the excess of food frequently
acts detrimentally in producing imperfect digestion, fermentation,
the creation of toxines and thereby necessitating additional work
of elimination, for excess will as surely produce disease as insuf-
ficient or improper food.

While these conclusions hold good, in the case of the subjects
of Chittenden's experiments, a soldier in campaign or in battle
undergoes an entirely different process of nervous tension and
physical fatigue, wear and tear. However, admitting his results,
the proportions of one part proteids, two-thirds of a part of fat
and three and one-sixth parts of carbo-hydrates, with one fourth
of a part of mineral matter, hitherto taken as a standard, may
be changed to advantage. In the hitherto accepted scale of proportions, the relation of nitrogen to carbon is as 1 to 15.

The results achieved by the Japanese in the prevention of
disease in their army in the recent war with Russia, wherein the
death rate from disease was far below that of any other army in
history during active warfare, was due to several factors, of which
the ration only concerns us at present.

This ration up to February, 1905, was as follows:

| | | | |
|---|---|---|---|
| Rice | 6 Go | = | 1020 Grams |
| or Hard Bread | 270 Momme | = | 482 ,, |
| Fresh meat without bone | 40 ,, | = | 68 ,, |
| or Fresh meat with bone | 50 ,, | = | 85 ,, |
| or Dried Salt Meat | 30 ,, | = | 51 ,, |
| Pickled plums | 15 ,, | = | 25.5 ,, |
| Powdered Miso | 20 ,, | = | 34 ,, |
| Salt | 3 ,, | = | 5.1 ,, |
| Sugar | 3 ,, | = | 5.1 ,, |
| Tea | 1 ,, | = | 1.7 ,, |

1 Go = 100 Momme = 170 grams
1   ,,   = 1.70   ,,

The nutritive value of this ration is approximately as follows:

| | Protein gms. | Fats gms. | Carbo-hydrates | Nitrogen gms. | Carbon gms. | Fuel value calories |
|---|---|---|---|---|---|---|
| Rice 36 oz. — 1020 gms............ | 81.60 | 6.12 | 805.80 | 13.05 | 302.07 | 3604 |
| Fresh Meat 2.4 oz. without bone 68 gms............................ | 12.92 | 5.71 | | 2.06 | 2.11 | 102 |
| Misc. estimated 1.70 oz. as per meal 54 gms........................ | 8.36 | .34 | 21.08 | 1.33 | 8.06 | 120 |
| Sugar 1.8 oz. 5.1 gms............ | | | 4.84 | | 1.79 | 19 |
| *Totals*............ | 102.88 | 12.17 | 831.72 | 16.44 | 314.93 | 3846 |

Nitrogen to Carbon 1 to 19

According to Voit's tables, it is markedly deficient in fats, though the fuel value is high. The proteids are likewise below his standard. The carbon in the ration is almost entirely derived from the carbo-hydrate elements, which cannot entirely replace the fat element without detriment to the nutritive process. Yet with this ration the Japanese troops endured all the hardships of a most vigorous campaign. The Russian troops likewise, according to Col. Havard, U. S. A., maintained a state of health superior to that of troops at home in the Russian garrisons, on a ration which American or English soldiers would reject with scorn.

The same observer gives the Russian field ration as follows: 14 oz. (396 grams) of fresh meat; 2 lbs. (907 grams) of black rye bread; 3 or 4 oz. (85-113 grams) cereals or fruits, and vegetables, tea and sugar when procurable. In emergencies these quantities, especially the meats, were often reduced. This ration has a nutritive value of about 150 grams of protein, and 450 grams of carbo-hydrates; while its value in calories is 4180.

Among the Japanese troops, there was a noticeable absence of gastro-intestinal diseases, and I am firmly convinced that their easily digested, non-irritating and readily assimilated ration was an important factor in preventing diseases of this class. On the other hand, they suffered greatly from that scourge of oriental races, beri-beri. Almost one-half of the sickness in the army during the war with Russia was from that disease.

The estimated number of cases — 24.3 per cent. of the entire sick and wounded — shows the enormous total of 84,545. The disease had been practically eliminated from their navy in 1885, and no case occurred among their naval forces during the Russo-Japanese War. This result was accomplished by Medical Director Takaki through a change in the naval ration, principally by the addition of barley, whereby its nutritive value was increased from

109 grams of proteids, 13.8 grams of fat and 622 grams of carbo-
hydrates, to 196 grams of proteids, 43 grams of fat, and 775
grams of carbo-hydrates.

Bread and meat are the essential constituents of all dietaries,
and military men generally recognized the importance of making
provision for their supply whenever possible. Portable field ovens
for baking bread, and the furnishing of fresh beef by herds ac-
companying the army, or the preservation of meat by refrigera-
tion and its transportation in the frozen state, are now commonly
employed in the military service for this end. Vegetables will
always be supplied when practicable, as their use is of the greatest importance in the maintenance of the health of troops.

I wish then to be distinctly understood that in proposing a
portable ration for soldiers on the march or in battle, I advocate
it only as a field ration, when fresh meat, bread and vegetables
cannot be supplied; that in no manner is it proposed to replace
the ration issued under ordinary military conditions; neither do
I wish to be understood as advocating it as a substitute for the
numerous varieties of the emergency ration, which is only to be
used on occasions of great stress.

As the proteid constituent of such a ration, I desire to call
attention to smoked beef. In the process of its preparation the
meat is exposed to the slow action of wood smoke. After a pre-
liminary salting and drying, the meat is suspended in a closed
chamber and saturated with the smoke on alternating days for at
least a month. Green hickory and beech-wood are the best varieties for this purpose as they generate more creosote than other
woods. As a result of the action of the smoke, the meat becomes
impregnated with pyroligneous and acetic acids and creosote.
Meat preserved in this manner will keep indefinitely, is easily
digested and palatable, and it may be eaten raw or cooked. It
does not soon become distasteful, like canned roast beef or corned
beef; it is small in bulk, hence there is no transportation of unnu-
tritious material; it is not irritating and is not likely to cause
gastro-intestinal disturbances. Its nutritive value is high as it contains 26.4 per cent protein and 6.9 per cent fat; and owing to the
creosote with which it is impregnated it possesses antiseptic qualities, which I consider of great value in a military diet.

For the carbo-hydrate constituent of the ration I would sug-
gest a mixture of 7 parts rice to 3 parts barley meal. Rice while
deficient in proteids and fat possesses the quality of being easily

digested, its starch granules ranking first among the carbo-hydrates in this respect. It is procurable everywhere, cheap and economical, in that there is no loss of any of its constituents in the cooking. Barley meal is slightly richer in proteids and nearly four times as rich in fats, and approaches wheat in its nutritive power.

The mixture of these two grains is a very good substitute for bread, and lends itself particularly to the making of a palatable soup or stew. It should be cooked, dried and granulated; so prepared it keeps well, is easily transported and can be quickly prepared by the individual soldier. It is especially proposed as a substitute for the hard bread which now forms such an important constituent of most military field rations. Hard bread is irritating to the alimentary canal and unless well masticated or soaked in fluids, its sharp angular particles will cause diarrhœa. While theoretically it appears to be a good substitute for leavened bread, it is well known that it soon becomes distasteful and men do not thrive upon it. It also has the objection of readily becoming mouldy if exposed to the damp weather. (Prepared breads like the French *pain de guerre* and Austrian aerated hard bread are either too expensive or unsatisfactory in other respects).

In the proportions suggested, the water-free combination of rice and barley, weight for weight, has a larger percentage of fats and carbo-hydrates than hard bread, and though its proteid value is somewhat less, there is less loss from non-absorption, because of its greater digestibility.

In this form it was issued to the Japanese troops after February 1905, with the result of rapidly diminishing beri-beri in their armies.

Napoleon, commenting on the terrible trials of the Moscow campaign, mentions that of all his army the Italian troops withstood the hardships best. They were subsisted on a ration made up almost exclusively of vegetables and cereals. Leonidas and his little Spartan band defended the pass of Thermopylae on a diet of lentils. The winner of the late international race at the Olympian games at Marathon trained on the same food, the lentil.

Barley meal and rice with smoked beef are then to constitute the bread and meat components of the ration. In addition to these nutritive elements I would strongly advocate the issue of sugar in greater amounts than is now used in any army. While it is recognized as a necessary adjunct to the military ration, I do not believe its advantages are appreciated to the extent that its qualities merit. When energy is to be liberated rapidly, with the least tax upon the digestive system, sugar, an almost pure soluble carbo-hydrate, would seem to be the ideal food for the purpose. It is essentially a producer of muscular energy; it increases the ability to perform work and lessens or delays fatigue. Harley showed that when 200 grams were added to a small meal the total amount of work done was increased from 6 to 30 per cent, and when added to an ample meal, this total was increased still more. Comparative experiments made by Prantner and Stowasser in 1899 showed that men to whom sugar was administered were able to perform more work with less fatigue than those from whom it had been withheld. The pulse rate and respiration were less affected when it was given than when it was withheld.

Sugar is readily soluble, easy of digestion, appeases hunger and lessens thirst. Possessed of such qualities, its value as a part of a military ration is unquestioned. Its combination with chocolate has been frequently recommended, especially as an ingredient of the emergency ration. When so combined it makes an excellent food or drink and is a valuable adjunct to the field ration. Chocolate is easily digested and absorbed. It has slight stimulating properties, due to its active principle theobromine, though in this respect it has less of the active principle than tea or coffee, and like those it appeases the cravings of hunger and of thirst. It contains 12.9 per cent protein, 48.7 per cent fat and 30.3 per cent carbo-hydrates. Its nutritive value is therefore very high. It is palatable and can be eaten uncooked or readily made into a beverage with hot water. It is easily compressed into tablets, making it portable, and possesses excellent keeping qualities. It thus meets with all the requirements of a military food. The only objection against it for general use is its cost.

All military men agree as to the necessity of tea or coffee as an article in the soldiers ration. Both, when properly made, are agreeable, refreshing and stimulating beverages; both diminish bodily fatigue, and allay hunger, and as they are prepared with boiling water, they are certain to be sterile. Both enable men to endure cold and hardships, but the experience of Arctic travellers give tea the preference. When drunk hot they maintain the bodily temperature and permit the use of food for purposes of energy which would otherwise be applied to the maintenance of bodily heat. Tea is in my opinion far preferable to coffee as a component of the military ration under consideration. Coffee when roasted and ground, and in that form only is it feasible in the ration under discussion, rapidly loses its fragrance and aroma. Tea retains these qualities much longer. The equivalent of a ration of tea as compared with a ration of coffee is but 1/6 in weight, while its bulk is correspondingly smaller. Compression into tablets increases its economical value through the breaking up of the vegetable cells by pressure. The readiness with which the infusion can be made by the individual soldier is another great advantage it has over coffee. To this purpose the water bottle or canteen of the Japanese soldier lends itself readily. This is made of aluminum with a flat bottom, with a screw top which serves as a cup; water can be quickly heated in a bottle so shaped and in a very short time the soldier's tea is prepared. Another advantage of the aluminum water bottle is that tea does not attack the metal, and produce a tannate of iron as is the case when an iron vessel is used.

To the above articles should be added salt and pepper. The necessity for them is self-evident and needs no argument. The quantities in which these ingredients of the proposed daily ration should be issued and their nutrient force values are as follows:

| Articles | | Protein gms. | Fats gms. | Carbo-hydrates gms. | Nitrogen gms. | Carbon gms. | Fuel value calories |
|---|---|---|---|---|---|---|---|
| Smoked Beef | 170 gms | 44.88 | 11.73 | | 7.78 | 9.26 | 289 |
| Rice........ | 315 ,, | 25.20 | 1.89 | 248.85 | 4.00 | 93.56 | 1113 |
| Barley Meal.. | 135 ,, | 14.18 | 2.97 | 125.78 | 2.98 | 46.54 | 586 |
| Sugar....... | 70 ,, | | | 66.50 | | 24.60 | 266 |
| Chocolate ... | 70 ,, | 3.03 | 34.09 | 21.20 | 1.42 | 7.84 | 424 |
| Tea......... | 10 ,, | | | | | | |
| Salt........ | 10 ,, | | | | | | |
| Pepper...... | 1 ,, | | | | | | |
| Total.... | 781 ,, | 93.29 | 50.68 | 462.33 | 14.96 | 181.80 | 2672 |

Nitrogen to Carbon as 1 to 17.8

This ration is easy of digestion, is palatable, satisfying, and with water it has considerable bulk; it is non-irritating and to a degree antiseptic, and in my opinion meets with the requirements demanded.

The main objection to be apprehended from the use of a concentrated ration is its lack of bulk. Quantity is as essential as quality in rendering a food digestible. The stomach and intestinal canal require a decided amount of distention to stimulate their normal secretions, while at the same time the bulk serves to increase peristalsis, to flush the kidneys and carry of waste products which if retained would generate toxines. For this purpose I believe nothing equals hot water in value. It mixes admirably with every constituent of the ration enumerated; it furnishes that most grateful quality — heat, to the digestive tract, especially at night when the soldier is exhausted and chilled after a hard day's march or the nervous tension of field service — it relieves fatigue, reinvigorates the system, and rapidly restores it to the best possible condition to resist disease.

An essential adjunct for the successful use of this ration is the portable water and soup kettle which should form a part of every company's outfit. It should be made of aluminum with attached fire box mounted on wheels, and light and easy of transportation. These kettles or similar ones were in almost universal use by both great armies in the recent oriental conflict, and they proved a most important factor, through the sterilizing of food and water, in reducing mortality from preventable diseases to the minimum point known in the history of war.

# Comptes rendus des séances



M. Moniz Tavares : Messieurs et très chers confrères des armées étrangères et de l'armée portugaise, mes très chers congressistes, je vous salue de tout mon cœur, en vous rendant l'hommage de ma plus haute considération et de tout mon dévouement, que je vous prie de recevoir avec ma plus profonde reconnaissance.

Comme colonel-médecin de l'armée portugaise, étant le plus ancien en activité de service, j'ai eu l'honneur d'avoir été désigné pour être le président de cette XV Section du XV Congrès International de Médecine à Lisbonne, avec M. João Vicente Barros da Fonseca, lieutenant-colonel-médecin, inspecteur du service de santé de la première division militaire, comme vice-président; M. Manuel Rosado Fernandes Gião, lieutenant-médecin, comme secrétaire responsable, et MM. Manuel de Lucena, lieutenant-médecin de la compagnie de service de santé, et Paiva Curado, lieutenant-médecin, attaché au Ministère de la guerre (6ª répartition) comme secrétaires-adjoints. Nous avons été chargés d'occuper ces fonctions et nous voici pour accomplir nos devoirs.

Messieurs et très chers confrères de tous les pays étrangers, que nous avons l'honneur de voir ici représentés, je suis très heureux de pouvoir vous dire, au nom de tous les médecins militaires portugais, que nous nous trouvons très flattés du très grand honneur de vous recevoir, en saisissant cette occasion pour vous témoigner nos sentiments d'estime et de sympathie. Nous voudrions vous exprimer, de la manière la plus significative, nos sincères congratulations pour votre présence dans notre pays et, ici-même, dans ce Congrès, où nous attendons avec un vif intérêt le résultat de vos savantes observations sur les rapports, communications, conférences, et de toutes les discussions avec lesquelles vous honorerez tous nos travaux dans cette assemblée, d'où cer tainement vont rejaillir des lumières nouvelles pour la science moderne.

Plein de respect et de vénération devant tant de confrères qui s'imposent par la haute valeur de leurs mérites, si bien reconnus, je me trouve le premier de vos admirateurs et je vous prie de vouloir bien m'excuser de mes fautes, qui seront, sans doute, assez nombreuses, malgré mon plus grand désir de vous être de la plus grande utilité.

Parmi vous, suivant l'usage, ont été choisis des présidents honoraires qui devront diriger les travaux de nos séances successives. Ma substitution par des sommités si remarquables deviendra d'une très grande utilité pour obvier aux conséquences de mon infériorité que je suis le premier à reconnaître, en déplorant, avec le plus profond sentiment de douleur, la perte si remarquable qui a motivé ma présence ici. Oui, messieurs, je regrette en effet, très sincèrement, la perte de notre premier président, M. Cunha Bellem, figure brillante que nous avons tous dans notre mémoire, parce qu'il a été le premier des premiers médecins militaires portugais. Voilà, messieurs, son portrait chéri, et nous profitons de ce moment, si solennel à tous points de vue, pour lui rendre les hommages les plus respectueux de notre plus grande considération, en souvenir de ses qualités si fortes par son talent et par sa prodigieuse activité. S'il était vivant et s'il occupait encore le poste d'honneur qui lui appartenait de droit, nous aurions plus d'une fois l'occasion d'admirer la puissance de ses facultés intellectuelles qui l'ont rendu si remarquable parmi nous, par des services si distingués, et à l'étranger, par la publication de ses ouvrages nombreux et des plus utiles.

Il a pris part à différents congrès où il s'est signalé brillamment et à des expositions, notamment à celle de Paris, où il a obtenu la plus haute récompense pour ses travaux, *une grande médaille d'honneur*.

Sa physionomie, si expressive, si intelligente et si douce, me fait encore mieux apprécier, aujourd'hui, tout le prix de son amitié très loyale. Je prie l'inspiration de son esprit supérieur de m'aider ici, dans le développement de mes devoirs, dans l'accomplissement de mes fonctions. J'y compte et dans cet espoir et avec la certitude que vous me seconderez de toutes vos forces, ma tâche sera très agréable et très légère. Et maintenant, messieurs, je déclare la séance ouverte pour le commencement des travaux de la XV Section: Médecine militaire.

M. VAILLARD: Je crois être l'interprète de tous les médecins militaires réunis dans ce Congrès en remerciant nos camarades de l'armée portugaise de l'accueil si affable, si cordial, qu'ils ont bien voulu nous faire dans leur beau pays; ils nous ont accueillis avec cette bonne grâce qui les caractérise, attiré et captivé tous les cœurs. Certes nous étions déjà prévenus de cette qualité qui leur est naturelle; mais notre attente a été de beaucoup dépassée par la réalité des faits. Soyez donc remerciés du fond de notre cœur, nos chers camarades.

Le corps médical portugais a été cruellement éprouvé par la mort récente de l'homme éminent qui était placé à sa tête, M. le dr. Cunha Bellem. Une pensée pieuse a placé dans la salle de nos séances sa noble et douce figure pour l'associer à nos travaux. Nous nous inclinons tous devant le deuil de la médecine portugaise qui est aussi le nôtre et nous nous associons avec la plus vive sympathie à ses regrets.

Puisse le souvenir de cet homme de bien inspirer nos travaux de façon à les conduire dans la voie qu'il avait tracée.

Le bureau provisoire, sur la proposition de M. Vaillard, est confirmé dans sa charge.

M. MONIZ TAVARES remercie M. Vaillard de ses paroles si touchantes et tous les membres de la preuve de confiance qu'ils viennent de donner au Bureau provisoire, en le conservant comme Bureau définitif.

Sont nommés présidents d'honneur de la section MM. Kern, Berlin; Tillmann, Berlin; Rudeloff, Münster; Schickert, Strasbourg; Sir B. Franklin, Londres; A. M. Branfort, Londres; Nicholas Senn, Chicago; Charles Richard, New York; Moriz Ritter Nagy von Rothkreuz, Vienne; Oskar Stobaeus, Bayreuth; José Reig y Gascó, Valence; José Gamero Gómez, Madrid; Vaillard, Paris; Lacronique, Saint-Mandé; S. Oishi, Tokio; Van de Moer, La Haye; Zeilendorf, Temesvár; Felice Santini, Rome; Pietro Imbriaco, Rome; Carl Asp, Malmoe.

M. NAGY VON ROTHKREUZ remercie le Bureau de l'honneur qu'on vient de lui accorder et les congressistes qui l'ont applaudi au moment d'occuper le siège présidentiel.

M. MANUEL GIÃO fait la lecture du règlement du Congrès dans la partie qui concerne les séances des sections et présente le programme des travaux de la section qui est approuvé.

## Organisation du service de santé de l'avant

Par MM. Kern, Berlin (v. page 161), Pedro Gómez González,
Séville (v. page 92), Pietro Imbriaco, Rome (v. page 172)
et Manuel, Gião, Lisbonne (v. page 40).

### Discussion

M. Vaillard remercie les rapporteurs des études si intéressantes et si
variées dans leur esprit qu'ils présentent au Congrès. Leurs travaux ont une grande
valeur documentaire ; ils ne manqueront pas d'être médités avec fruit à l'heure où
partout se fait jour la préoccupation de mieux adapter le service de l'avant aux
conditions de la guerre moderne. Les règlements en vigueur dans la plupart des
armées étaient déjà d'une époque presque lointaine ; ils ne répondent peut être pas
d'une manière suffisante aux exigences des temps actuels. Le perfectionnement et
la puissance des armes à feu, les changements introduits dans les méthodes de
combat créent des nécessités inéluctables auxquelles le service de santé en campagne doit se plier. Les enseignements de la guerre du Transvaal et de la guerre
russo-japonaise doivent modifier nos manières de concevoir l'intervention du service de santé sur le champ de bataille. A des circonstances nouvelles, il faut une
organisation et des règlements nouveaux.

M. Vaillard estime que, pour faire œuvre utile, il ne convient pas ici de suivre chacun des rapporteurs dans les diverses conclusions qu'il présente. Ces conclusions sont trop nombreuses et aussi trop disparates pour les mettre toutes en
discussion ; elles émiettent la question en une infinité de détails d'importance secondaire dont la solution doit être laissée à l'initiative, au discernement de chaque
nation. Mieux vaut ne viser que les points cardinaux, les questions de principe ;
celles-ci sont en petit nombre et peuvent recevoir d'utiles éclaircissements empruntés à l'expérience des médecins militaires réunis dans cette assemblée. L'opinion
émise pourra avoir un grand poids en ce moment où, comme en France, tous les
bons esprits réclament une nouvelle organisation du service de santé en campagne.

Dans cet ordre d'idées, M. Vaillard propose de limiter les discussions aux trois
questions suivantes :

1° Le relèvement des blessés sur la ligne de feu ; l'utilité du poste de secours dans le combat moderne. La réglementation des postes de secours, du moins
dans les grandes lignes, est à peu près la même dans toutes les armées ; elle n'apparaît guère en rapport avec les procédés de la guerre actuelle. Les combattants
doivent se faire invisibles, tout homme, tout groupe qui se découvre appelle vers
lui une rafale de feu. Comment concilier cette invisibilité nécessaire au combattant avec le relèvement des blessés sur la ligne de feu, avec leur transport au
poste de secours et de là à l'ambulance. Le commandement tolérerait-il ce va et
vient des brancardiers sur le terrain de l'action, pendant la durée du combat ? Ce
serait mettre en péril la troupe qu'il s'agit d'assister et fournir trop clairement à
l'adversaire un objectif pour des projectiles. Cependant on ne peut laisser les blessés sans secours ; le devoir et l'humanité nous appellent vers eux. L'utilité, le rôle,
le fonctionnement du poste de secours sont autant de questions qui s'imposent à
l'étude de la Section.

2° Quel est le meilleur type à donner aux formations sanitaires pour qu'elles puissent se plier à toutes les exigences de temps, de lieux et de circonstances. Le type doit-il être uniforme ou multiple? que faut-il prévoir pour le traitement sur place des blessés intransportables?

3° Quelle est la meilleure organisation pour le transport et l'évacuation immédiate des blessés?

En limitant ses discussions à ces trois questions essentielles, la Section fera œuvre suffisante (Approuvé).

M. Vaillard développe successivement chacun des points soumis à la discussion. Les développements se résument à peu près de la manière suivante:

Le fonctionnement des postes de secours, tel qu'il a été prévu par le règlement des diverses nations, présentera souvent de grandes difficultés et parfois même deviendra impossible pendant l'action; il est à prévoir notamment que le transport des blessés de la ligne de feu aux postes de secours sera inexécutable à certaines phases du combat.

Les formations sanitaires ne pourront le plus souvent intervenir avec utilité qu'au moment où le feu a cessé; elles doivent alors s'installer au milieu même des blessés afin d'éviter les transports souvent si dangereux.

Pour remplir leur but avec utilité, les formations sanitaires doivent être nombreuses, légères, très mobiles, facilement divisibles, établies autant que possible sur un type uniforme et plus abondamment pourvues en personnel médical qu'elles ne le sont actuellement; il conviendrait en outre, de les munir d'un matériel propre à assurer un abri éventuel aux blessés si la situation leur impose de s'établir en rase campagne.

Les formations du type de notre hôpital de campagne sont discutables. Leur nombre actuel paraît susceptible d'être diminué au profit des ambulances. Le maintien de quelques-uns de ces hôpitaux est cependant nécessaire, non seulement pour le recueil des contagieux, mais aussi pour le traitement sur place des blessés intransportables, comme les blessés cavitaires.

Les moyens normalement prévus pour le transport et l'évacuation des blessés sont d'une insuffisance notoire au point de vue du nombre; ils doivent être augmentés et constitués en groupes indépendants qui, suivant les indications du moment, seraient dirigés sur les points où la nécessité s'en fait sentir.

M. Lacronique: Tenant à préciser ce qu'a dit M. Vaillard, M. Lacronique demande que pour faciliter la discussion des principes généraux devant servir de base à l'organisation des premiers secours à donner aux blessés il faut oublier, pour un moment, les règlements existants, et simplement exposer ce que le service de santé de chaque nation désire et propose pour remplir son rôle au mieux des intérêts des armées.

De nos études, il faudrait qu'en fin de discussion on puisse établir un type idéal et simple de service de l'avant, adapté aux conditions actuelles de la guerre moderne.

Ce type pourrait ensuite servir de base pour les modifications à faire subir aux règlements.

M. Budeloff: Pendant les combats nous ne pouvons secourir les blessés que pendant les pauses du combat et si le terrain nous permet de nous approcher des blessés sans être exposés au feu.

M. Van de Moer: En Hollande, on a l'idée que le médecin en ligne de feu est un médecin à *rendre*, comme tous les soldats sont à *rendre*.

Il ne peut rien faire; quand il montre sa tête, il est tué.

Néanmoins, nous donnons en ligne de feu (pour le moral du soldat) un ou deux médecins, quelques infirmiers gradués (1), mais la plupart restent en arrière, jusqu'à ce que les troupes soient plus avancées ou que le combat ait une pause quelconque.

M. MANOEL GIÃO : Ce serait très heureux si l'on pouvait se mettre d'accord sur les bases générales de l'organisation du service de santé de l'avant. Mon opinion sur le sujet est largement exposée dans mon rapport déjà publié et dont j'ai eu l'honneur de vous lire les conclusions.

J'ai vu avec plaisir que les orateurs qui m'ont précédé ont apporté à mon travail le concours précieux de leurs voix.

Comme vous avez vu dans mon rapport, les bases de l'organisation du service de santé de l'avant que je propose sont les suivantes : conservation du poste de secours; création d'une formation sanitaire unique: *l'hôpital de sang*; augmentation des moyens de transport formant une colonne indépendante de l'unité technique elle-même, pouvant être utilisée sur le champ de bataille même ou dans l'évacuation des postes de secours; création des *colonnes d'hospitalisation* qui permettront la transformation des hôpitaux de sang en hôpitaux immobilisés. Ce que pourra être à mon avis le service régimentaire est exposé dans les pages 44 et suivantes de mon rapport.

Cette organisation est aujourd'hui réglementaire dans l'armée portugaise.

M. MORIZ RITTER NAGY v. ROTHKREUZ : Es gilt gegenwärtig als Princip, dass während des Gefechtes eine Verwundetenbesorgung nicht durchführbar, dass dieselbe auf den Gefechtsschluss oder eine grössere Gefechtspause verlegt werden muss.

Die dadurch bedingte Anhäufung von Verwundeten, welche jedoch alle das Recht und den Wunsch haben, so rasch als möglich besorgt zu werden, bedingt besondere Massnahmen.

Die für die Besorgung der Verwundeten verlorene Zeit muss eingebracht werden durch Ausnützung derselben Zeit für Vorbereitungen, welche es ermöglichen, dass in grösseren Gefechtspausen oder nach Abbruch des Gefechtes die rascheste und grösstmögliche Leistung in der Verwundetenbesorgung stattfinden kann.

Dies kann geschehen, indem man an die Stelle des Verwundetentransportes durch Menschenhände den Wagentransport stellt. Dazu reichen die reglementären Blessirtenwagen nicht aus, deren Zahl immer ungenügend bleiben muss, da der Train nicht vermehrt werden darf.

Es muss daher vorgesehen werden, dass für den gegebenen Moment der Gefechtspause auf das Gefechtsfeld selbst, wo die Verwundeten liegen, ausser den Blessirtenwagen Alles an Wagen aller Art, was in der Zeit des Gefechtes heranzubringen war, zum Verwundetentransport gebracht werden kann.

Solche Wagen sind die Proviantwagen der Truppen, die leeren Wagenkolonnen des Verpflegsnachschubes, alle erreichbaren requirirten Wagen der Bevölkerung.

In gut geregelter Weise sind diese während des Gefechtes im Rücken der engagirten Truppe an gesicherten, zweckmässig gewählten Orten gesammelten Wagen auf den Gefechtsplatz zu bringen. Die Verwundeten werden direkt vom Gefechtsfelde im ausschliesslichen Wagentransport auf die inzwischen hergerichteten Verbandplätze und aufgestellten Feldspitäler zur nun möglichen und zweckentsprechenden ärztlichen Behandlung gebracht.

Die nächstliegenden Feldspitäler sind, soweit die Gefechtslage es erwünscht sein lässt, bei Beginn des Gefechtes telegraphisch sofort gegen das Gefechtsfeld in Marsch zu setzen.

Der Marsch der schwerbepackten Wagen der Feldspitäler kann nur ein langsamer sein. Dafür können alle Aerzte derselben und der für den Marsch entbehrliche Teil der Sanitätsmannschaft, erstere beritten, leiztere auf Wagen rasch zum Gefechtsfelde gebracht werden, um auf den Verbandplätzen den für den ersten Massenandrang der Verwundeten so dringenden Mehrbedarf an Sanitätspersonal zu bieten.

Die energische, zielbewusste Arbeit während des Gefechtes für Herbeischaffung und Bereitstellung von Wagen und vermehrtem Sanitäts-personale, dann der ausschliessliche Transport der Verwundeten vom Orte der erlittenen Verwundung zum Verbandplatze auf Wagen sind die Massregeln welche zu Gunsten der Verwundeten einbringen werden, was dadurch in der Verwundetenbesorgung versäumt wurde, dass dieselbe während des Gefechtes unterbleiben musste.

M. KERN répète qu'il a tâche et a dit dans son rapport de donner des secours aux blessés, aussitôt que possible, par voitures légères à transport des blessés.

Il craint qu'on devrait attendre trop longtemps, si on voulait suivre la proposition de M. Nagy, et c'est surtout une différence d'opinions, parce qu'il a une autre idée du combat.

Un combat n'est pas quelque chose tout entier, mais un combat est une suite, une somme de différents petits combats.

M. José GAMERO sagt dass er die Worte Herrn Kern's gut verstanden hat, und hofft, dass alle Collegen mit denselben einverstanden sein werden.

M. LACROIXIQUE: De ce qui vient déjà d'être exposé, il ressort que le premier échelon du service de santé, c'est à dire le poste de secours, dont on a critiqué l'utilité, doit être absolument maintenu, non seulement à cause de son utilité morale, mais aussi par ce qu'il est appelé à rendre de grands services suivant les circonstances, bien que ces services rendus ne seront pas toujours intégralement ceux que les règlements ont énumérés et prescrits.

*(La discussion a été reprise dans la séance du 21, v. page 235).*

## Secondary disinfection of infected gunshot wounds

Par M. NICOLAS SENN, Chicago.

### CONCLUSIONS [1]

1. — As the fate of the wounded depends largely on the thoroughness with which first aid is rendered, the military surgeons must make ample provisions in time of peace to secure effectiveness of this service in war.

2. — The first aid dressing should combine simplicity with safety against post injury infection.

---

[1] M. Senn, devant partir pour l'Afrique et ne pouvant, par conséquent attendre le moment de la présentation des communications libres, s'est limité à lire les conclusions de la sienne.

3. — The first aid must have in view the treatment of Shock — Hemorrhage — Dressing of wound — Immobilization of injured part.

4. — Probing of recent gunshot wounds must be prohibited.

5. — Under no circonstances should attempts be made to extract bullets until this can be done in a well equipped hospital under strictest aseptic precautions and then only in such cases where such operation is clearly indicated when the bullet can be felt through the intact skin or its exact location has been determined by the employment of the X ray.

| Duties of the Surgeon at the first dressing. Station. | Inspection of first aid dressing.<br>More efficient immobilisation of injured part. | |
| --- | --- | --- |
| | Emergency opérations. | Definitive arrest of hemorrhage.<br>Amputations.<br>Laparotomy. |

<hr>

### SÉANCE DU 21 AVRIL
#### Présidence : M. VAILLARD

M. Lucio Nunes, au nom des médecins militaires portugais, propose un vœu de condoléance pour la mort imprévue du savant Curie. (Approuvé).

M. Vaillard, comme délégué du gouvernement français, remercie M. Lucio Nunes et toute la section pour l'hommage accordé à la mémoire de M. Curie. Il fait un brillant éloge de l'œuvre scientifique de ce savant.

#### Organisation du service de santé de l'avant.
##### Discussion (suite)[1]

M. José Damiao. A propos de moyens de transport, il serait bien utile de connaître les résultats des expériences faites à Vienne sur la bicyclette-brancard, parce qu'il s'agit d'une question assez importante et les informations que j'ai lues sont contradictoires, c'est pourquoi j'adresse ces quelques mots à M. Nagy, inspecteur général d'Autriche, en demandant son information sur ce sujet.

M. Nagy von Rothkreuz dit que les expériences ne sont pas encore finies.

#### VOTE

La section vote par unanimité les conclusions suivantes présentées par MM. Vaillard et Gião :

---

[1] Voir pag. 251.

1. — Conservation du poste de secours.

2. — Création de petites ambulances, légères, mobiles et constituées sur un type uniforme.

3. — Ces ambulances doivent posséder des moyens de transport suffisants pour l'évacuation rapide et sûre des blessés transportables.

4. — La formation d'une colonne de transport indépendante serait désirable.

## La chirurgie de guerre au poste de secours

Par MM. Nimier, Paris (v. page 1) et José Barbosa Leão, Lisbonne
(v. page 19) [1].

### DISCUSSION

M. Vaillard, après avoir brièvement résumé les développements essentiels contenus dans les rapports présentés, fait ressortir les points principaux de la discussion à laquelle ils ont donné lieu ; de ces éléments ont paru se dégager les conclusions suivantes :

Le poste de secours théorique ne pourra que rarement s'installer pendant la phase active du combat.

Les médecins du régiment engagé doivent suivre la troupe et ne jamais s'en séparer. Ils dirigent vers un point de rassemblement les blessés pouvant marcher ; ils organisent un service mobile qui se porte aussitôt que possible vers les blessés incapables de marcher, leur donne les premiers soins et les met à l'abri pour attendre une plus ample assistance.

Dès que le combat le permet, le poste de secours s'établit au point où se trouvent les blessés ; il ne peut faire que la chirurgie de première urgence, réservant à l'ambulance les soins plus complets, car le médecin de régiment ne doit jamais perdre le contact de la troupe à laquelle il est attaché.

M. Van de Moer : En Hollande, au poste de secours, on ne fait de chirurgie que dans des cas de grande urgence (hémorrhagie, fractures, asphyxie). Le poste de secours est établi aux endroits les plus rapprochés des lieux où l'on a installé les nids de blessés, après le combat. On y donne le secours à ceux qui sont blessés légèrement ; ce secours doit être si bien qu'ils ne nécessitent plus d'autres secours et que les blessés puissent se rendre à l'endroit des blessés légers qui peuvent marcher.

M. Rudeloff : Die Verwundeten, die in Verwundetennestern liegen, werden in den Gefechtspausen, soweit es möglich ist, verbunden. Die marschfähigen Leichtverwundeten verbinden sich unter Umständen gegenseitig, oder werden auf dem Gefechtsfelde verbunden und begeben sich nach dem Leichtverwundeten-Sammelplatz, von dem aus sie in grösseren Abteilungen nach dem nächsten Etappenorte geführt werden, unter dem Befehl des rangältesten unter ihnen. Aerzte sind für den Leichtverwundeten-Sammelplatz nicht vorgesehen. Wenn zufällig ein

---

[1] Le rapport de M. Nicholas Senn, sur le même sujet, n'a pu être discuté, à cause de l'absence de l'auteur.

nicht etablirtes Feldlazaret an diesem Platze hält, nehmen seine Aerzte sich, falls dies noch nötig ist, der Verwundeten an.

M. NAGY VON ROTHKREUTZ: Als Princip muss gelten, dass für Hilfsplätze vorgesorgt werde; in welcher Art sie zur Verwendung kommen werden, wird stets von den gegebenen Verhältnissen abhängen und kann dafür kaum bindend aufgestellt werden. Es ist selbst vorgekommen, dass die Hilfsplätze im Gefechte wohl aufgestellt, aber gar nicht verwendet worden sind, nachdem die Verwundeten im gegebenen Falle besser direkt auf den Verbandplatz gebracht worden sind.

M. SCHICKERT: In Deutschland ist die in der Debatte besprochene Art des *Aufsuchens* der Verwundetennester an Ort und Stelle bereits vorgesehen. Die Felddienstordnung schreibt nämlich vor: «Ein Teil der Truppenärzte (wie viel hängt selbstverständlich von den Umständen ab) begibt sich nach vorne mit der Truppe; der andere Teil errichtet den Truppenverbandplatz».

M. REIG Y GASCÓ: Le poste de secours ne doit s'établir que lorsque se calme ou se termine le combat, autrement ce serait exposer les blessés et les médecins au feu de l'ennemi.

M. MUSEHOLD fait quelques considérations sur le sujet, à l'appui de ce qui a été dit par M. Schickert.

M. MANUEL GIXÓ croit que, pendant le combat, le service régimentaire, ne pouvant presque jamais installer le poste de secours, ne pourra fournir aux troupes que ce qu'il a appelé dans son rapport: *détachement sanitaire avancé*.

## VOTE

La section vote les conclusions suivantes présentées par le secrétaire responsable, comme résumé de la discussion:

1. — Pendant le combat, le poste de secours ne s'installe que rarement; on fait un service volant, on indique aux blessés légers où ils doivent se rassembler et on met à l'abri ceux qui ne peuvent pas marcher.

2. — Après le combat, le poste de secours doit être monté dans les points de rassemblement des blessés.

### VISITES ET FÊTES

Dans l'après-midi du 21, les membres de la Section ont visité le *Castello de S. Jorge*, le Musée d'artillerie, l'Hôpital militaire et la Manutention militaire.

Ils ont été reçus, au Castello de S. Jorge, par le commandant et les officiers du bataillon de chasseurs du Roi n.° 5 et, dans les autres établissements militaires, par les directeurs et par les officiers de service dans ces établissements.

M. le général directeur du Musée d'artillerie a offert aux délégués des gouvernements de belles photographies du musée.

A l'Hôpital militaire, un lunch a été offert aux membres de la Section. Au toast, M. Moniz Tavares a salué les corps de santé de tous les pays et tous les médecins militaires étrangers qui étaient venus prendre part aux travaux du Congrès. M. Vaillard y répondit au nom des membres de la Section, en saluant le corps de santé de l'armée portugaise et son chef, le colonel-médecin M. Moniz Tavares.

Les congressistes se montraient charmés de l'accueil qu'on leur a fait partout et ils ont laissé leurs impressions dans les livres des visiteurs des différents établissements.

<hr>

## SÉANCE DU 23 AVRIL

Présidence: MM. VAN DE MOER et REIG Y GASCÓ.

<hr>

## L'éducation militaire du médecin de l'armée

Par MM. ANGEL DE LARRA Y CEREZO, Madrid (v. page 80), G. H. LEMOINE, Paris (v. page 59) et LUCIO GONÇALVES NUNES, Lisbonne (v. page 156).

### DISCUSSION

M. LACROIXIQUE fait des considérations personnelles, à l'appui des idées exposées par M. Lemoine dans sa rapport.

M. NAGY VON ROTHKREUZ: Die militärische Ausbildung der Militärärzte in dem das Kriegssanitätswesen berührenden Teil der Taktik und Strategie, im militärisch operativen Sanitätsdienste, ist eine Forderung die für die Fortentwicklung des Militärsanitätsdienstes unerlässlich, unentbehrlich geworden ist. Es ist dies allgemein anerkannt.

Es ist daher der vollste Dank auszusprechen den Herren, welche diesen für das Militärsanitätswesen so wichtigen Gegenstand zum ersten Male in einem internationalen medicinischen Congress zur Discussion gebracht haben.

Dieser Teil der militärischen Ausbildung der Militärärzte ist jedoch zu balanciren, um Gleichgewicht zu halten mit der gleichartigen, mit gleichem Eifer auszuführenden Fortbildung der Militärärzte in ihren eigenen fachtechnischen Kriegswissenschaften, in der Kriegschirurgie zum Wohle der Verwandelten und in der Kriegshygiene zum Schutze der Armeen vor Epidemien.

Diese beiden Wissenschaften haben gemeinsam, dass nur die praktische Leistung in ihnen brauchbar und wertvoll ist, dass das nur theoretische Wissen in ihnen unfruchtbar bleibt. Praktische Leistungsfähigkeit bedarf jedoch der fortdauernden Uebung und Anpassung an die Fortschritte der Zeit.

Die Bilancirung der angedeuteten militärischen Ausbildung und fachtechnischen Fortbildung der Militärärzte ist auch anzustreben, um zu verhindern, dass die Militärärzte nicht in eine falsche Richtung gelangen, indem sie meinen, die militärisch-operative Sanitätsdienstleistung würde die vornehmere, die Dienstleistung als Kriegschirurg und Kriegshygieniker die weniger vornehme sein. Dies wäre zu verhindern.

Im militärischen operativen Sanitätsdienst wird der Arzt immer nur der geschätzte, gesuchte, selbst verantwortliche Ratgeber und Referent des Generalstabes, des combattanten Offiziers bleiben, selbstständig, massgebend, unersetzlich kann er nur als Arzt, Kriegsarzt, Kriegschirurg, Kriegshygieniker sein. So muss es bleiben, so verlangt es die Armee.

M. VAILLARD s'associe aux vues générales si justement émises par les rapporteurs. La longue énumération qu'ils donnent des connaissances nécessaires au médecin d'armée permet d'entrevoir combien cette profession est difficile à quiconque veut l'aborder avec le souci de couvrir toutes les responsabilités qu'elle comporte.

Le médecin militaire doit posséder toutes les qualités du soldat, toutes les vertus propres à l'état d'officier. Aussi convient-il que son éducation particulière soit, dès l'origine, menée de front avec son instruction technique; et c'est pour répondre à ce besoin que, soucieuses de pétrir un corps de santé uniformément adéquat à ses fonctions, la plupart des nations ont fondé des écoles spéciales où se forment les futurs praticiens de l'armée. Telle la France, qui possède deux écoles de ce genre.

L'une, instituée à Lyon près la faculté de cette ville, a pour objet d'assurer le recrutement des médecins de l'armée, de donner l'éducation militaire aux élèves, de seconder leurs études universitaires jusqu'à l'obtention du diplôme de docteur.

L'autre, siégeant à Paris (Val-de-Grâce), est une école d'application où, devenus officiers, les jeunes médecins sont particulièrement instruits sur la chirurgie d'armée, l'hygiène militaire, l'épidémiologie, les expertises, la médecine légale et l'administration militaires; c'est là qu'ils font le véritable apprentissage de leur profession particulière.

La nécessité de ces écoles est indiscutable; les services qu'elles rendent en justifient amplement l'existence. La nouvelle loi militaire française comporte une mesure qui mérite d'être signalée ici et dont on peut bien augurer au point de vue des résultats: tout élève admis après concours à l'École du service de santé militaire de Lyon doit, avant d'y entrer, accomplir une année de service comme soldat dans un corps de troupe. Ce passage dans la vie régimentaire lui en apprendra bien plus que les enseignements théoriques sur le milieu militaire, les besoins du soldat, ses habitudes, ses charges, ses fatigues éventuelles, sa biologie en un mot. Ainsi se fera mieux l'éducation militaire du futur médecin, lequel puisera dans son observation personnelle des notions précieuses pour sa pratique ultérieure.

En outre de sa connaissance intime du soldat, le médecin d'armée doit posséder à fond toutes les notions afférentes à l'organisation et au fonctionnement du service de santé en campagne; ce point est essentiel, car il apparaît une des principales parmi nos raisons d'être. Mais l'orientation que certains veulent donner à ce côté de l'instruction ne dépasse-t-elle pas le but en la dirigeant vers des études ou des ingérences qui appartiennent bien plutôt aux officiers d'état-major. Le rôle du médecin militaire est déjà trop ardu pour qu'il soit besoin de l'augmenter encore par des visées hors de sa juste compétence; avec de solides connaissances sur son terrain propre, du jugement, du bon sens et de l'initiative, il fera toujours de la bonne besogne au moment et par les moyens opportuns.

Si importante qu'elle soit, cette partie militaire ne représente cependant qu'une fraction subordonnée dans l'instruction du médecin d'armée. Celui-ci doit être surtout, avant tout, un médecin accompli, un homme de science; c'est par là qu'il s'impose, c'est de là qu'il tire son autorité et son prestige. Le soldat ne peut, comme les autres citoyens, choisir librement le médecin auquel il confiera le soin de santé; il recourt à celui que l'état lui impose. La sauvegarde médicale que l'armée place à côté du soldat a donc pour obligation de se montrer toujours compétente, toujours à la hauteur de sa mission. Or, du fait même de sa situation, le médecin militaire doit parer incontinent à toutes les éventualités de la pratique courante; la spécialisation qui devient de plus en plus une nécessité en médecine ne lui est guère permise. Il doit donc être à la fois médecin, chirurgien, opérateur, expert dans les affections spéciales (yeux, oreilles, bouche, etc.), hygiéniste, légiste, psychiâtre à l'occasion, bref, réunir un ensemble réellement encyclopédique de connaissances. Aussi n'aura-t-il jamais trop de ses loisirs pour se perfectionner et suivre la science dans ses progrès incessants.

Après avoir considéré l'ensemble des qualités militaires et des connaissances techniques que l'on exige du médecin militaire, beaucoup se demanderont pourquoi l'armée ne lui ménage pas la situation qu'il mérite. Presque en marge du corps d'officiers, le médecin est et demeure un assimilé; on lui refuse les prérogatives du combattant, comme s'il n'était pas combattant celui qui suit les troupes au combat et partage leurs dangers, qui accomplit son devoir sous le feu et s'y fait aussi tuer, qui s'expose tous les jours aux contagions mortelles soit dans les hôpitaux du temps de paix, soit dans les ambulances. La longue liste des médecins militaires morts au feu ou dans la lutte contre les épidémies ne nous est-elle pas depuis longtemps un éloquent brevet de combattant ?

Les connaissances si nombreuses exigées du médecin militaire risquent parfois de rester superficielles sur certains points, et on ne saurait lui en faire grief. Aussi la spécialisation relative de certains d'entre eux serait-elle une mesure désirable. Tous doivent évidemment posséder l'ensemble des connaissances médico-chirurgicales que nécessite leur service dans l'armée. Mais quelques-uns devraient en outre, être incités à cultiver plus particulièrement, suivant leurs aptitudes, telle ou telle branche de la médecine : psychiatrie, neurologie, médecine légale, affections des yeux, des oreilles, etc. La compétence acquise par eux sur l'un ou l'autre de ces points deviendrait d'une réelle utilité dans les corps d'armée où ils seraient attachés. C'est ce qui se pratique en Allemagne où de jeunes médecins sont affectés pendant une ou deux années à des cliniques spéciales pour y étudier l'oculistique, la psychiatrie, etc., même l'art dentaire.

Des cours de révision ou de perfectionnement auxquels seraient successivement appelés les médecins de l'armée à un moment déterminé de leur carrière ne manqueraient pas d'utilité pour les tenir au courant des progrès de la science sur les points afférents à leur pratique.

## VOTE

La section, sur la proposition de M. Vaillard, vote les conclusions suivantes :

1. — L'éducation militaire du médecin de l'armée est absolument indispensable.

2. — Les écoles d'application de médecine militaire sont nécessaires pour compléter l'éducation du médecin de l'armée.

3. — La variété de sujets qui doivent occuper l'activité du médecin militaire rend nécessaire sa spécialisation dans les différentes branches des sciences médicales.

### Ration portative du soldat en campagne

Par M. Louis L. Seaman, New-York (v. page 210) (1).

### Milieu intérieur et milieu extérieur du casernement au point de vue de la tuberculose

Par M. Brissaud, Paris.

Les expériences de Lannelongue ont montré quelle influence considérable exercent sur le développement de la tuberculose les variations de la température ambiante: des deux lots de cobayes inoculés avec le bacille de Koch, celui qui se trouve avoir le mieux résisté au bout de six mois, c'est le lot confiné dans une cave sombre, tandis que le lot exposé au grand air de la montagne a été fortement éprouvé, grâce aux intempéries et vicissitudes atmosphériques.

Or pareille expérience se trouve réalisée dans l'armée. La statistique de 1901, la dernière qu'il nous ait été donné de parcourir, permet de constater que la proportion: 1° des bronchites; 2° des pleurésies; 3° de tuberculose (cette dernière maladie en relation évidente avec les deux autres) est presque trois fois plus considérable chez les hommes de l'infanterie, soumis, de par les exigences du métier, aux vicissitudes atmosphériques de toutes sortes, que chez les secrétaires d'état-major et de recrutement, vivant dans l'atmosphère confinée, mais stable de leurs bureaux.

En effet, le fantassin ne vit pas seulement dans la chambrée, en *milieu intérieur* du casernement, mais aussi et surtout dans la cour d'exercices, sur le terrain de manœuvres, qui constituent ce qu'on peut appeler le *milieu extérieur* du casernement.

Or, il arrive souvent que les milieux extérieurs du casernement sont établis dans des conditions détestables. Par suite de la tendance moderne à l'éloignement des casernes vers la périphérie des villes, la cour d'exercices, le terrain de manœuvres occupent le plus souvent de vastes esplanades, balayées par les vents et dépourvues de tout moyen de protection. Les exercices militaires, n'étant en réalité qu'une alternance de périodes de mouvements et de périodes d'immobilité (appelées repos), sont particulièrement propres au jeu des refroidissements brusques et l'on conçoit combien ces refroidissements se trouvent favorisés et aggravés par ce

---

(1) Ce travail n'a pas été discuté, à cause de l'absence de l'auteur.

manque de protection du milieu extérieur. On ne peut nier que ces refroidissements amènent des bronchites, des pleurésies et par là-même soient des facteurs de tuberculose. La moindre fréquence de la tuberculose constatée actuellement dans les anciennes casernes, bâties en pleine ville, tient probablement en grande partie à ce que leurs milieux extérieurs sont protégés par les constructions avoisinantes.

On peut faire les mêmes observations pour le milieu intérieur. L'effort hygiénique moderne a cherché surtout à purifier l'air qu'on respire, mais combien peu à donner à ce milieu une température constante. De là ces murs d'une épaisseur insuffisante, de là ces longs corridors centraux parcourus par des violents courants d'air et par où passe et repasse, après l'exercice, le fantassin en pleine transpiration, qui regagne la chambrée. De là, la supériorité des anciens casernements avec leurs murs épais et leurs corridors et couloirs intrigués.

Les conclusions pratiques qui découlent de ces constatations sont donc qu'il faut chercher à réaliser, dans la mesure du possible, bien entendu, tant pour le milieu intérieur que pour le milieu extérieur, cet idéal d'une température constante.

Dans ce but, il faut : attacher plus d'importance à la situation, à l'exposition des bâtiments et à l'épaisseur de leurs murs; supprimer ou, tout au moins, diviser, cloisonner les longs corridors rectilignes tels qu'il en existe en France dans les casernements du type 1874; pour les casernements à construire, adopter une disposition des différents bâtiments, telle qu'ils protègent la cour d'exercices; munir celle-ci de préaux couverts, d'abris quelconques; choisir pour les terrains de manœuvres des espaces naturellement protégés contre les vents régnants; enfin, si besoin est et faute de mieux, étudier ces cours et terrains et les répartir en zones de stationnement et zones de marche, de façon à en atténuer les dangers.

Quant à nous, nous sommes convaincu que, toutes choses égales d'ailleurs, la tuberculose est plus ou moins fréquente selon que les différents milieux du casernement — et principalement les milieux extérieurs — sont plus ou moins à l'abri des variations de température. Et nous citerons, pour terminer, l'exemple typique de la caserne de Granville, située, ainsi que son terrain de manœuvres, sur le sommet d'un rocher dénudé, s'avançant en presqu'île dans la mer, balayé par les vents violents de la Manche; c'est à Granville que la statistique de 1902 accuse la plus forte proportion de tuberculose.

VISITES ET FÊTES

Dans l'après-midi, la Section a fait une promenade sur le Tage. Au déjeuner, offert à bord, des toasts ont été portés par MM. Moniz Tavares, par les délégués des différents gouvernements et par d'autres membres de la Section.

À 5 heures du soir, on a visité le Sanatorium de Parede, où les membres de la Section ont été très aimablement reçus par le directeur, M. le dr. Almeida Ribeiro, auquel tous ont témoigné leur obligeance et leur enthousiasme pour l'organisation de l'établissement qu'ils visitèrent dans tous ses détails.

---

## SÉANCE DU 24 AVRIL

### (Matin)

Présidence: M. KERS

---

## Importance de la pesée périodique des soldats, au point de vue de la prophylaxie de la tuberculose dans l'armée

### Par M. VAILLARD, Paris.

La prophylaxie de la tuberculose exige le diagnostic très précoce de ses localisations pulmonaires; celles-ci apparaissent, en effet, d'autant plus curables qu'elles sont traitées à une période plus rapprochée de leur éclosion, avant l'établissement des lésions ouvertes. Dans la collectivité militaire, cette nécessité s'impose à un double titre; d'abord pour appliquer aux sujets atteints le traitement que comporte leur situation, ensuite pour permettre l'élimination rapide de tous ceux dont la présence à la caserne pourrait créer un danger aux camarades indemnes.

Or, dans, l'armée, comme d'ailleurs en tous les autres milieux, le diagnostic précoce de la tuberculose pulmonaire est rendu difficile par ce fait que les intéressés méconnaissent le plus souvent leur affection et ne sollicitent presque jamais en temps utile l'examen médical qui permettrait de reconnaître la maladie commençante; par indifférence, excès d'endurance, timidité ou tout autre motif, le soldat laisse ignorer les maladies ou les souffrances physiques qu'il éprouve, ne les confie pas au médecin. Aussi n'est-ce point rare de voir des sujets se présentant pour la première fois au médecin à l'occasion d'un rhume prétendu vulgaire, être, dès ce moment, reconnus atteints de tuberculose ouverte; ils n'ont jamais interrompu leur service, ne se sont jamais considérés comme malades, et cependant leur expectoration contient déjà des bacilles tuberculeux. A l'insu de tous, les tuberculeux qui s'ignorent eux-mêmes ont dispersé leurs crachats dangereux dans l'habitation commune et préparé de futures contagions. Si des tuberculoses évoluant jusqu'à l'ulcération peuvent rester inaperçues, à fortiori en sera-t-il ainsi des tuberculoses simplement commençantes.

Dès lors il importe de tout mettre en œuvre pour réduire ces éventualités au minimum. Dans l'espèce, la question essentielle n'est pas de perfectionner les moyens cliniques de diagnose (ils semblent aujourd'hui suffisants pour tout médecin instruit), mais bien de trouver un moyen simple, pratique, de désigner clairement à l'examen et à la surveillance continue du médecin les sujets qui se tuberculisent à leur insu.

On ne saurait valablement chercher ce moyen dans l'auscultation mensuelle de tous les incorporés, ou bien, comme certains l'ont proposé, dans l'analyse microscopique mensuelle de leur expectoration. L'examen méthodique de l'appareil pulmonaire exige trop de temps et de soins pour être effectué mensuellement et indistinctement sur *tous* les hommes d'un corps de troupe sans apporter une entrave notable à la marche générale du service. L'analyse microscopique des crachats n'a de valeur que si elle est *positive*, c'est-à-dire lorsqu'elle décèle la présence du bacille tuberculeux; or celui-ci n'apparaît dans les crachats qu'à dater du moment où la lésion tuberculeuse est devenue ouverte, c'est-à-dire déjà trop tard pour le but qu'il s'agit d'atteindre. L'emploi de la tuberculine comme réactif de la tuberculose comporte trop d'inconvénients pour être recommandé.

L'évaluation du poids du corps, fréquemment répétée, présente à ce point de vue une valeur qu'on ne saurait méconnaître, parce qu'elle permettra souvent de dépister bien des affections latentes et notamment la tuberculose *incipiens*.

Parmi les troubles divers qu'engendre l'évolution commençante de la tuberculose pulmonaire, les troubles généraux de la nutrition sont ceux qui font le moins défaut et dont la constatation importe au médecin pour étayer son diagnostic; l'amaigrissement en est la traduction la plus naturelle et la plus commune. Bien rares sont les tuberculoses pulmonaires qui ne s'accompagnent pas, dès leur début, d'une perte graduelle de forces et du poids. Sans doute l'amaigrissement peut dépendre de causes bien diverses, et quand on le constate, on ne saurait *ipso facto* l'imputer à une tuberculose cachée. Mais comme cet amaigrissement reconnaît toujours une cause, transitoire ou durable, fonctionnelle ou organique, la notion de son existence oblige à rechercher cette cause, et c'est en la recherchant que le médecin pourra se trouver conduit à constater une tuberculose ignorée. En fait, quiconque perd progressivement de son poids doit, si un incident d'ordre banal n'en donne point la raison, être considéré comme un sujet ne possédant plus l'état de santé, dont l'organisme est en souffrance; par cela même un tel sujet se désigne naturellement à l'examen, puis à la surveillance attentive du médecin auquel il appartient de définir l'origine du trouble constaté. En d'autres termes, la notion de l'amaigrissement aboutit à poser un problème; la solution de ce problème implique des recherches qui conduiront toujours à des résultats utiles, la découverte d'une affection ignorée et parfois la mise en évidence d'une tuberculose pulmonaire évoluant insidieusement.

La considération des poids du corps peut donc fournir un indice important de la santé du soldat, à la condition d'être basée sur des données méthodiques, régulières, établissant la courbe de ce poids à travers les périodes de l'année.

Il est habituel que la plupart des jeunes soldats subissent une perte de poids dans les premiers temps de l'incorporation; la cause en est connue et toute passagère. L'équilibre s'établit ensuite et ne varie guère pour les sujets dont la santé est normale; beaucoup même augmentent sensiblement de poids. A part certaines phases de l'instruction, marquées par des exercices plus intenses ou plus prolongés, les circonstances ordinaires de la vie militaire n'agissent guère pour influencer d'une manière notable le poids des hommes réellement valides. Il n'en est plus de même pour les sujets dont la nutrition est rendue instable ou précaire par une tare ignorée; le moindre incident peut rompre l'équilibre. L'interprétation raisonnée de la courbe du poids désignera donc à l'attention du médecin les sujets auxquels se doivent des examens répétés et une surveillance continue. De cette surveillance devra résulter un grand bien pour les intéressés. Régulièrement appliquée à l'École du service de santé militaire, que j'ai l'honneur de diriger, cette évaluation périodique du poids nous a maintes fois permis de dépister une tuberculose en évolution chez des élèves qui n'en soupçonnaient point l'existence, n'accusaient aucune défaillance physique, refusaient même de se considérer comme malades; et parfois la tuberculose ainsi reconnue était déjà ouverte! Il en sera de même dans les corps de troupe. Ainsi conçoit-on que les pesées périodiques des soldats soient de nature à faciliter singulièrement la surveillance médicale parce qu'elles précisent et limitent le champ des recherches à ceux qui en ont réellement besoin.

Pour être pratique dans les corps de troupe, la méthode des pesées périodiques doit se réduire à des opérations simples, rapides, dont la succession ne gène en rien la marche générale du service. Avec la bascule ordinaire, la pesée est toujours d'une certaine durée, laborieuse même, et sujette à des causes d'erreur.

La bascule automatique se prête au contraire à une opération rapide; elle ne nécessite l'intervention de l'homme que pour la lecture du chiffre indiqué par l'aiguille du cadran, et, de ce fait, écarte toute cause d'erreur. Chaque pesée exigeant 6 à 8 secondes au maximum, 100 hommes peuvent être facilement examinés en 15 ou 20 minutes. L'opération doit porter sur l'homme nu; elle peut être faite avant ou après le passage aux bains-douches qui se donnent régulièrement dans les corps de troupe. Ce mode de faire n'entraînera aucun inconvénient appréciable pour le service. Les résultats de la pesée seraient inscrits sur une *fiche sanitaire* qu'il y a lieu d'établir à l'infirmerie pour chaque incorporé, dès son entrée au service.

C'est en vertu de ces idées que, par une décision ministérielle en date du 31 octobre 1904, la pesée régulière et périodique a été rendue réglementaire dans l'armée française. A cet effet, chaque corps de troupe est pourvu d'une bascule dite automatique à cadran. Les pesées ont lieu tous les deux mois au moins pour tous les hommes de l'effectif; elles sont répétées plus fréquemment pour les malingres, et, d'une façon générale, pour tous les hommes que les médecins jugent utile de soumettre, au point de vue des modifications du poids, à une observation spéciale. Tous les hommes, quel que soit leur emploi, doivent subir la pesée.

Les résultats sont inscrits sur une fiche spéciale dont le modèle est ci-joint et qui comporte, en outre du quadrillage nécessaire au graphique des poids, les mentions concernant les antécédents héréditaires ou familiaux de chaque soldat, les maladies antérieures à son incorporation et celles qui ont pu motiver son traitement à l'infirmerie ou à l'hôpital, etc.

Cette mesure si nécessaire apportera d'heureux résultats pour la pratique médicale dans les corps de troupe; elle ne saurait trop être vulgarisée.

Dimensions { Hauteur ... 0m15  (1) c) Désigner le corps.
           { Largeur ... 0m15       (1) Compagnie, escadron ou
                                     batterie.

## Fiche sanitaire

Nom et prénoms: ..........  Date { de l'arrivée au service ..........
                                 { de la libération ..........

| À l'arrivée au service. | Pendant la durée du service | | |
|---|---|---|---|
| | Séjours à l'infirmerie | Séjours à l'hôpital | Congés de convalescence |
| Âge .......... | { Du .......... au .......... | { Du .......... au .......... | Du .......... au .......... |
| Taille .......... | { Diagnostic : | { Diagnostic : | |
| Périmètre thoracique ... | | | |
| | | | Du .......... au .......... |
| Poids .......... | { Du .......... au .......... | { Du .......... au .......... | |
| Acuité visuelle ... | { Diagnostic : | { Diagnostic : | |
| | | | Du .......... au .......... |
| Antécédents héréditaires .......... | { Du .......... au .......... | { Du .......... au .......... | |
| | { Diagnostic : | { Diagnostic : | |
| Antécédents personnels : | { Du .......... au .......... | { Du .......... au .......... | |
| | { Diagnostic : | { Diagnostic : | |
| Constitution. — Tempérament : | { Du .......... au .......... | { | |
| | { Diagnostic : | { | |
| Tares physiques : | { | { | Le Médecin chef de service. |
| | { | { | |

*(Le verso de cette fiche contient un quadrillé pour la* COURBE DES PESÉES *selon les mois).*

### DISCUSSION

M. REIG Y GASCÓ dit qu'en Espagne on pèse les soldats à leur entrée au corps, et, dans les hôpitaux, périodiquement, à l'entrée, chaque 15 jours et à la sortie, en faisant les annotations respectives dans la feuille clinique. Il serait très convenable que ce moyen de vérification de la santé se généralise dans toutes les armées.

M. BARROS DA FONSECA félicite l'orateur qui a fait la communication parce qu'il a trouvé un moyen uniforme très simple d'éveiller l'attention de ceux qui surveillent la santé des soldats; pris souvent, constaté par la bascule, il doit certainement éveiller l'attention de ceux qui ont le devoir de suivre les changements de l'état physique du soldat. Cependant il faut ne pas oublier que la diminution du poids sera facilement employée par les soldats qui voudront sortir du service militaire, en se soumettant à une abstinence plus ou moins prolongée. Ainsi il faudra employer d'autres moyens pour arriver au diagnostic de la tuberculose.

M. KERN: Nous étudions aussi, dans l'armée allemande, à surveiller l'état sanitaire de chaque soldat depuis l'entrée au service militaire. Mais le système le plus complet des dossiers personnels sanitaires est, comme je crois, celui de l'armée italienne.

M. MARIO GAGGIA: In Italia le reclute, appena arrivano ai corpi, vengono oltre che misurato in altezza personale e perimetro toracico pure pesate. Il peso viene segnato sul libretto personale e stà a dimostrare il grado di nutrizione dell'organismo delle reclute arrivate alle armi. Il medico così ha un *punto di repère* molto opportuno per l'avvenire qualora la vita sotto le armi o qualsiasi altro motivo potesse avere dannose influenze sulle condizioni generali di salute del soldato stesso.

M. MANOEL GIÃO: Après avoir fait ses compliments à M. Vaillard pour la remarquable communication qu'il vient de présenter, il dit que la pesée méthodique des soldats devrait être faite dans toutes les armées. Dans les corps de troupes, s'il y a des faux malades, il y a aussi des hommes qui se présentent au médecin trop tard. Dépister ces malades, c'est très difficile, car l'examen nécessairement rapide de tous les hommes, pratiqué chaque semaine, comme on le fait dans l'armée portugaise, est insuffisant. Cette *revue sanitaire* est un souvenir des vieux temps, où la gale et l'ophthalmie purulente étaient des maladies de tous les jours parmi les hommes de troupe.

La fiche sanitaire est, à son avis, également digne d'être adoptée partout. Il faut que tout militaire ait à côté de sa *biographie militaire* sa *biographie sanitaire*. Très utile au service de santé, elle sera aussi une garantie pour les officiers et soldats dans les cas de retraite par maladie acquise dans le service.

## Der Nervenkreislauf

### (Les courants nerveux)

### Par M. CORNELIUS, Meiningen

Claude Bernard hat, wie Charcot in seinen neuen Vorlesungen über die Krankheiten des Nervensystems, insbesondere über Hysterie (Seite 7) hervorhebt, einmal den Ausspruch getan: Man muss zuerst das medizinische Problem so hinstellen, wie es durch die Krankenbeobachtung gegeben wird und dann suchen die physiologische Erklärung dafür zu liefern. Ich habe für mein Thema keine bessere Einleitung als diese Worte, will ich doch nichts anderes, als Ihnen an der Hand einer Reihe von klinischen Beobachtungen beweisen, dass das ganze Nervenleben in einem vollkommenen in sich geschlossenen Kreislauf arbeitet, in welchem es Endigungen weder in der Peripherie noch auch im Centrum geben kann. Als Mann der reinen Praxis kann ich nur mit klinischen Tatsachen kommen, die anatomischen Beweise bleibe ich

Ihnen schuldig, es einer späteren Zeit überlassend, mit Hülfe feinerer Instrumente und vervollkommneter Technik das dem staunenden Auge kund zu tun, was heute nur der ahnende Geist voraussetzen muss.

Die so heftige Polemik zwischen Anhängern und Gegnern der Neuronenlehre berührt uns hier zunächst nicht. Nur an einem muss festgehalten werden, und zwar an der innigsten Kontinuität, die das ganze Nervenleben umfasst. Durch unsere Zeit und nicht am wenigsten durch die Medizin von heute geht ein stark zentralisierender Zug. Im Centrum laufen alle die Fäden zusammen, welche uns die Eindrücke von aussen zuzuführen berufen sind, und von ihm gehen gleichzeitig andere aus, welche die Befehle des unumschränkten Herrschers in der Capitale den Sclaven in der Provinz übermitteln. Beide Stränge beginnen und endigen nach der heute herrschenden Richtung blind oder hängen nur in ihrer centralen Endigung zusammen, und in beiden fliesst immer nur in *einer* Richtung das Nervenprinzip in den sensiblen centripetal, in den motorisch sekretorischen centrifugal. Eigentlich müsste uns schon die einfache Ueberlegung sagen, dass ein solches Gebilde ein physikalisches und physiologisches Unding ist, dass, wo etwas fliesst, auch ein Austausch der Bewegung stattfinden muss. Ein solcher ist aber in einem derartigen Gebilde schlechtweg unmöglich. Wenn man die Litteratur durchliest, so findet man auch allenthalben Versündigungen und Verstösse gegen diese direkt unnatürliche Auffassung. Nun aber kennt die Natur keine Ausnahmen und ein Nerv, der einmal eine bestimmte Richtung hat, hält diese Richtung auch unter allen Umständen fest.

Wenn wir die Kenntnisse, die wir heute vom Bau des ganzen Nervensystems haben, zusammenfassen, so können wir sagen, dasselbe besteht aus einer unendlich grossen Anzahl von Röhren, in dessen Verlauf einzelne spezifisch nervöse Zellen eingebettet sind. Wie diese Röhren schliesslich verlaufen, muss heute noch offen bleiben, aber von grossem Werte ist es, zu konstatieren, dass sich solche Zellen sowohl in der Peripherie als auch — allerdings in ungleich grösserer Anzahl — im Zentrum vorfinden. Gehen wir von den spezifischen Sinnesorganen aus, so haben wir den Eindruck, als begännen die rein zentripetal leitenden Nervenfasern vielfach mit einer solchen Zelle in der Peripherie und hörten mit einer entsprechenden im Zentrum auf. Nun könnte man sagen, eine solche Annahme wäre ja der beste Beweis für die Richtigkeit der bisherigen Anschauung. Wenn aber in ei-

nem solchen Gebilde ein Reiz immer nur centripetalwärts fliesst,
so muss er doch nach einer kurzen Zeit vollkommen verbraucht
sein, da er ja einen rückläufigen Ersatz nie bekommt; und wie sind
dann die vielen Beobachtungen zu erklären, nach denen z. B. Rei-
zungen an ganz anderen Körperstellen ohne eigentliche Lichtentwick-
lung Lichteindrücke im Gehirn hervorrufen, desgleichen beim Gehör,
Geruch und Geschmack, von der Sensibilität ganz zu schweigen?
Alle diese Erscheinungen als reine Zentralwirkungen oder gar als
Suggestion aufzufassen, geht doch wohl nicht an. Wie Verworn (Allgemeine Physiologie, Seite 224) hervorhebt, ist Kraft in naturwis-
senschaftlichem Sinne nichts anderes als die Ursache einer Bewegung, denn wir wissen tatsächlich von einer Kraft nichts anderes als dass sie Bewegung verursacht. Wenn nun danach irgend
ein von aussen kommender Reiz den Körper trifft, so wird er von
den zunächst liegenden Nerven aufgenommen und als Bewegung
weiter gegeben. Wir werden wohl der Wahrheit nicht fern sein,
wenn wir annehmen, dass die Nervenfaser in der Hauptsache
leitet und die Nervenzellen erst das spezifisch nervöse Prinzip be-
herbergen. Der Reiz fliesst danach in den Röhren der nächsten
Zelle zu und geht von da wieder auf dem Wege der Nervenleitung zu einer entsprechenden entgegengesetzten Zelle. Nehmen
wir aber an, dass sowohl der sensible wie der motorische Nerv
aus zwei Teilen besteht, dem centrifugalen und zentripetalen Ast,
so wird ein Reiz, der den Strang oberhalb der peripheren Zelle
trifft, erst zunächst diese erregen und erst dann die Erregung der
zentral entsprechenden mitteilen. Dasselbe ist natürlich auch bei
Nervenfasern mit motorischen Peripherapparaten der Fall. Führen wir uns dieses Bild weiter aus, so haben wir mit einem Schlage die Leitung des Nervenprinzips z. B. bei Reizung eines Ner-
venstammes erklärt. Wir dürfen danach nicht etwa von einem
centrifugalen, etc., oder zentripetalen Nerven sprechen, sondern
von einem Nerven, der einen aufnehmenden oder auslösenden
Peripherapparat hat. Der Nervenstrom und seine Erscheinungen
sind im übrigen genau dieselben. Dabei ist es die Regel, dass
die Uebertragung zunächst auf derselben Bahn erfolgt und erst
dann auf die andere übergeht; wobei wir jedoch die Uebertragung von hüben und drüben, das ist von zentripetal auf zentrifugal und umgekehrt, in dem grössten Wechsel von Erscheinungen
wahrzunehmen vermögen.

Bleiben wir zunächst bei der sensiblen Bahn. Die Uebertragung
im Bereich desselben Nervenstromes ist nach Gesagtem leicht

zu erklären. Wie steht es aber mit den Quincke'schen Mitempfin-
dungen? Ich habe gerade sie zum Gegenstand eines besonderen Stu-
diums gemacht und bin erstaunt über die Fülle an Material, die
sich hier darbietet. Dabei habe ich niemals eine besondere Regel-
mässigkeit der Wege gefunden, wenn es selbstverständlich auch mehr
oder minder bevorzugte Strassen gab. Ich fand Auslösungen von
Schmerzpunkten von jedem zu jedem Körperteil. Nun aber ist die
bisher allein beachtete Mitempfindung die weitaus seltenste. Ungleich
viel häufiger geht die Strahlung *unter* der Schwelle des Bewusstseins vor sich. Wir erregen z. B. rein mechanisch irgend einen
schmerzhaften Punkt. Bald darauf beginnt an einer anderen Stelle
des Körpers sich ein fast unerträglicher Schmerz zu entwickeln, um
wie ich es ausdrücke, nach Nervenmassage zu schreien. Es ist geradezu jammerschade, dass die Häufigkeit dieser Erscheinung im
umgekehrten Verhältnis zu ihrem Bekanntsein steht, und dass sich
der Arzt fast immer berechtigt glaubt, diese Klagen als etwas ein-
gebildetes abzuweisen.

Valleix hat in seinem grundlegenden Buche über die Neural-
gien (Deutsche Uebersezung, Seite 39) gesagt, dass bei Druck auf
einen Schmerzpunkt der Schmerz gleichsam in dem anderen wi-
derhalle. Ich kann mir keinen besseren Vergleich denken. Jedenfalls zwingt uns diese so häufige Uebertragung des zentripetalen
Reizes auf andere zentripetale Aufnahmestellen mit unwidersteh-
licher Gewalt dazu, die Uebertragung des zentripetal aufgenom-
menen Reizes auf die ganze Sensibilitätssphäre anzunehmen.
Nun aber bleibt dieser Reiz unter keinen Umständen auf die peripheren Aufnahmeapparate unseres Körpers beschränkt; er verbreitet sich genau so gut auf die peripheren Auslösapparate.

Es dürfte nicht unangebracht sein, hier mal genau den Begriff der peripheren Aufnahme und Auslösapparate festzulegen.

Nach meiner Anschauung ist es, wie bereits gesagt, eigentlich
ein Unding von einem rein centripetalen bezw. centrifugalen Nerven zu sprechen. Höchstens könnte man den centrifugalen bezw.
centripetalen Ast desselben meinen. In Wirklichkeit sind eben in
jedem Nerv beide Aeste in unmittelbarem Zusammenhang mit einander verbunden, und es hängt immer nur davon ab, ob er ein aus-
lösendes oder aufnehmendes Peripherorgan hat, um ihn als zentrifugal oder zentripetal wirkend erscheinen zu lassen. Der Einfach-
heit halber können wir ja den Begriff zentripetal und zentrifugal
bestehen lassen, nur müssen wir uns immer vor Augen halten, dass
ein sogenannter zentripetaler Nerv einen peripheren Aufnahmeap-

parat und zentralen Auslösapparat hat, während es sich beim zentrifugalen genau umgekehrt verhält. Und wenn ich in der Folge von einem zentripetalen und zentrifugalen Nerv spreche, so ist es auch jedesmal so gemeint.

Es wird wohl kaum einen ernsthaften Forscher geben, der annähme, dass wir mit Hülfe unserer heutigen Methoden bereits die Endverzweigungen des Nerven in ihrer ganzen Ausdehnung sehen könnten. Die Annahme ist vielmehr gerechtfertigt, dass alle lebenden Zellen durch unmittelbaren Nervenzufluss mit dem Zentrum zusammenhängen. Ob nicht dabei dem Gehirn als Zentralsitz bisher eine viel zu hohe Stellung eingeräumt ist, möchte ich doch anheim geben. Dass auch von anderer Seite begonnen wird, das Zentrum von seinem gar zu hohen Sitze herabzustossen, dafür liefert unter anderen das so treffliche Buch von Kern (Das Wesen des menschlichen Seelen und Geisteslebens) ein klares Beispiel. Dort heisst es, Seite 64:

Das Gehirn ist lediglich ein Vereinigungsorgan, das an und ineinander reiht ohne begriffliche Verknüpfung, in welchem die nervöse Einheitsstrahlung zusammenschliesst, gleich wie in einem grossen Knoten. Selbst in der Grosshirnrinde, dem vermeintlichen Sitz alles Geisteslebens, findet Kern nichts als eine unermessliche Zahl von Endpunkten sensibler und Anfangspunkten motorischer Leitungsbahnen, die ihrerseits auch untereinander wieder in enger leitenden Verbindung stehen.

Ich stelle mir das Ganze etwa folgendermassen vor:

Alle lebenden Zellen sind dem Nervenstrom angeschlossen, für eine (vielleicht ganz wechselnde) Anzahl dieser Zellen besteht nun zunächst eine nervöse Zelle, die entweder anlösenden oder aufnehmenden Charakter hat, die Nervenbahnen leiten nun den Nervenstrom zum Gehirn, wo der umgekehrte Prozess stattfindet. Da nun das ganze vegetative Nervenleben von statten gehen kann, ohne das Bewusstsein zu berühren, so darf man annehmen, dass diesem rein vegetativen Nervenkreislauf noch ein anderer aufgesetzt ist, der des Bewusstseins (Denkens, Willens). Dieser Kreislauf kann mitunter (z. B. bei Schlaf, Bewusstlosigkeit, etc.) mehr oder weniger ausgeschaltet werden. Nun aber besteht ein fundamentaler Unterschied zwischen dem grossen und kleinen Kreislauf darin, dass der grosse immer nur fremde Reize aufzunehmen imstande ist, während der kleine, wenn auch nur mittelbar, in sich selbst entstandene Reize dem Ganzen zuzuschicken vermag. Ich stelle mir den Nervenkreislauf nicht etwa als eine fortlaufende Bewegung substanzieller Art vor, sondern als einen Strom, der mit der Fortpflanzung von

Schallwellen etwas Aehnlichkeit hat, dem elektrischen steht er entschieden schon ferner, wenn er auch mitunter elektrische Eigenschaften anzunehmen vermag. Wie man nun diesen Strom nennt, ist gleichgültig. Ob er sich den Neovitalisten anpasst, ob er sich einem Haeckel anbequemt, ob er biochemisch den Verworn'schen Locktönen folgt, ob er monistisch oder dualistisch, materialistisch oder idealistisch ist, mir ist es ganz gleich. Ich konstatiere nur seine Existenz und seine Gesetze. Auch der Name ist gleichgültig; am besten heisst er wohl Lebens- oder Nervenstrom. Eine Eigenschaft dieses Stroms muss uns vor allen anderen gleich auffallen, das ist seine Empfänglichkeit auf Reize. Wenn wir bei dem akustischen Bilde bleiben, so vergleichen wir ihn am besten mit einer Saite und sprechen von einer mehr oder minder grossen Spannung. Je höher gespannt der Strom ist um so leichter ist die Auslösung auf Reize und um so stärker sind die Reizfolgen. Es klingt geradezu wie eine Ironie, dass man ein Krankheitsbild, in dem der Strom am höchsten gespannt erscheint, und daher die Auslösung am leichtesten erfolgt, die Nervenschwäche (Neurasthenie) benannt hat.

Die Spannung des Nervenstroms ist nun die naturgemässe Summe von zwei Komponenten.

1. Von der Spannung, die sich nach Vereinigung von männlichem und weiblichem Eichen in der ganzen Zelle vorfindet. Diese muss als eine konstante gelten, die zu beeinflussen kaum mehr gelingen dürfte.

Um so variabler ist 2. die acquirierte. Da sämtlichen Zellen des Organismus in einem innigen Zusammenhang mit einander stehen, so wird der allgemeine Nervenstrom die Summe aller Reize darstellen, welche von allen Zellen dem Strom zugehen. Je mehr Reize die Zellen von aussen treffen, um so grösser ist die daraus resultierende Spannung des gesammten Nervenstroms und um so stärker auch die Auslösung. Hier ist es demnach, wo wir die Hebel anzusetzen haben, wenn wir die Spannung herabsetzen wollen. Und zwar müssen wir uns bemühen, erstens die Reize selbst so weit wie möglich vom Körper fern zu halten und zweitens die Aufnahmestätten des Körpers für Reize (Nervenpunkte) zu vermindern. Letzteres Bestreben ist, da ja bei so hoch gespanntem Strom bereits die geringsten Reize die grössten Reizfolge heraufbeschwören und daher im Kampf ums Dasein nicht vermieden werden können, eigentlich der Angelpunkt meiner ganzen Bestrebungen.

Verworn stellt in seiner so überaus geistreichen und interessanten Allgemeinen Nervenphysiologie die Zelle als den Ort hin, wo der Lebensvorgang seinen Sitz hat. Auch in unserm Falle ist in der Zelle der Schlüssel für den Nervenstrom zu suchen. Wie die Blutgefässe den Nahrungsträger durch den ganzen Körper leiten, so leiten die Nerven das eigentliche Leben. Und dieses Leben setzt sich zusammen aus dem Leben einer jeden einzelnen Zelle. Die alles verbindende Nervenleitung nimmt den Anteil einer jeden Zelle in sich auf, vereinigt ihn zu einem ganzen und gibt ihn anderseits auch in derselben Potenz an die einzelnen Zellen wieder ab. Sie ist also in demselben Masse eine aufnehmende wie abgebende Kraft, der grosse Regulator des ganzen lebenden Organismus.

Die nervösen Zentalorgane sind nur ein Teil — zugestandenermassen der wichtigste — in diesem Kreislauf, aber es geht doch nicht an, sie als den unbeschränkten Herrscher hinzustellen, dem die Peripherie unbedingt gehorchen muss. Da wir nun bei der Beobachtung des Nervenlebens das am meisten erforscht haben, was uns am ersten in die Augen fallen muss, die Aufnahme im Gehirn (Wirkung der Sinnesorgane) und Auslösung in der Peripherie (Bewegung und Sekretion), so ist uns eigentlich die wichtigste Tätigkeit, die in den Zellen (Assimilation und Dissimilation im Sinne Verworns) am wenigsten bekannt geworden. Es wäre ein Unding, wenn wir in einem solchen enggefügten Zellenstaate, wie es jeder komplizierte Organismus nun doch einmal ist, es den Zellen allein überlassen wollten sich mehr oder weniger, in gesundem oder krankem Sinne zu ernähren. Das ganze Zellenleben ist eben abhängig von dem Zustande, in welchem sich der Nervenstrom an jedem einzelnen Teile des Körpers befindet. Am schlimmsten ist es für die gesunde Zelle, wenn ihr der Zusammenhang mit dem Ganzen mehr oder weniger abgeschnitten ist; denn ohne diesen Zufluss ist sie schliesslich dem Tode verfallen. Anderseits ist es in gewissen Krankheitsfällen ein recht wohltätiges Bestreben der Natur, wie den Blutstrom so den Nervenstrom von kranken Körperteilen abzusperren und damit den Uebergang zum Ganzen wenn möglich zu verhindern.

Von allen diesen so interessanten Zellvorgängen sehen wir nichts anderes als die Folgen. Diese sind nun wie immer entweder ein krankhaftes (bezw. krankhaft verändertes) Plus oder ein gleiches Minus. Die Summe aller trophischen Veränderungen und alles, was wir Disposition, Dyskrasien, etc. nennen, gehört hierzu. Ich will nun erwähnen, dass selbstverständlich die Vorgänge des vegetativen Lebens, zumal die mit dem Nervenstrom im innigsten Konnex lebenden Vorgänge des Blutkreislaufs hiermit Hand in Hand gehen, wie überhaupt die ganzen Teile des Organismus bei Krankheiten einen grossen Circulus vitiosus abgeben.

Die sekretorische Sphäre im allgemeinen umfasst nun zunächst das ganze Leben in der Zelle. Die Sekretion Kat'exochen beschränkt sich auf die Gebilde mit besonderen Ausführungsgängen und besonderen Sekretstoffen. Es sei hierbei nur nebenbei erwähnt, dass man gar zu häufig rein motorische Vorgänge mit sekretorischen verwechselt. So bedeutet das plötzliche Ausströmen von Sekretionen bei Reizen nicht etwa eine gleichzeitige Vermehrung der Sekretion, sondern nur eine auf motorischem Wege hervorgerufene Auspressung des bereits vorrätig gehaltenen Sekretionsstoffes.

Es ist nach den Gesetzen des Nervenkreislaufs unnötig weiter auszuführen, welche anregende Folgen das nun wieder auf die Sekretion selbst haben wird.

Hiermit ist aber auch schon der Uebergang von sekretorischen zum motorischen Gebiet gegeben. In Wirklichkeit ist sekretorisch und motorisch dasselbe, eine periphere Auslösung, wenn auch der Endeffekt noch so verschieden erscheinen mag. Aber das kommt nur daher, dass die verschiedenen Organe ganz bestimmte Auslösungserscheinungen darbieten. Die spezifische Auslösungserscheinung des Muskels ist eben die Bewegung. Ganz überflüssig ist es eine rein motorische Auslösung von einer vasomotorischen zu trennen.

Der grossen Gruppe mit zentralen Aufnahme und peripheren Auslösapparaten steht die nicht minder grosse und wichtige Gruppe gegenüber, bei der die Aufnahmeapparate in der Peripherie und die Auslösapparate in dem Zentrum liegen. Es ist dies die ganze Gruppe der zentripetalen sensiblen Nerven. Je feiner ein Sinn, um so kleiner ist die Aufnahmestätte für ihn und umgekehrt. Danach wäre das Schmerzgefühl der allgemeinste Sinn, aber auch anderseits für mich wenigstens der interessanteste.

Die Leitung des Agens (genannt Nervenstrom) ist wie gesagt fraglos bis zur Zelle an die nervöse Leitungsbahn gebunden. Nun ist es dabei für das Ganze von der einschneidensten Bedeutung, dass rein mechanische Behinderungen bezw. Unterbrechungen der Leitungsbahn auch eine entsprechende Behinderung des Nervenkreislaufs nach sich ziehen. Dabei kann es als Grundsatz gelten,

dass je höher gespannt der Nervenstrom ist, um so geringer das
Hindernis (Nervenpunkt) zu sein braucht.

In dem normal funktionierenden Nervenkreislauf haben wir
uns also irgend einen Strom unbekannten Inhaltes und unbekannter Form vorzustellen, der sich in einer ständigen Bewegung
(Zentrum-Peripherie-Zentrum) befindet. Dieser Strom ist in das
gesammte Nervensystem eingeschlossen und stellt die innigste
Verbindung sämmtlicher lebenden Zellen des Körpers dar. Die
Hauptbedingung für das normale Funktionieren dieses Kreislaufs
ist die, dass sein freier Lauf in keiner Weise gestört werde. Ein
jeder fremde Reiz ruft aber eine solche Störung dieses freien
Laufs hervor, die sich dann schliesslich dem ganzen Kreislauf mitteilt. Es besteht darin ein monumentaler Unterschied zwischen
Blut- und Nervenkreislauf, dass sich die Blutbahnen zu immer
grösseren Röhren vereinigen, in denen es keine Trennungswände
gibt, dass dagegen im Nervenkreislauf die Isolierung der einzelnen
kleinsten Röhren bis zum Centrum erhalten bleibt. Im Centrum
jedoch findet in uns noch unbekannter Weise eine Vereinigung
dieser Fasern statt. Jedenfalls kann man auf das leichteste beo-
bachten, wie ein von irgend einer Seite des Körpers ausgehender
Reiz sich über den ganzen Kreislauf verbreitet und allerlei möglichen Reizfolgen nach sich zieht. Man hat allerlei Reflexbahnen
aufstellen wollen. Ich behaupte nun, gestützt auf eine grosse
Reihe von praktischen Erfahrungen, dass es wohl ganz bestimmte
Neigungen in dem Auslösen von Reizen (Nase — Geschlechtswege
etc. pp.) gibt, dass sich aber im übrigen von jedem Teile unseres
Körpers nach jedem anderen Teile ein Reiz verpflanzen kann.
Geht dieser auf der sensiblen Bahn, so reizt ein Schmerz den
anderen aus, dabei ist es absolut gleichgültig, ob die dabei nie
fehlenden Schmerzpunkte in direktem anatomischen Zusammenhang miteinander stehen. Man kann vom Kopf aus Schmerzen
in den Beinen und von den Sexualorganen, von der Magen-, der
Herzgegend aus wieder Kopfschmerzen u. s. w. erregen. Nicht weniger selten ist der Uebergang von der sensiblen auf die motorische Bahn. Ich will hier mal ganz von den bekannten Reflexbewe-
gungen absehen. Ein alltäglicher Vorgang ist die rein partielle
Muskelkontraktur bei Druck auf einen Schmerzpunkt in der

---

(1) Die sogenannten funktionellen Nervenerkrankungen vom Standpunkt der Nerven-(Knoten-)
punkt-lhre aus betrachtet.

Vortrag geb. am 8.2.04 in der Gesellschaft für Psychiatrie und Nervenkrankheiten zu Berlin,
Fortschritte der Medizin 1904, n.° 10.

Nähe. Diese Kontraktur ruft häufig genug bei den Masseuren die
Vorstellung eines Knotens hervor, den sie dann jedesmal mit
ihrer Massage weggebracht zu haben behaupten. In Wirklichkeit
geht diese Kontraktur sofort vorüber, sobald der Schmerzpunkt
nicht mehr erregt ist. Sie haben dann also mit ihrer Massage
nicht etwa einen Knoten verrieben, sondern einen sensibel-moto-
rischen Nervenpunkt in meinem Sinne beruhigt. Aehnliches geht
vor sich bei der Tetanie. Aber auch von einem absolut nicht dazu
gehörigen sensiblen Nervenpunkte aus kann man gar häufig die
schönsten Krampfzustände in den entferntesten Gegenden hervorrufen. Ich stehe daher nicht an zu behaupten, dass alle diese
anscheinend rein motorischen Zustände in Wirklichkeit eigentlich
sensiblen Ursprungs sind. Jedenfalls habe ich in allen meinen
Fällen ganz ausgesprochene sensible Punkte gefunden, deren
Erregung die Motilitätsstörungen hervorrief und deren Beruhigung
sie ihrerseits beseitigte.

Zu derselben Kategorie gehört ferner das so häufige Auslösen
einer Kontraktur der Erectores pili (Gänsehaut) auf Erregung eines
sensiblen Nervenpunktes hin. Es ist dabei gar nicht nötig, dass
sensible Erregung und motorische Auslösung in einem direkten
anatomischen Zusammenhang stehen. Aber es ist ausserordent-
lich interessant, dass man die mehr oder minder grosse Erregung
(Empfindlichkeit) des sensiblen Punktes durch die entsprechend
wechselnde Stärke der Gänsehaut genau kontrollieren kann.

Zunächst auch rein motorisch ist, wie ich bereits erwähnte,
das plötzliche Auspressen von Drüsensekreten (Schweiss, Speichel,
Magensaft, etc. pp.) auf Grund einer sensiblen Erregung. Ferner
das so häufig zu beobachtende und so wenig bekannte Spiel der
Pupille bei Erregung von sensiblen Nervenpunkten.

Eine besondere Bedeutung beanspruchen die vasomotorischen
Begleiterscheinungen. Ich habe an anderer Stelle bereits näher
diese beleuchtet (Gsllsch. f. Psych. u. Nervenkr., Forschr. d. Med.,
1904, N. 10) und kann mich daher bei der Kürze der mir zur Verfügung stehenden Zeit nicht darauf einlassen. Erwähnen will ich nur,
dass alle vasomotorischen Vorgänge, alle der Blutbewegung und Verteilung zugehörigen Erscheinungen als etwas Sekundäres aufzufassen sind. Der Nervenreiz allein bedingt die Kraft des Herzens und
die Verteilung des Blutes. Dass natürlich anderseits die Zelle und
damit auch ihr Ausfluss, der Nervenstrom, von der Zufuhr des Blutes sehr abhängig ist, entspricht dem Gesetze der Wechselwir-
kung, das wir unter allen Teilen unseres Organismus vorfinden.

Die Beziehung der sensiblen Erregung zu rein sekretorischen Auslösungen im besprochenen Sinne brauche ich auch wohl nur zu streifen, sie sind bekannt.

Es ist demnach der Uebergang im Kreislauf von sensibel zu sensibel und zu motorisch-sekretorisch der gewöhnliche Weg. Aber auch der von zentrifugal zu zentripetal ist gar nicht selten. So erregen motorische Auslösungen häufig sensible Erscheinungen z. B. bringen Muskelüberanstrengung Muskelkrämpfe, aber auch sekretorische Ueberleistungen sensible Nervenpunkte an allen möglichen Stellen zur Erregung. Das gleiche gilt vom motorisch-sekretorischen und sekretorisch-motorischen Wechselspiel. Mit einem Worte, es findet keine Welle in irgend einem Gebiete des Nervenkreislaufs statt, ohne dass sie an irgend einer anderen Stelle Gegenwellen erzeugen oder, im alten Sinne ausgedrückt, es gibt keinen Vorgang in unserem Organismus, der nicht von Reflexen aller Art begleitet wäre. Die Annahme, dass immer nur das Zentrum als Alleinherrscher die Reize aufnähme und die Auslösung in jedem Falle nach seinem Gutdünken anbefähle, muss, zumal da nach den Tierexperimenten diese Reflexe auch ohne direkte Beteiligung des Zentrums stattfinden können, als eine gezwungene und unwahrscheinliche angesehen werden. Nehmen wir den innigsten Zusammenhang des ganzen, alle Zellen umfassenden Nervenkreislaufs an, so sind die uns bisher so dunklen Reflexerscheinungen mit einem Schlage als das selbstverständlichste von der Welt erklärt. Wir tun der Bedeutung des Zentrums absolut keinen Abbruch, wenn wir es als wichtigsten Faktor in diesen Kreislauf eingeschlossen ansehen.

Da nun die rein vegetativen Vorgänge unseres Körpers von statten gehen können, ohne dass unser Bewusstsein etwas davon erfährt, so darf man wohl auch annehmen, dass es einen in sich geschlossenen vegetativen (grossen) Nervenkreislauf gibt, dem sich dann der des Bewusstseins (der kleine) anschliesst. Und wie die Vorgänge des grossen im kleinen Kreislauf widerhallen, so können auch von kleinen Kreislauf Wellen ausgehen, die sich in der Peripherie auslösen. Das einfachste Beispiel ist das der willkürlichen Muskelkontraktion. Aber auch auf die anderen Auslösapparate der vasomotorischen und sekretorischen Bahn hat das Bewusstsein (die Vorstellung) einen direkten Einfluss. Ich brauche darauf wohl nicht weiter einzugehen. Am wichtigsten erscheint es mir, dass auch sensible Auslösungen durch Vorstellung erweckt werden können. Man nimmt heute an, dass die grösste Mehrzahl, wenn nicht alle der vielfachen Klagen der Neuralgiker, Hysteriker, Neurastheniker, etc., nur in der krankhaft gesteigerten Vorstellung (also im kleinen Nervenkreislauf) entständen und keinerlei periphere Ursache hätten. Eigentlich müsste schon die eine Tatsache zur Widerlegung genügen, dass man schliesslich in den Endfällen so vieler dieser als einbildungskrank verschrienen Kranken mitunter ganz erhebliche periphere Organveränderungen vorfindet. Dass es rein zentrale Veränderungen bei solchen Krankheiten gibt, das leugne ich ja auch nicht. Aber die Mehrzahl ihrer Klagen ist nicht allein peripher, sondern sie ist auch in der Peripherie als Behinderungen des Nervenkreislaufs direkt und mit Leichtigkeit nachzuweisen. Und als nicht zu widerlegenden Beweis führe ich die von mir an unzähligen Punkten dargetane Tatsache ins Feld, dass ich durch einfach mechanische Beseitigung des dem Nervenstrom sich entgegenstellenden Hindernisses die ihm zur Last zu schiebenden Symptome für so lange geheilt habe, als die Behinderung beseitigt blieb, der Nervenpunkt beruhigt war. Die von mir aufgestellte Nervenpunkttheorie gibt darüber näheren Aufschluss.[1]

Nun aber unterliegt es keinem Zweifel, dass man durch die Vorstellung eine periphere Reizung auszüben im stande ist, dass man mit anderen Worten durch die Vorstellung z. B. auch Schmerzen zu erzeugen vermag. Dies kann aber nur dann geschehen, wenn bei krankhaft hochgespanntem Nervenstrom die im kleinen Nervenkreislauf entstandene Vorstellung Wellen erzeugt, die in der Peripherie an krankhaft veränderten Saiten des Kreislaufs anschlagen, dort einen Reiz erzeugen, der sich dann wieder dem Kreislauf mitteilt. Genau dasselbe gilt, wie ich jederzeit nachzuweisen imstande bin, von den suggerierten Kankheitssymptomen.

Nach meiner Anschauung gehört zum Begriff der Gesundheit ein in allen Teilen freier, nicht zu hoch gespannter Nervenstrom. Die Krankheitssymptome aber gehen mit einer Ueberspannung und Behinderung desselben Hand in Hand. Und ein jeder Reiz,

[1]. — Druckschmerzen, ihre Entstehung und Bedeutung sowie ihre Behandlung. Berlin 1912. Otto Enslin.

[2]. — Die Druck- oder Schmerzpunkte als Ursache der sogenannten funktionellen Nervenkrankheiten (Vortrag geh. auf der 77. Naturforscher und Aerzte-Versammlung zu Cassel. Wien 1904. Moritz Perles.

[3]. — Die Nervenmassage (Berliner therap. Monatshefte 1905, Mai; französisch: Bulletin officiel de la Société méd. des Praticiens à Paris 1906, n° 9).

[4]. — Narben und Nerven. Deutsche militärärztliche Zeitschrift, 1905, n° X.

der den Körper an irgend einer Stelle trifft, ruft eine Beeinflus-
sung des Nervenkreislaufs hervor, die sich nach der Stärke der
Spannung und der im Kreislauf als Folgen früherer Störungen bereits vorhandenen Behinderungen des Stroms (Anzahl der beste-
henden Nervenpunkte) dem Ganzen mitteilt. Und das ganze Spiel
geht in Wellenform vor sich, in welchem Wellenberg und Wellen-
tal (plus und minus der Erregung) ständig miteinander abwech-
seln.

Um aber die Gesetze des Nervenkreislaufs studieren zu können, dazu haben wir die pathologischen Erscheinungen desselben
notwendig. Seine gesunden Wellen sind so wenig ausgeprägt, dass
wir an ihnen so gut wie gar nichts zu demonstrieren vermögen.
Anders wird die Sache, wenn wir es mit pathologischen Verhältnissen zu tun haben. Dann treten mit einem Male alle besprochenen Eigenschaften des Nervenkreislaufs deutlich hervor und
begründen eine Theorie, die nicht etwa müssig aufgestellt und nur
ein rein akademisches Interesse hat, sondern die berufen ist, eine
Wandlung hervorzurufen in der Behandlung jener Myriaden von
Nervösen, die verzweiflungsvoll nach einer Hülfe umschauen, die
ihnen die bisherige Anschauung und Medizin nicht zu geben ver-
mochte.

Die Lehre von den Nervenpunkten, das ist die Erklärung der
kompliziertesten nervösen Erscheinungen auf eine mechanische
Weise durch Behinderung des Nervenstroms und ihre Behandlung
mittelst mechanischer Beseitigung des Hindernisses, soll das Mor-
genrot darstellen, das den Tag der Befreiung von den nervösen
Leiden einleitet.

## Conclusions

1° Malgré toutes recherches faites jusqu'ici, il nous manque
encore la clef ou explication anatomique des cordons et cellules
réunis du système nerveux en un ouvrage clair et précis; nous
sommes obligés de nous contenter de ce que le tableau clinique
nous démontre d'une façon certaine.

2° Cette étude nous conduit à l'acceptation d'un circuit nerveux où il n'y a ni commencement ni fin, soit au centre soit à
la périphérie.

3° Ce circuit nerveux réunit ensemble certaines cellules
vivantes ou vitales; il sert de grand régulateur à chaque cellule
en particulier; les rassemble en un seul tout, et, de ce tout, chaque cellule reprend ensuite la part qui lui appartien en propret.

4° Les courants qui se produisent dans ce circuit nous sont inconnus, ce sont des courants vitaux ou courants nerveux dont les ondes ressemblent à des X irréguliers et brisés, elles diffèrent sensiblement des ondes produites dans les courants électriques.

5° On ne peut dissocier les courants centrifuge et centripète, ces courants existent dans chaque nerf, mais d'une façon continue et indivisible. Chaque nerf possède un récepteur et un transmetteur ; le courant centrifuge a un récepteur central et un transmetteur périphérique ; le courant centripète possède le récepteur et le transmetteur placés en sens inverse.

6° Le courant nerveux prend naissance dans les cellules pour produire simultanément l'assimilation et la désassimilation, étant, de la sorte, à la fois centrifuge et centripète.

L'activité centrifuge du courant nerveux est sous la dépendance de la moto-sécrétion, tandis que l'activité centripète appartient au domaine de la sensibilité.

7° Dans certains cas, deux courants nerveux combinent leur tension.

Il en est ainsi de l'activité nerveuse masculine et féminine qui se combinent dans un but commun.

8° L'acte réflexe, acte naturel, n'est autre que la transmission, à un point isolé, du courant nerveux, transmission qui peut avoir son retentissement sur tout le système nerveux.

Nous constatons la transmission du courant nerveux sur chaque point pris isolément, mais sans qu'il y ait rien de régulier dans cette transmission qui se fait avec plus ou moins de facilité suivant les cas.

9° La circulation nerveuse végétative a des points de contact avec la circulation nerveuse volontaire, elles se combinent parfois l'une et l'autre, mais agissent le plus souvent isolément.

10° Toute entrave au fonctionnement de l'organisme se communique à la circulation nerveuse dont elle gêne ou interrompt le courant en certains points qu'on arrive à délimiter d'une façon précise.

11° La connaissance des points nerveux conduit à la découverte de la cause de cette entrave à la libre circulation nerveuse. Grâce à ces données, on arrive à diriger d'une façon plus certaine le traitement de diverses maladies d'origine nerveuse.

### Discussion

M. Krex: Die Grundanschauung des Herrn Cornelius, dass das gesamte Nervensystem eine geschlossene Einheit bildet, innerhalb deren ein stetiger vor- und rückläufiger Ausgleich stattfindet, scheint mir zweifellos richtig. Der Ausdruck «(Nerven-) Kreislauf» ist vielleicht nicht glücklich gewählt. Herr Cornelius hat jedenfalls bemerkenswerte therapeutische Erfolge für sich in der Verwertung seiner dargelegten theoretischen Grundlagen.

## Tableau optométrique

Par M. Mario Moutinho, Lisbonne.

Malgré les nombreux procédés et appareils employés dans le but de découvrir la simulation de la cécité et des amblyopies surtout monoculaires, je me fais un devoir de vous présenter ce tableau qui, outre les avantages assignés, peut être appliqué à démasquer la simulation chez des individus illettrés et augmente de valeur dans des pays, le mien par exemple, où l'instruction n'est pas suffisamment répandue dans toutes les classes.

Ce tableau a pour but de: *a)* mesurer l'acuité visuelle; *b)* découvrir la simulation de la cécité ou de l'amblyopie monoculaire; *c)* juger du sens chromatique et du daltonisme (¹).

C'est une modification du procédé du major français M. le docteur Michaud, permettant de découvrir la simulation de la cécité monoculaire; il est basé, comme le premier, sur le principe suivant:

«En regardant à travers un disque en verre coloré un fond blanc où sont tracées des raies de différentes couleurs, ces raies continuent à être aperçues sous une teinte foncée, tandis que disparaissent celles qui ont une teinte pareille à celle du disque (²).

Notre tableau l'emporte sur celui de M. Michaud en ce que:

1.º — Nous employons, outre le noir et le rouge, d'autres couleurs, ce qui permet de couvrir un peu notre dessin et juger du sens chromatique de l'individu, spécialement le daltonisme, car le vert et le rouge se répètent dans toutes les cases; on

---

(¹) Les indications suivantes ne s'adressent qu'aux médecins qui ne se classeraient pas spécialement à l'étude de l'ophtalmologie.

(²) Ce principe encore juste dans les mêmes termes qu'un livre de M. Barthélemy «De l'examen de l'œil au point de vue de l'aptitude au service militaire», pp. 202, 1903, n'est pas rigoureusement scientifique.

comprend l'importance de cette question dans le choix de ceux qui doivent servir dans la marine.

2.° — Au lieu de nous servir de lettres graduées, nous faisons usage de cercles colorés; le tableau se trouve être, ainsi, d'un emploi très commode quand il s'agit d'individus illettrés, parce qu'on peut juger de leur degré d'acuité visuelle en observant jusqu'à quelle case ils peuvent compter les cercles.

3.° — Tous les cercles ayant des dimensions calculées d'avance et les cases portant l'indication, en chiffres, de la distance en mètres d'où l'on doit compter les cercles, on peut calculer l'acuité visuelle au moyen d'une fraction inscrite sur le tableau; du moment qu'on place le sujet à la distance de 5 mètres, éloignement minimum permettant l'accommodation, sans influencer sur l'acuité visuelle.

4.° — Il sert, enfin, à démasquer toute simulation de la cécité ou de l'amblyopie monoculaire; voici la méthode à suivre :

On ordonne au sujet de compter, les yeux tous deux ouverts et à simple vue, les cercles des différentes cases et d'en désigner les couleurs; on mesure de cette façon son degré d'acuité visuelle et on se renseigne sur son état de perception chromatique; tout cela peut se faire dans l'espace d'une minute.

On prend, ensuite, le disque rouge appartenant au tableau et on le place devant l'œil sain. Supposons que l'observé se dit aveugle ou amblyope de l'œil droit; on place le disque rouge devant l'œil gauche et, en faisant attention à ce qu'il ait les yeux ouverts, on lui ordonne de compter de nouveau les cercles.

Trois cas peuvent se présenter :

1° — Le sujet compte facilement les cercles jusqu'au même degré. — Il y a simulation, car s'il était aveugle de l'œil droit tous les cercles rouges s'effaceraient, quoiqu'il pût compter jusqu'au même degré, mais seulement les cercles autres que les rouges.

2° — À un certain moment, le sujet ne compte plus les cercles rouges des différentes cases et continue à compter les autres. — Il y a alors amblyopie de l'œil désarmé et le degré d'acuité est indiqué par la case où il commence à ne pas compter les cercles rouges. À partir de celle-là la vision se fait de par l'œil qui porte le disque coloré.

3° — Le sujet déclare, immédiatement après qu'on lui a placé le disque rouge devant l'œil sain, qu'il ne voit plus les cercles rouges. — Il est réellement aveugle de l'autre, au moins il possède une acuité visuelle si faible qu'il doit être refusé.

Cette observation peut être faite en moins de cinq minutes et donne des résultats tout à fait sûrs.

Nous conseillons, surtout aux observateurs qui n'ont pas encore travaillé avec ce tableau, de l'essayer eux-mêmes.

Après avoir mesuré son acuité visuelle et son sens chromatique, on ferme un de ses yeux et on place le disque rouge en face de l'autre.

En procédant de cette façon tout le monde peut se convaincre des bons résultats de cette méthode.

---

*(Après-midi)*

Présidence : M. Moniz Tavares

---

## Pansements individuels

Par M. Van de Moer, La Haye.

M. Van de Moer présente le modèle de pansement individuel de l'armée hollandaise, en expliquant la manière de l'appliquer et faisant remarquer la façon ingénieuse et originale dont il est roulé et qui permet de faire son application sans danger de contamination par les mains de celui qui l'applique.

Il présente différents autres pansements semblables, mais de dimensions plus grandes.

Il accompagne sa démonstration d'un grand tableau où, dans différentes photogravures, est démontrée dans tous ses détails l'application du pansement sur les différentes parties du corps.

### DISCUSSION

M. Nagy von Rothkreuz demande à M. Van de Moer si le pansement qu'il vient de présenter est déjà en usage dans l'armée hollandaise, s'il se maintient stérile et s'il est conservé en temps de paix.

M. Van de Moer dit que le pansement reste stérile, qu'il a été essayé dans la gendarmerie et qu'on le met en magasin dans les hôpitaux.

M. Uhlenhuth : Es ist vor Allem wichtig, die sorgfältige Aufbewahrung der Verbandpäckchen zu controliren, nachdem unter sachverständiger Leitung die aseptische Herstellung des Verbandmaterials in aseptischer Verpackung gewährleistet ist. Im Allgemeinen bleiben dann die Verbandpäckchen viele Jahre steril, allerdings sind sie bei uns mit Sublimat getränkt. Die zufällig in den Verbandpäckchen gefundenen Bacterien sind meist harmloser Natur.

M. Van de Moer dit que, si le contrôle bactériologique est rigoureusement pratiqué, les pansements se conservent stériles.

M. Krebs : Als Ergänzung zu den Ausführungen des Herrn Uhlenhuth : Die

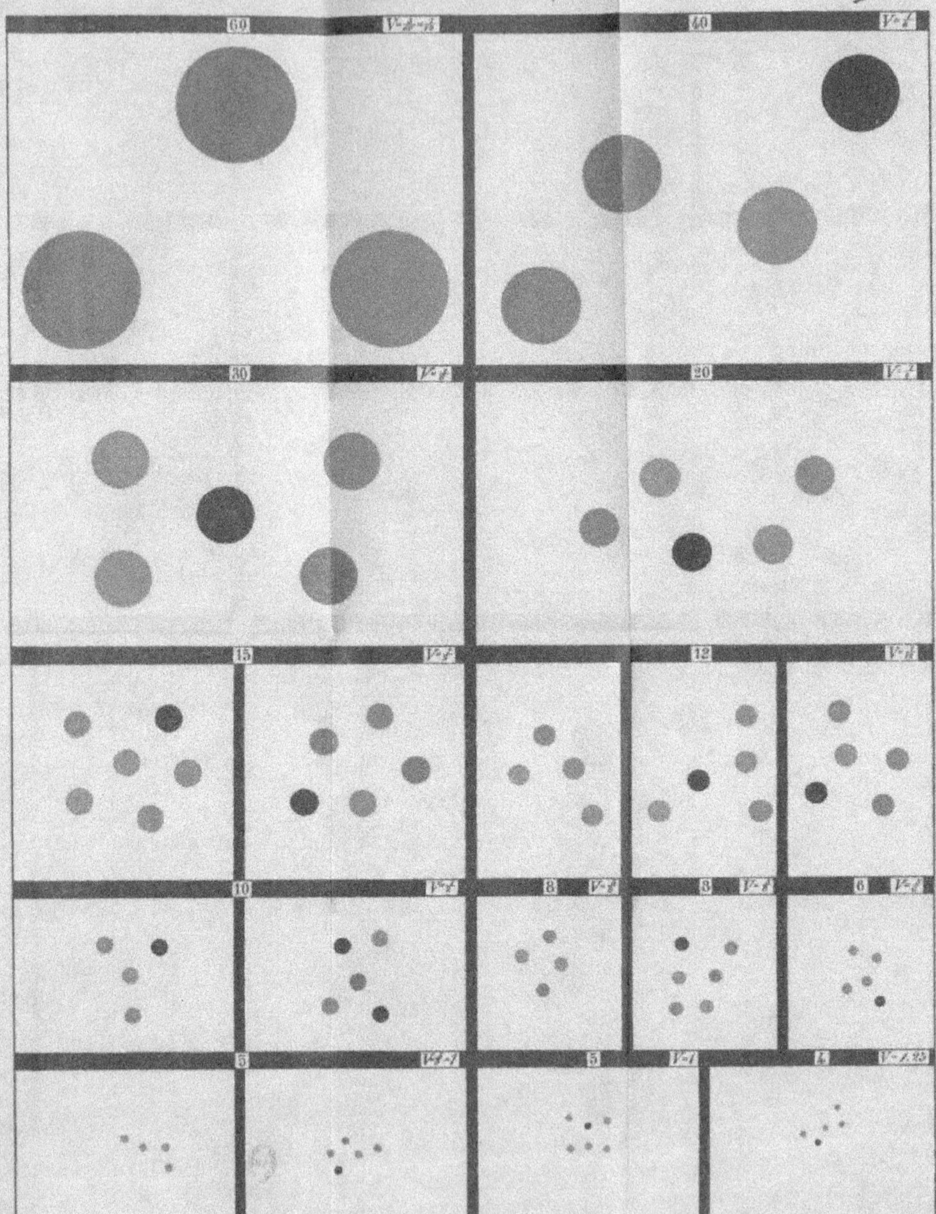

TABELLA OPTOMETRICA
M. Moutinho

deutschen Verbandpäckchen sind allerdings mit Sublimat imprägnirt, aber nach einer Lagerung (in wasserdichtem Verbandstoff) von etwa 5-6 Jahren finden sich kaum noch Spuren von Sublimat in denselben. Die Ausführungen des Herrn Uhlenhuth dürfen also ohne Weiteres auch auf Verbandpäckchen übertragen werden, welche von vornherein nicht antiseptisch, sondern nur aseptisch (steril) waren.

M. Barbosa Leão propose au Congrès les deux questions suivantes: Où et par qui le paquet de pansement doit-il être appliqué?

Convient-il que le soldat porte sur lui le paquet?

Il est d'opinion que le paquet de pansement ne devra être appliqué que par le médecin ou par ses aides, sous ses yeux, parce qu'il trouve dangereuse l'application du pansement par les mains sales du blessé ou du brancardier.

D'ailleurs, il ne trouve pas, depuis la ligne de feu jusqu'au poste de secours, un endroit convenable pour son application. Or si le paquet ne doit être appliqué que par le médecin ou l'infirmer sous ses yeux, il est évident que ce paquet ne doit rester qu'au poste de secours. Et là il est susceptible de grandes simplifications de sorte qu'il n'occupera pas grand espace.

Enfin il propose une simplification du paquet.

M. Nagy von Rothkreuz: Das Verbandpäckchen wird je nach Umständen angelegt vom Arzt oder Blessirtenträger, wenn solche zur Verfügung stehen, wo nicht, wie bei vorgeschobenen Patrouillen, Seitenhuthen u. s. w., wo ein Arzt oder Blessirtenträger nicht erreichbar, durch die Kameraden des Verwundeten oder durch letztern selbst. Das bedingt, dass jeder Soldat schon im Frieden im Gebrauch des Verbandpäckchen zu unterweisen sei.

M. HoLbek: Jeder Soldat in Deutschland hat im Kriege sein Verbandpäckchen im rechten Rockschosse bei sich. Im Notfalle kann er selbst oder sein Nachbar, falls ärztliche u. s. w. Hülfe fehlt, es verwenden, und er muss hierüber auch in Friedenszeiten schon kurz unterrichtet werden.

M. Keen: Der allgemeine Grundsatz ist der, dass das Verbandpäckchen jedem Hülfeleistenden zur Verfügung stehen muss, damit der Verwundete vor der Anwendung gefährlichen Verbandmaterials geschützt bleibt.

M. Manoel Gião: Tout militaire doit porter sur lui un pansement; il doit aussi pouvoir l'appliquer.

Comme interne des hôpitaux civils, comme médecin de garde dans les hôpitaux militaires, comme médecin de régiment aux manœuvres, j'ai vu toujours la tendance des blessés à s'improviser un pansement. C'est presque toujours leur mouchoir qui en fait la dépense.

Je crois que le pansement individuel aura une influence salutaire dans l'évolution des blessures. Il sera toujours bien supérieur aux pansements de fortune que le soldat se fabriquerait lui-même. Ces pansements seront quelquefois un recours précieux pour le médecin.

Qui doit les appliquer? Le médecin avant tous. Sans doute. Mais les médecins en campagne ne seront jamais en nombre suffisant pour panser rapidement tous les blessés. Ce qu'il faut, c'est que tout le monde sache s'en servir.

## VOTE

La section, sur la proposition de M. Manoel Gião, vote les conclusions suivantes:

1. — Tout officier et soldat doit être porteur d'un pansement.

2. — Ce pansement doit être appliqué le plus tôt possible, par les médecins ; quand ceux-ci ne sont pas présents, par les infirmiers, brancardiers, et par le blessé lui-même ou par ses camarades.

3. — Pendant la paix, on instruira tous les officiers et soldats sur l'application du pansement qu'ils portent.

SÉANCE DU 25 AVRIL

Présidence : MM. RUDELOFF, OISHI et LACRONIQUE.

PROJECTIONS

M. Imbriaco fait des considérations sur son rapport « Organisation du service de santé de l'avant », accompagnées de projections lumineuses des schémas d'organisation, contenus dans son travail.

### Au sujet de l'épuration de l'eau potable en campagne

Par M. VAILLARD, Paris.

Un procédé d'épuration réellement approprié aux troupes en campagne doit être simple, rapide, peu dispendieux, aussi réduit que possible comme outillage, suffisamment efficace et sans influence notable sur les qualités organoleptiques de l'eau.

Il doit être *simple* pour se prêter à une application facile en tout temps, en tout lieu, par toutes les personnes, même dépourvues de connaissances techniques ; *rapide*, de façon à satisfaire largement, dans le plus court délai, les besoins du soldat, et éviter ainsi qu'il n'aille étancher sa soif à des eaux impures ; *peu coûteux*, parce que toute mesure d'hygiène se double d'une question économique qui crée souvent des impossibilités d'exécution ; *peu compliqué comme matériel*, pour n'imposer aucune surcharge au porteur, ne rien ajouter d'encombrant à ce que la troupe traîne déjà avec elle, ne pas comporter de pièces sujettes à détérioration et dont le remplacement serait impossible sur les lieux. Enfin, ce procédé doit être *efficace*. A ce dernier point de vue, l'idéal serait évidemment la stérilisation absolue des eaux. Mais, à le poursuivre, on risque de ne pas aboutir et il peut suffire, je crois, d'obtenir une eau de bonne qualité, réellement potable, c'est-à-dire sûrement exempte de germes pathogènes, ayant belle apparence et un goût normal ; la destruction des microbes infectieux, les seuls qui importent, sera donc le résultat à chercher.

Pour les troupes en marche, l'ébullition et la filtration ne sont réellement pas des moyens pratiques.

L'*ébullition* est aisée à prescrire mais bien difficile à obtenir. Faire bouillir un volume d'eau de quelque importance réclame déjà un temps assez long et le moment où le soldat pourra l'utiliser se trouve encore éloigné par l'obligation de soumettre au refroidissement et à l'aération l'eau qui a été bouillie. Ce serait vraiment trop demander à l'homme altéré que de le réduire à n'étancher sa soif qu'après plusieurs heures d'attente, pour lui offrir en fin de compte une eau tiède, lourde, d'un goût médiocre lorsqu'elle a été cuite dans la marmite à faire la soupe, souvent enfumée et, par suite, peu engageante. L'expérience prouve d'ailleurs que, malgré toutes les recommandations, le soldat ne recourt jamais à cette pratique.

A priori, la *filtration* paraît mieux appropriée, mais pour s'adapter aux besoins journaliers de la troupe un filtre de campagne doit être *efficace* et peu encombrant, avoir un grand débit, une solidité et une robustesse suffisantes pour résister à des manipulations souvent rudes. De ce fait, les véritables filtres se trouvent éliminés parce qu'ils ne répondent pas à ces exigences. Pendant la campagne du Dahomey, les filtres Chamberland n'ont guère pu fonctionner. L'expédition de Chine n'a pas été plus favorable aux filtres Berkefeld; ils se dérangeaient facilement, s'encrassaient très vite et les filtres des troupes italiennes furent si rapidement endommagés que, presque dès le début de la campagne, il fallut recourir à d'autres moyens de purification.

Aussi devant les difficultés que présente l'application des procédés physiques ou mécaniques pour l'épuration de l'eau, l'emploi des agents chimiques s'est-il imposé à l'attention de presque tous les hygiénistes militaires; il apparaît, en effet, comme la méthode de choix, qui seule, et sans l'aide d'appareils encombrants, permet de fournir rapidement de grandes quantités d'eau potable.

Parmi les agents chimiques utilisables, le *permanganate de potasse* a été préconisé un des premiers. C'est, en effet, un oxydant énergique et, par suite, un purificateur excellent. L'élimination du sel en excès est rendue facile par le procédé Lapeyrère qui consiste à faire passer l'eau purifiée sur un filtre en tourbe saturée d'oxyde brun de manganèse, laquelle réduit immédiatement le permanganate. Ce procédé de réduction est ingénieux et bon; mais il nécessite un filtre, c'est-à-dire un outillage spécial, ce qui est toujours un inconvénient.

Le *chlorure de chaux*, auquel l'armée autrichienne semble avoir donné la préférence, est aussi, par le chlore qu'il met en liberté, un agent de grande valeur ainsi que l'ont établi les expériences de Traube, Bassenge, Sickenberg, et Löde. Six ou huit milligrammes de chlore libre par litre d'eau détruisent en 15 ou 20 minutes toutes les bactéries sans spores, pathogènes ou non. Ce n'est pas, comme d'ailleurs avec le permanganate, une stérilisation complète, mais une purification très suffisante. L'excès de chlore doit être éliminé par addition d'hyposulphite de soude. Le procédé est simple et d'une application facile. Mais il augmente la dureté de l'eau et son inconvénient principal réside dans la conservation du chlorure de chaux, substance très hygrométrique qui s'altère progressivement en perdant de sa teneur en chlore.

À la suite des expériences comparatives de Schumburg sur les agents chimiques susceptibles d'être employés pour la purification de l'eau, le *brome* a été mis en essai dans l'armée allemande et les résultats obtenus ont conduit à l'utilisation de ce procédé pendant la campagne de Chine. De même en Italie, après les recherches intéressantes et très concluantes de Testi, l'armée semble avoir adopté ce moyen d'épuration pour les circonstances de la guerre; la mise en pratique en a été faite par les troupes du corps expéditionnaire de Chine. Le brome, à la dose indiquée par Schumburg (0 gr. 06 par litre), est un purificateur excellent. S'il ne stérilise pas, au sens propre du mot, il détruit du moins les bactéries dépourvues de spores et tue certainement les bactéries pathogènes dont la présence éventuelle dans l'eau nous intéresse le plus. Son élimination de l'eau épurée est rendue facile et certaine par l'addition de sulfite de soude; presque immédiatement, la couleur, le goût et l'odeur du brome disparaissent. L'eau conserve sa limpidité, sa saveur ne se différencie pas de celle de l'eau naturelle. La proportion infinitésimale de bromure de sodium introduite dans l'eau est négligeable et sans influence présumable sur la santé. Enfin, le procédé d'épuration est très rapide; il suffit de 15 à 20 minutes au plus pour rendre potable toute l'eau dont la troupe a besoin. Mais son application soulève certaines difficultés d'ordre pratique.

Le brome est un corps peu maniable; il doit être employé à l'état de solution bromo-bromurée bien titrée et incluse en tubes scellés à la lampe, lesquels ne seront ouverts qu'au moment précis de l'emploi. Ces tubes sont objets fragiles et leur transport obligera à des précautions minutieuses, surtout si, comme il le paraît indiqué, on en veut remettre une partie aux unités mêmes qui les utiliseront. Préparer sur place des solutions nouvelles pour remplacer les provisions consommées ne sera guère possible dans les expéditions lointaines où le convoi est si réduit et le service pharmaceutique dépourvu du matériel nécessaire. Enfin le maniement de ces tubes, leur ouverture, n'est-il pas un peu au-dessus de ce que l'on peut demander à un homme de troupe? L'emploi du brome, tel qu'il a été réglé en Allemagne et en Italie, ne semble point approprié à tous les cas de la vie militaire.

La puissance antiseptique de l'*iode* est équivalente à celle du brome et donne exactement les mêmes résultats dans la purification des eaux. L'iode, comme le brome en excès, est facilement éliminé par une faible proportion d'hyposulfite de soude. La réaction donne lieu à la production d'iodure de sodium dont la très faible quantité (1 décigramme environ par litre) ne saurait avoir d'influence sur le tube digestif et la santé. Enfin le procédé d'épuration est extrêmement simple et rapide; il permet, en 15 ou 20 minutes, de rendre potable de grandes quantités d'eau.

Employer l'iode à l'état de solution préparée par avance, comme il en est du brome, ne serait pas praticable en campagne.

Le problème suivant devrait donc être posé: *Trouver une préparation d'iode à l'état solide, facilement transportable, inaltérable, maniable par l'homme de troupe, et telle que chacun puisse, sans risque et sans erreur, introduire dans un volume d'eau déterminé un poids fixe de métalloïde en nature, c'est-à-dire à son maximum d'activité.* Sur notre demande, M. le professeur Georges, du Val-de-Grâce, a bien voulu poursuivre et réaliser la solution de ce problème. Elle consiste dans l'emploi d'un sel qui, par déplacement sous l'action d'un acide faible, est capable de mettre en liberté de l'iode à l'état naissant. Ce sel est l'*iodate de soude*; mais en présence de l'acide tartrique, il donne immédiatement de l'iode libre. Si, par surcroît, on ajoute à l'iodate de soude une petite quantité d'iodure de potassium, celui-ci interviendra pour maintenir en solution l'iode dégagé et permettre son action antiseptique. Or l'iodate de soude et l'iodure de potassium peuvent être mélangés en une seule masse, puis préparés en comprimés; de même l'acide tartrique se prête aisément à cette répartition en comprimés. On a donc ainsi la possibilité d'obtenir sous une forme sèche, très réduite, inaltérable, facile à transporter et à manier, tout ce qui est nécessaire pour préparer rapidement sur place la solution d'iode destinée à la purification des eaux. Il suffit, en effet, de faire fondre *simultanément* dans *quelques centimètres cubes d'eau* ([1]) un comprimé d'iodate de soude ioduré et un comprimé d'acide tartrique, pour obtenir immédiatement une solution d'iode très active dont le titre sera mathématiquement fixé par la composition même des comprimés. Cette solution est alors versée dans l'eau à purifier. Après l'épuration, l'excès d'iode doit être éliminé au moyen de *l'hyposulfite de soude*. Ce dernier est facile à couler en pastilles bien dosées, inaltérables sous cette forme et, comme les comprimés, aisément transportables.

C'est en vertu de ces idées qu'ont été préparés, suivant la formule ci dessous, des comprimés dont un seul suffit pour la purification de 1 litre d'eau.

*1° Comprimés d'iodate de soude et d'iodure de potassium.*

    Iodure de potassium sec.................................... 10 grammes
    Iodate de soude sec....................................... 1.560
    Bleu de méthylène......................................... 9,5 pour colorer
        Pour 100 comprimés contenant chacun 0 gr. 1156 de la masse.

*2° Comprimés d'acide tartrique.*

    Acide tartrique........................................... 10 grammes.
    Sulfo-fuchsine............................................ 9,5 pour colorer.
        Pour 100 comprimés contenant chacun 0 gr. 1 d'acide tartrique.

*3° Pastilles d'hyposulfite de soude.*

    Hyposulfite de soude...................................... 11 gr. 60.
        Faire fondre à une douce chaleur et couler en pastilles de 0 gr. 116
            chacune.

La dissolution simultanée d'un comprimé ioduré et d'un comprimé d'acide produit exactement 0 gr. 06 d'iode libre, dose suffisante pour purifier un litre d'eau. Si dans l'eau ainsi chargée d'iode, on introduit une pastille d'hyposulfite, presque instantanément tout l'iode disparaît, transformé qu'il est en iodure de sodium dans la proportion de 0 gr. 112 par litre.

Pour les besoins de la troupe, nous avons fait préparer des

----

[1] Il n'est pas indifférent de faire dissoudre les comprimés dans un volume d'eau *quelconque*, car la réaction n'est point la même suivant qu'on opère avec 10 à 20 centimètres cubes ou bien 200, 400, 1000 centimètres cubes. Dans le premier cas (faible volume d'eau) la production d'iode est instantanée et la totalité de l'iode est mise en liberté. Dans le second cas (grand volume d'eau), la dissolution des deux comprimés peut ne pas donner lieu à la production d'iode; les carbonates de l'eau neutralisent l'acide tartrique destiné à faire la réaction qui mettra l'iode en liberté, et dès lors la réaction cherchée ne s'effectuera pas. De là la nécessité *absolue* de ne jamais faire dissoudre les comprimés dans la masse totale du liquide à purifier, mais bien dans une minime quantité d'eau. La solution d'iode ainsi obtenue sera alors versée dans l'eau à purifier.

comprimés plus volumineux que les précédents contenant la dose de substance nécessaire pour purifier d'un seul coup le contenu d'un seau ou d'un bidon de campement, soit 10 litres d'eau. L'épuration se fait indifféremment dans les seaux de campement en toile et dans les bidons de campement; la qualité du récipient ne trouble en rien la réaction, pas plus que celle-ci n'altère le récipient même à la longue.

Ce procédé est simple, rapide, efficace, peu dispendieux, sans danger, facilement maniable par l'homme de troupe et n'exige aucun outillage, réunissant ainsi toutes les conditions exigibles pour une méthode d'épuration applicable en campagne. Peut-être trouvera-t-on une apparence de complication dans l'emploi successif de trois comprimés devant être rigoureusement utilisés dans un ordre déterminé. Mais pour éviter les méprises chacun d'eux doit être différencié par une couleur spéciale; une instruction simple et fort courte peut suffire à bien en préciser le maniement.

L'essai de ces comprimés a été fait non seulement en France, mais surtout en Algérie et dans les colonies; les résultats obtenus ont été très satisfaisants. Mais pour rendre plus certaine l'épuration chimique ainsi pratiquée, il est nécessaire de pourvoir les troupes d'un filtre d'escouade, très simple, presque rudimentaire, uniquement destiné le cas échéant à clarifier les eaux troubles avant de les soumettre à l'action de l'iode. L'épuration chimique, en effet, qu'elle se fasse par l'iode, le brome, l'hypochlorite ou le permanganate, est grandement influencée dans son efficacité par la teneur des eaux en ammoniaque, en matières organiques dissoutes et surtout par la présence de particules terreuses ou végétales en suspension. Plus les matières organiques et terreuses y sont abondantes, plus aussi il faut augmenter la dose de l'agent chimique pour obtenir les résultats cherchés. Au lieu d'augmenter les doses de l'antiseptique, mieux vaut soumettre l'eau à une filtration préalable et sommaire qui suffira pour arrêter les corps en suspension et lui donner la limpidité nécessaire.

Il importe donc de donner aux troupes un filtre aussi simple que possible, très portatif et très robuste. Le modèle autrichien décrit par Schüking au Congrès de 1900 me semble réunir toutes ces conditions. C'est un seau de campement dont la partie inférieure est disposée pour la filtration au moyen de deux tamis métalliques et de la poudre d'amiante. Il est difficile d'imaginer un dispositif plus rudimentaire et mieux approprié aux usages de la guerre.

En réunissant ces deux moyens: clarification de l'eau par un filtre rudimentaire, épuration chimique par l'iode, on peut avoir l'espoir de donner au problème si difficile de la purification des eaux pour les troupes en marche une solution relativement simple et satisfaisante.

### Recherches sur l'effet de l'effluviation électro-statique dans les cultures de certaines bactéries au point de vue de leur vitalité dans les milieux ordinaires, et l'action pathologique sur les animaux comme méthode de traitement de quelques procès pathologiques infectieux localisés

Par MM. Angel Morales et Jaime Mitjavila, Madrid.

Nous avions remarqué, il y a longtemps, que certaines suppurations étaient améliorées et parfois très vite par l'effluviation électro-statique.

Cette observation clinique était, croyons-nous, fort intéressante pour justifier quelques investigations expérimentales au laboratoire avec les germes producteurs de la suppuration (banale) et s'ils sont ou non modifiés par l'effluviation.

Avec la permission de M. le directeur, nous avons fait à l'Hôpital militaire de Madrid trois séries d'expériences sur le bacille pyocyanique et le staphylocoque, pris des ulcères consécutifs aux adénites inguinales suppurées, guéries dans notre département par l'application électrique et qui étaient infectes avec ces microbes vulgaires. Après trois ou quatre applications, ils ont amélioré rapidement; la suppuration s'est tarie et la cicatrisation était complète.

Or nous croyons que cette action était produite sur les bactéries qui se trouvent dans le pus parce qu'elles seraient peut-être modifiées dans leurs propriétés biologiques.

Premièrement, on a mêlé des cultures avec des staphylocoques et bacilles pyocyaniques dans le bouillon ordinaire et l'agar, et après l'avoir soumis pendant vingt minutes à l'effluviation électrostatique nous avons fait des cultures et des injections sous la peau du ventre au lapin. En même temps, on faisait des cultures et des injections avec des microbes non exposés à l'effluviation, pour contrôler nos expériences dans les animaux témoins. Voici les résultats:

Les cultures exposées à l'action électrique et que nous appellerons atténuées se sont développées lentement et le lapin injecté avec ces microbes n'a pas éprouvé d'altération pathologique appréciable, tandis que les bactéries non exposées à l'effluviation se sont développées comme d'ordinaire et le lapin devint fébrile, impatient et mourut après 32 jours, avec tous les symptômes de la septicémie constatée à l'autopsie.

Dans notre seconde expérience, nous avons exposé les cultures à l'effluviation pendant une heure et, après, ont été faites des cultures et des injections au lapin, semblables à l'expérience antérieure.

On voyait que le développement des cultures atténuées était ralenti et que le lapin n'est pas devenu malade; au contraire, les cultures des microbes virulents se sont très bien développées et ont tué le lapin par septicémie après 28 jours. Nous croyons que cette action plus rapide dépendait d'avoir injecté une dose deux fois plus grande que dans la première expérience.

Dans la troisième, nous cherchions à voir quelle était l'action de l'effluviation électro-statique sur les sécrétions chromogènes du bacille pyocyanique. Dans ce but, on a exposé des cultures pures pendant une heure à l'effluviation et après son développement très lent, on pouvait voir que la quantité de pyocyanine était moindre que dans les cultures non exposées. Il faut penser que l'effluviation a diminué la production de cette matière colorante d'après l'expérience du laboratoire et l'expérience clinique, parce que, dans le département électrique, le pus vert cesse généralement après trois ou quatre sessions.

Jusqu'ici nos expériences. Est-ce qu'elles sont assez nombreuses pour en tirer des conclusions définitives? Nous ne le croyons pas, mais elles sont si précises au point de vue clinique et expérimental qu'il nous sera permis d'appeler l'attention du monde médical sur cette nouvelle méthode thérapeutique, surtout parce que nous ne connaissons pas de travaux sérieux publiés sur cette action spéciale de l'effluviation électro-statique.

En regrettant de ne pas avoir eu assez de temps pour présenter des expériences plus nombreuses, nous allons les poursuivre pour savoir si l'action est due à l'électricité statique seulement, à l'ozone développé ou à l'action combinée de ces deux éléments.

À la clinique, les résultats sont très satisfaisants et nous en faisons souvent des applications dans notre département, surtout chez les malades qui, après avoir été soumis aux moyens de pansement ordinaires des adénites, ulcères variqueux, torpides, etc., nous sont envoyés pour hâter la cicatrisation.

Nous avons guéri à l'hôpital de Madrid, avec l'effluviation électro-statique, pendant la dernière année:

66 ulcères atoniques,

28 cicatrices post-opératoires,

19 adénites suppurées et infectées,

et cela complètement et très rapidement, lorsque les autres moyens n'avaient pas réussi.

D'après nos expériences et la statistique clinique, nous croyons pouvoir affirmer:

1 — Dans certains procès suppurés, produits par le bacille pyocyanique et le staphylocoque, l'effluviation électro-statique exerce une action bactéricide évidente.

2 — L'effluviation électro-statique diminue la vitalité de ces microbes et leur développement dans les milieux ordinaires de culture, mais elle ne les tue pas après une heure d'exposition.

3 — Les lapins injectés avec des bactéries qui ont été exposées à l'effluviation n'éprouvent pas d'altérations pathologiques appréciables. Au contraire, ceux qui sont injectés avec des cultures virulentes succombent à l'infection.

4 — Dans la clinique, par l'application de l'effluviation, les malades, surtout d'adénites torpides suppurées, d'ulcères atoniques et de brûlures infectées, ont guéri par cette nouvelle méthode.

5 — Au point de vue thérapeutique, on ne peut pas comparer ces effluviations électro-statiques aux courants de haute tension et fréquence qui ont été étudiés il y a longtemps par M. d'Arsonval.

En terminant, nous remercions vivement notre directeur et nos confrères de l'hôpital de leurs conseils, dont nous nous sommes servis dans la compilation de ce travail, qui n'aura peut-être aucun autre mérite que celui de la bonne volonté avec laquelle nous l'avons entrepris.

## CROIX ROUGE

M. LACRONIQUE dit qu'on fait un usage abusif de la Croix rouge; chaque pharmacien l'exhibe sur son enseigne, sur ses flacons et sur ses paquets. Ce symbole devrait être réservé aux services sanitaires des armées et aux sociétés qui en ont le droit. (Approuvé).

## CLOTURE

M. Moniz Tavares: Nous allons nous séparer et chacun de vous rentrera dans son pays, dans sa famille, dans son régiment.

Vous nous avez vus à la tâche et j'espère que vous emporterez de chez nous un bon souvenir. Nous vous avons reçus en amis, le cœur et les bras ouverts; nous avons mis en commun nos efforts, nous avons appris à vous connaître un peu et j'espère que, de nos sentiments et de nos travaux associés, quelque chose d'utile pourra naître.

La besogne du médecin militaire est dure, il faut puiser en nous-mêmes le talent de bien faire malgré tout et quand même.

Les travaux de nos séances vous montrent la hauteur de votre tâche; je vous remercie de votre bienveillant concours qui m'a rendu mon rôle agréable et facile.

Je fais des vœux très sincères pour que le souvenir que vous emportez du Portugal et de vos confrères portugais soit aussi vif et durable que celui que vous nous laissez.

M. Vaillard (au nom des médecins militaires des divers pays représentés au Congrès): Chers camarades portugais, les quelques jours qui viennent de s'écouler laisseront à chacun de nous un durable souvenir. Votre courtoisie, votre chaude cordialité, vos élans d'amitié si touchants dans leurs délicates manifestations ont établi entre vous et nous un lien de sympathie qui survivra aux circonstances éphémères du Congrès. Vous nous avez conquis dès le premier abord par votre accueil si charmant, votre affabilité naturelle et les qualités qui vous distinguent; de là, cette mutuelle confiance, cette estime réciproque qui n'ont cessé de présider à nos réunions et de contribuer largement à rendre nos discussions agréables et nos travaux plus aisés. L'éclat et le charme captivant de ces fêtes intimes par lesquelles vous avez voulu traduire votre plaisir de recevoir en amis vos camarades étrangers ont laissé dans l'esprit de tous une impression qui ne s'effacera point; vous avez su nous unir dans les mêmes aspirations, faire jaillir ces effusions de loyale camaraderie qui font vibrer les sentiments les plus nobles et donnent une même âme à ceux qui, la veille, s'ignoraient les uns les autres. Soyez-en remerciés.

Je prie nos camarades portugais et leur digne chef, le colonel médecin Moniz Tavares, de recevoir ici notre salut le plus cordial, nos remerciements les plus chaleureux, nos vœux pour la prospérité et la grandeur de la médecine militaire du Portugal.

Je prie aussi les membres du Bureau d'agréer l'expression de notre très vive gratitude pour l'heureuse organisation qu'ils ont su donner aux travaux de la XV Section, pour la véritable maîtrise qu'ils ont apportée dans l'exercice de leur difficile mission, pour la bonne grâce soutenue avec laquelle ils ont facilité notre tâche et rendu si agréable le séjour à Lisbonne. Personne n'oubliera la courtoisie, la haute distinction et l'autorité du Président, M. Moniz Tavares, et du Vice-Président, M. Barros da Fonseca; le succès de notre Section leur est dû. Notre secrétaire, le docteur Manoel Gião, mérite une bonne part de remerciements qui s'adressent aussi à ses jeunes collaborateurs; son activité, son zèle ont été mis à une rude épreuve et il a su remplir ses fonctions avec un tact et une intelligence auxquels il est juste de rendre hommage.

A tous, nous vous disons, non pas adieu, mais au revoir.

M. MANOEL GIÃO remercie M. Vaillard de ses aimables références. Faute de mieux, il a mis au service de l'œuvre de la Section toute sa bonne volonté. Il remercie tous les membres de la Section de leur aimable concours, lui facilitant toujours l'exécution et la marche des travaux. Notre Président, notre chef, dit-il, vient de traduire les sentiments du corps de médecins militaires portugais envers ses confrères des armées étrangères. Je n'ai rien à y ajouter. Que nos réunions aient contribué pour le progrès du service de santé militaire, et pour mettre en relief le rôle, chaque jour plus important, du médecin dans l'armée, c'est ce que je souhaite de tout mon cœur.

M. LUCIO NUNES: Permettez-moi, Monsieur le Président, que, avant la terminaison des travaux de la Section XV, je me félicite avec mes camarades portugais d'avoir eu l'occasion de faire la connaissance de confrères et camarades aussi illustres et distingués que le sont tous les éminents représentants des armées des différents pays, qui sont venus assister au XV Congrès médical à Lisbonne.

Si les travaux de notre section n'ont pas eu le cachet des découvertes scientifiques, qui impressionnent tout le monde, ils auront, j'en suis sûr, après leur application pratique, le haut mérite de se transformer en bénéfice pour l'humanité. Et cela suffit à nous tous, soldats du Bien.

Permettez-moi aussi d'exprimer à cette assemblée mes sentiments personnels de la plus haute admiration pour les membres qui se sont le plus distingués dans nos discussions: MM. Rudeloff, Nagy von Rothkreuz, Vaillard, Lacronique et van der Moer.

Je fais mes meilleurs vœux pour que, en retournant chez eux, tous les membres emportent de ma patrie chérie et bien aimée les plus agréables impressions, et qu'ils puissent faire savoir à tous leurs concitoyens que le Portugal, qui, dans le passé, a étonné le monde par ses découvertes maritimes et ses conquêtes, est un pays où toutes les branches de l'activité humaine ont leur place.

Pour terminer, mes chers confrères, je vous souhaite un bon voyage. Et à vous, illustres collègues et savants, MM. Vaillard, Lacronique, dignes représentants de la race latine, je vous assure que, en partant, vous laissez imprimé dans mon cœur, par vos qualités distinguées et par la profondeur de votre esprit, un sentiment qu'un seul mot de ma langue maternelle peut traduire— *Saudade*.

## VISITES ET FÊTES

Dans l'après midi, la section a visité l'École de l'armée, la caserne de la Garde municipale "Cabeço de Bola,, et l'Institut Royal Bactériologique Camara Pestana.

À l'École de l'armée, où les visiteurs ont été reçus par MM. le général commandant, le commandant en second, les professeurs et officiers de service, ils assistèrent, après la visite de l'établissement, à des exercices d'escrime, de gymnastique et d'équitation, exécutés par les élèves de l'école.

Les membres de la Section se sont exprimés en termes flatteurs sur ces établissements.

# TABLE DES MATIÈRES

## Première partie — Rapports officiels


| | Page |
|---|---|
| *Nimier* — La chirurgie de guerre au poste de secours | 1 |
| *José Barbosa Leão* — La chirurgie de guerre au premier poste de secours | 19 |
| *Manoel Gião* — Organisation du service de santé de l'avant | 40 |
| *G. H. Lemoine* — Éducation militaire du médecin d'armée | 50 |
| *Angel de Larra y Cerezo* — L'éducation militaire du médecin de l'armée | 80 |
|      I. Connaissances préalables des aspirants aux écoles de médecine militaire | 82 |
|      II. Éducation de l'élève de médecine militaire | 85 |
|      III. Éducation permanente du médecin militaire | 89 |
| *Pedro Gómez González* — L'organisation du service de santé de l'avant | 92 |
| *Lucio Gonçalves Nunes* — Éducation militaire du médecin de l'armée | 156 |
| *Kern* — Organisation du service de santé de l'avant | 161 |
|      Résumé | 161 |
|      I. Allgemeine Grundsätze | 163 |
|      II. Die Sanitätswagen der Truppen | 165 |
|      III. Dienstorganisation (in kurzer Zusammenfassung) | 170 |
| *Pietro Imbriaco* — Organisation du service de santé de l'avant | 172 |
|      Service sanitaire de première ligne dans l'armée italienne et dans les autres armées | 174 |
|      Considérations générales | 181 |
|      Formations sanitaires de l'avant | 188 |
|      Conclusions | 200 |
| *Nicholas Senn* — La chirurgie de guerre au poste de secours (First aid on the battle field) | 203 |
| *Louis L. Seaman* — Ration portative du soldat en campagne (A portable ration for soldiers in battle and on the march) | 219 |


## Deuxième partie — Comptes rendus des séances


| | Page |
|---|---|
| 1ʳ séance (20 avril) — Adresse présidentielle, etc. | 229 |
| *Kern* — Organisation du service de santé de l'avant | 231 |
| *Pedro Gómez González* — idem | 231 |
| *Pietro Imbriaco* — idem | 231 |
| *Manoel Gião* — idem | 231 |
| DISCUSSION | |
|      MM. Vaillard | 231 |
|      Lacronique | 232 |
|      Rudeloff | 232 |
|      Van de Moer | 232 |

MM. Manoel Gião ...................................... 233
    Nagy von Rothkreuz ............................... 233
    Kern ............................................ 234
    José Gamero Gomez ............................... 234
    Lacronique ...................................... 234
      (La discussion a continué le 21).
*Nicholas Senn* — Secundary disinfection of infected gunshot wounds.... 234

*2me séance (21 avril)* Mort de Curie ................................ 235

— Organisation du service de santé de l'avant (suite de la discussion)

    MM. Gamero Gómez ............................... 235
    Nagy v. Rothkreuz .............................. 235
Vote ............................................... 235
*Ninet* — La chirurgie de guerre au poste de secours ................ 236
*José Barbosa Leão* — idem .......................... 236

DISCUSSION

    MM. Vaillard .................................... 236
    Van de Moer .................................... 236
    Rudeloff ....................................... 236
    Nagy von Rothkreuz ............................. 237
    Schickert ...................................... 237
    Reig y Gascó ................................... 237
    Muschold ....................................... 237
    Manoel Gião .................................... 237
Vote ............................................... 237
Visites et Fêtes ................................... 237

*3me séance (23 avril)* ............................. 238
*Angel de Larra y Cerezo* — L'éducation militaire du médecin de l'armée 238
*G. H. Lemoine* — idem ............................. 238
*Lucio Gonçalves Nunes* — idem ..................... 238

DISCUSSION

    MM. Lacronique ................................. 238
    Nagy v. Rothkreuz ............................. 238
    Vaillard ...................................... 238
Vote ............................................... 240
*Louis L. Seaman* — Ration portative du soldat en campagne .......... 241
*Brizard* — Milieu intérieur et milieu extérieur du casernement au point
    de vue de la tuberculose ...................... 241
Visites et Fêtes ................................... 243

*4me séance (24 avril, matin)* ...................... 243
*Vaillard* — Importance de la pesée périodique des soldats, au point de
    vue de la tuberculose dans l'armée ............ 243

DISCUSSION

    MM. Reig y Gascó .............................. 247
    Barros da Fonseca ............................. 247
    Kern .......................................... 248
    Mario Gaggia .................................. 248
    Manoel Gião ................................... 248

*Cornelius* — Der Nervenkreislauf (Les courants nerveux) . . . . . . . . . . 248
    DISCUSSION
        M. Kern . . . . . . . . . . . . . . . . . . . . . . . . . . . . . . . . . . . . . . 262
*Mario Moutinho* — Tableau optométrique . . . . . . . . . . . . . . . . . . . . 262
5<sup>me</sup> séance (25 avril, après-midi) . . . . . . . . . . . . . . . . . . . . . . . . 264
*Van de Moer* — Pansements individuels . . . . . . . . . . . . . . . . . . . . 264
    DISCUSSION
        MM. Nagy v. Bothkreuz . . . . . . . . . . . . . . . . . . . . . . . . . . 264
            Van de Moer . . . . . . . . . . . . . . . . . . . . . . . . . . . . . 264
            Uhlenhuth . . . . . . . . . . . . . . . . . . . . . . . . . . . . . . . 264
            Van de Moer . . . . . . . . . . . . . . . . . . . . . . . . . . . . . 264
            Kern . . . . . . . . . . . . . . . . . . . . . . . . . . . . . . . . . . . 264
            Barbosa Leão . . . . . . . . . . . . . . . . . . . . . . . . . . . . 265
            Nagy v. Bothkreuz . . . . . . . . . . . . . . . . . . . . . . . . 265
            Bölker . . . . . . . . . . . . . . . . . . . . . . . . . . . . . . . . . . 265
            Kern . . . . . . . . . . . . . . . . . . . . . . . . . . . . . . . . . . . 265
            Manoel Gião . . . . . . . . . . . . . . . . . . . . . . . . . . . . . 265
VOTE . . . . . . . . . . . . . . . . . . . . . . . . . . . . . . . . . . . . . . . . . . . . . . 265
6<sup>me</sup> séance (26 avril) . . . . . . . . . . . . . . . . . . . . . . . . . . . . . . . . 266
PROJECTIONS . . . . . . . . . . . . . . . . . . . . . . . . . . . . . . . . . . . . . . . . 266
*Vaillard* — Au sujet de l'épuration de l'eau potable en campagne . . . . 266
*Angel Morales et Jaime Mitjavila* — Recherches sur l'effet de l'effluria-
    tion électro-statique dans les cultures de certaines bactéries au
    point de vue de leur vitalité dans les milieux ordinaires, et l'action
    pathologique sur les animaux comme méthode de traitement de
    quelques procès pathologiques infectieux localisés . . . . . . . . . . 272
CROIX ROUGE . . . . . . . . . . . . . . . . . . . . . . . . . . . . . . . . . . . . . . . . 274
CLOTURE DES TRAVAUX . . . . . . . . . . . . . . . . . . . . . . . . . . . . . . . . 275
VISITES ET FÊTES . . . . . . . . . . . . . . . . . . . . . . . . . . . . . . . . . . . . . 276

# XV Congrès International de Médecine

Lisbonne—19-26 Avril 1906

## Section XV

# Médecine Militaire

2.ᵉ FASCICULE

LISBONNE
IMPRIMERIE ADOLPHO DE MENDONÇA
1907